U0211219

本书的出版得到以下项目和单位的支持与帮助：

·中国工程科技发展战略海南研究院咨询研究项目（编号：21-HN-ZT-05）
·海南省热带作物信息技术应用研究重点实验室
·国家中药材产业技术体系海口综合试验站
·海南省沉香工程技术研究中心
·国际沉香联合研究中心

国际热带农业与科技发展丛书 · 信息篇

中国热带农业科学院科技信息研究所 中国热带农业科学院热带生物技术研究所

沉香文化透视

叶庆亮　范武波◎著

A Cultural
Perspective of
Agarwood

ZHEJIANG UNIVERSITY PRESS
浙江大学出版社
·杭州·

图书在版编目（CIP）数据

沉香文化透视 / 叶庆亮，范武波著. -- 杭州：浙江大学出版社，2024.9
ISBN 978-7-308-25025-2

Ⅰ. ①沉… Ⅱ. ①叶… ②范… Ⅲ. ①沉香－文化－中国 Ⅳ. ①R282.71

中国国家版本馆 CIP 数据核字（2024）第 102802 号

沉香文化透视

叶庆亮　范武波　著

责任编辑	蔡圆圆	
责任校对	许艺涛	
封面设计	雷建军	
出版发行	浙江大学出版社	
	（杭州市天目山路 148 号　邮政编码 310007）	
	（网址：http://www.zjupress.com）	
排　　版	杭州星云光电图文制作有限公司	
印　　刷	浙江新华数码印务有限公司	
开　　本	710mm×1000mm　1/16	
印　　张	21	
字　　数	323 千	
版 印 次	2024 年 9 月第 1 版　2024 年 9 月第 1 次印刷	
书　　号	ISBN 978-7-308-25025-2	
定　　价	98.00 元	

序

中华优秀传统文化蕴含着丰富的哲学思想、人文精神、教化功能和道德理念，传承和弘扬中华优秀传统文化对于推进社会主义文化强国建设、提高国家文化软实力具有重要意义。

作为中华优秀传统文化精华的重要内容之一，中国香文化历史十分久远，形式也异常独特，几乎与华夏文明同步起源。沉香文化作为中国香文化中的一个重要分支，历经了千百年的发展，不断丰富和壮大，成为中国优秀传统文化中一颗璀璨的明珠，后又经过漫长的历史演变，早已内化成中华民族的优秀基因，深深融进了中华文明的血脉之中。

品香，看似一种乐趣，实则是文化魅力的体验、灵魂升华的感受和高洁教育的熏陶，本质上就是深度传承中华优秀传统文化的动态过程。面对优秀的中华传统文化，最科学的态度，就是"弃其糟粕，取其精华"，并给予最大限度的传承和弘扬。

为了全面深入贯彻习近平总书记系列重要讲话精神，顺应历史发展大势，努力传承和创新优秀沉香文化，供职于中国热带农业科学院科技信息研究所的叶庆亮副研究员和范武波研究员，潜心研究、专于学术、旁征博引、引古据今，在前期大量研究的基础上，历经一年时间，写就了《沉香文化透视》这本专著。

《沉香文化透视》一书从"世界沉香文化""中国沉香文化""广东莞香文化""海南崖香文化"以及"沉香文化的传承与创新"等五大方面，全面、系统、深入地对中华沉香及沉香文化展开了详尽的梳理和细致的研究。该书内容翔实、涉及面广、可读性强，深入浅出地将思想性和学术性融为一体，既是一本专业性很强的理论著作，又是一部大众化的通俗读本，很好地填补了当前我国沉香和沉香文化图书领域的空白。

　　《沉香文化透视》的出版,值得广大沉香爱好者、沉香文化爱好者、沉香文化研究专家(学者)、高品质生活追求者、沉香收藏家、沉香雕刻家、沉香艺术家、沉香销售商、沉香产业及沉香文化产业界人士等社会各界人士深入一读,相信大家读后一定会有很多感想。该书的适时问世,对推动我国沉香产业、我国沉香文化产业的大发展,以及推动中华优秀传统沉香文化的传承与创新,无疑具有非常重要的现实意义,这正是本书的价值所在。

国家行政学院原副院长　　　　　　　周文彰
海南省原省委常委、宣传部部长

前　言

沉香树受伤之后，在自我修复过程中，慢慢结出了沉香，像极了历经磨难之后的涅槃重生。沉香经历千年光阴而腐朽再生，包蕴着天地之灵气，为世间最能忍受艰辛苦楚的生命之一，被誉为"木中舍利"，具有宁静肃穆的深厚力量。一块好香，本身会散发出幽深复杂的甜香好味，夹杂清凉，极其美妙，若放置炉中以低温煎烤，散发的香味则更加令人沉醉。

人类关注沉香的历史非常久远，至少在 3000 年以上，在中国也有 2000 多年。在这几千年的人类文明史中，沉香因其独特的清雅香味和独到的药用价值而深受人类喜爱，经久不衰，广泛流传在世界各国。

一直以来，人们对沉香的探秘从未间断。人们争相拥有沉香，却又很难触及它的实质。沉香气场异常神秘，气味十分优雅，就像一层薄纱，遮挡着世人好奇的双眼，让人可望而不可即。

沉香在民风习俗、道德观念、处世哲学、社会心态、思维方式、行为规范等方面，发挥着多种多样且不可或缺的作用：或用于镇静安神定惊、祭祀祈祷祝颂；或用于防瘟防疫防病、养生养心养性；或用于振奋精神、活跃思维、提高个体心智。

那么，究竟什么是沉香文化呢？

自古以来，香文化就和食文化、酒文化、茶文化并驾齐驱，合称"四大文化"。沉香因其香品高雅，气性精贵，除了用于医疗医药、养生保健、祭祀通灵、辟邪除秽、艺术收藏与熏香装饰外，更因它具有特殊的气性，成为文化生活无法割裂的重要成分，天然具有无可替代的文化价值，在有意和无意间渗透进了人类社会生活的各个领域，在文学艺术、民俗民风、精神信仰、医药卫生、政治经济等方面都产生过巨大的影响。

概括地讲，所谓的沉香文化，就是以沉香为载体和基础，借由香料、香具、香席等所展开的一切活动,进而帮助人们实现从生理感受到心理感受升华的一系列现象的总和,既有物质的,又有精神的,既是物质和精神的高度统一,又是物质和精神的相互转化,包括了沉香品评技法、艺术操作手段的鉴赏、品香美好环境的领略等品香全过程的美好意境,其内涵饱含着人们对艺术与哲学的深度思考和丰富实践。

然而,在中国整个现代化的进程中,由于西风东渐,社会急剧转型,古风意境不再常有,沉香等纯天然香料,很快被西方的香水所替代。但人们在享受西方文化带来的便利和美好之余,常常会反思"现代化"给传统的中国人带来的弊病,人们在品味沉香之时,不经意间经常会被唤醒早已融进血脉的东方意境,结果,沉香文化作为现代人"怀乡"的一种传统方式,逐渐重返人们的生活,来势反而更加直接而迅猛,值得大力创新和传承。

沉香作为名贵香料和药材,一直受到国内和国际市场热烈追捧。近年来,名贵沉香持续成为各界名流竞相收藏的珍品,价格逐年飙升,克价甚至高达几万元。沉香如此受到宠爱,不但与其自然属性有关,更与其文化属性有关。随着人们生活水平的持续提升,我国沉香文化全面复苏,并呈现强劲的发展态势。但人们习惯于简单追求沉香的经济价值,而忽视沉香更深层次、更为宝贵的文化价值,导致沉香的价格经常出现偏颇。因此,几乎所有的沉香爱好者,都迫切希望自己能精准掌握沉香的综合知识,做到在任何情况下都能还原沉香的真实价值。

本书旨在精准把握当前沉香文化全面复兴、沉香产业大力发展、越来越多人追求高品质的精神文化生活、沉香从不贬值且炙手可热背景下人们对实用沉香文化书籍有需求的大好时机,尽可能在更大范围内为沉香产业服务,进而推动沉香文化更好地创新、传承和发展。

本书导论、第二章中国沉香文化、第五章沉香文化的传承与创新由叶庆亮副研究员执笔;第一章世界沉香文化、第三章广东莞香文化和第四章海南崖香文化由范武波研究员执笔。本书在撰写过程中,参考和引用了一些学者、专家的观点,在此一并表示感谢。由于撰写时间有限,成书仓促,书中难免存在不足之处,敬请广大读者予以批评和指正。

本书荣获中国工程院和海南省人民政府联合成立的中国工程科技发展战略海南研究院咨询研究项目"海南沉香产业发展战略研究"(项目编号:21-HN-ZT-05)资助,在此同样表示衷心的感谢。

目　录

· 1 ·

导论　关于沉香

中国香文化浩如烟海，天雨流芳。香汇集天地灵气，既可用于祭祀先祖神灵，也可用来供奉圣人贤达；既可怡情养性，又可调和心绪。尽管香品种类繁多，但相较之下，沉香独树一帜、独占鳌头。历朝历代，无论上层权贵，还是平民百姓，都不约而同地将沉香推为"香界之魁"。

如今，越来越多的人认识到了沉香的价值，越来越多的追香人沉浸在香韵所营造的美妙意境之中，甚至频频再现着历史上千金易香的景况。这足以证明，沉香早已融入千百年来中国人的呼吸吐纳之中。

一、沉香是什么？

提及沉香，时常有人会问：究竟什么是沉香？但老实说来，这个问题真的很难用一句话回答清楚。因为，沉香既是一种珍贵树木，又是一味名贵中药，更是一种世人追逐的高级香料，还是一种令人舒畅的高端香味，乍听起来，比较绕，不好懂。

在外形上，沉香以木头的形态呈现，看上去还是"烂木头"，通称"沉香木"，但它本质上又不是沉香树的木头。因为从植物学的角度来看，能形成"沉香"气味的树木，至少有四大类，即橄榄科、樟科、大戟科和瑞香科。这就是说，世界上根本就没有能稳定生产沉香木的沉香树，而且沉香也不是上述四大类树种生长的必然产物。事实上，沉香是上述四类植物树体分泌汁液的高级异化体，需要在漫长的"结香"过程后，才能生成世间竞相追捧的"沉香"。

其实，要生成沉香，至少需要具备三个重要的前提：首先必须是上述四大类树种，而且树龄要达到一定的年限，树干中还要具备发育良好的树脂腺；其次是树身形成过深达木质部的伤口，而且在较短的时间内无法痊愈；最后是树身伤口经微生物感染后，相继发生病变、坏死、溃烂，并受此刺激而分泌出树脂,逐渐异化成膏脂状,形成结块,以封闭四周组织,防止伤口继续恶化扩散。这类树身受伤后分泌的树脂结成的块状体及其附近的木质部,方可称作"沉香"。沉香还有一个极大的特点就是:因树种、环境、微生物以及树木倒伏之处土壤性状等许多因素不尽相同,而变化形成不尽相同的气味,并因此又被冠以不同的名称。

如此看来,沉香既不算是一种木材,也不算是一种油脂,而是树木在特殊环境下经过漫长岁月"结"出来的物质,它混合了树脂、树胶、木质、挥发油、菌物分泌液、虫蚁遗渍等许多种成分,放置水中能下沉,所以称为沉香,形状有片状、树状、盔甲状、木块状等,五花八门。

通常情况下,天然香树需要经过十年或数十年的正常生长,才会形成较为发达的树脂腺,只有发育良好的树脂腺才可能结出香来。大多数沉香在常态下几乎没有香味,但一经熏烧就会香气浓郁、香味持久、香韵奇特,而且还会因产地的不同而表现出或清凉或香甜的香型区别。

二、沉香的科学定义与分布

纯粹从科学的角度来说,沉香并非什么特别的树种名称,其形成受到诸多偶然因素的制约。它是具备结香能力的植株,在受到一定外源伤害时,以伤口分泌特殊的油脂作为响应,从而形成的具有芳香气味的物质。

在广义的概念中,结香树种的范畴至少包括樟科、橄榄科、瑞香科和大戟科四大类。美洲的沉香大多产自樟科和橄榄科的植株。根据有关采掘和利用沉香油的记载,最早发现是在中美洲的玛雅文明里,沉香主要是祭祀时作焚烧祭品用。此后由西班牙人通过远洋贸易,携带进入欧洲市场,故又被称作"西班牙沉香"。在中国及东南亚各地区,天然香料的范畴以及收藏界习惯所称的"沉香",通常是指瑞香科内的特有植株,在某种条件下所形成的富含油脂的代谢物及其被浸润的木材部分。科学研究表明,在外源诱导作用下,能形成芳香油脂的树种,大多出自瑞香科的沉香属(Aquilaria)和拟沉香属(Gyrinops)。此外,"沉香"名称的由来,与梵语也存在一定关联,如沉香名为 A. agallocha,其词源就是梵语里的"沉香"。

历史文献记载表明,沉香在汉代就已零星传入我国。盛唐的开元时期,南海林邑国至少两次朝贡沉香给当时的唐玄宗,每次都有 15 公斤之多。到了宋朝,沉香的需求剧增,品类也极大丰富,除唐代的黑沉香外,又额外增添了澳香、笺香、乌里香、细割香等六大类。在此期间,除海外的各种朝贡外,产香树已开始普遍种植,因主要集中在我国广东东莞地区,时年号称"县南隔海三百里,地多神仙花卉,故曰香山",所产沉香因而被称为"莞香"。据医药典籍《本草蒙筌》及《本草原始》等记载,明代中晚期,我国沉香资源供给已遍及"南海诸国,及交、广、崖州",其中原生树种多分布在崖州和广州。而且,土沉香以"得朝阳之气又早"的海南最为优质高产,而交州地区(现今越南中北部和广西局部)所产沉香则被称为进口沉香。

放眼全球,沉香树种的野生资源主要集中分布在亚洲,以东南亚各国的资源多样性最为丰富,共有15种。主产地位于南亚次大陆的东北部到印度尼西亚群岛、巴布亚新几内亚群岛,这些区域有着广袤的热带雨林,阳光充足,温度适宜,雨水丰沛,非常适宜结香植株生长。其中,印度尼西亚不但种质资源丰富多样,也是全球沉香的重要产地和主要输出地。马来西亚也是沉香生产大国,近几年不断在扩大人工种植。其他国家如菲律宾,沉香种质资源相对也很丰富,有8种,均为沉香属,发展势头迅猛。

三、沉香的诞生过程

关于沉香的形成,还得先从沉香树谈起。沉香树,泛指可以结出沉香的树。目前普遍认为,瑞香科沉香属下面的树种就是沉香树。除此之外,还有人提出樟科和橄榄科中部分树种也能结出沉香。由此大致可认定,沉香树只是一个俗称,泛指植物树体在生长过程中,因外力致伤又遭受真菌感染,能产生结香的现象,最终可孕育出沉香的树种。在植物学分类上,该类树种主要指瑞香科沉香属中所列的23种,多分布在亚洲北回归线以南及赤道附近的区域。

有人曾这样说过:沉香是深入毒瘴中的自然精华。仔细观察各式各样的天然沉香,外观看上去,大多像是一片或一块腐朽的树皮,有的还呈不规则棒状。天然沉香树,生长很快,但内部质地非常松软,像蔗渣一样,不堪一击。正因为"松软"和"脆弱",所以更易遭受意外伤害,动物啃啮、昆虫蛀蚀、雷电袭击等都会造成突发"伤口",这时的沉香树就会出现"应激反应",爆发出惊人的生命力,持续分泌出树脂以保护四周、治疗伤口。

当树脂正巧遭遇真菌时,便从此开始了神奇的沉香孕育之旅,而这样一个巧合的诞生过程,靠的全是机缘。

沉香所需的生成环境,决定了它需要隐匿于深山老林,还需要有沼泽泥土便于覆盖,能否识别并顺利采集到沉香,全靠采香人积累的丰富经验。热带雨林越是茂盛,就越是瘴气弥漫、毒虫出没,但也越容易形成沉香。因为在浓郁的毒瘴之气中,富含产生沉香所必需的真菌孢子。在如此险恶的环境中,要想采得一块沉香,采香人除了要具备辨识产地的聪慧,还要有涉入险境的胆魄。因此,沉香采挖自古就风险极大,即使在科技如此发达的今天,采香过程依然相当危险,常人绝不可贸然行事。由此可见,沉香是何等的来之不易,又是何等的弥足珍贵。

但人们似乎从来只管追逐沉香的香气,却极少有人问津背后所隐藏的沉重和辛酸。沉香树本身是没有香气的,香气是来自沉香树反复"出生入死"的结香。就沉香树而言,结香就是一次次凤凰涅槃、劫后重生的过程。

四、沉香的结香原理

沉香是在沉香树生长过程中形成的。沉香树本身没有香气,但所结沉香却芳香四溢,这完全归功于沉香树受伤后所经历的一系列漫长的质变过程。生长在自然界中,沉香树不可避免会遭受到一些伤害,如虫蚀鼠咬、动物攀爬、风吹雨打、台风洪流等。和其他生命体一样,沉香树在受伤后会产生应激反应,立即分泌出大量树液,全力营救护卫。这种树液含有三大重要成分:一是营养因子,类似树木的"红细胞",起到提供养料、促进受伤组织恢复的作用;二是抗体因子,类似树木的"白细胞",起到抵御外来入侵、抗感染的作用;三是凝固因子,类似树木的"血小板",起到凝固局部伤口、防止树液大量流失的作用。

沉香树在受伤后恢复的过程中,当外界温度、湿度等条件都适宜时,恰巧又有合适的真菌存在,菌群会迅速经由伤口表皮入侵树体,以树液中的营养为能源,不断进行代谢和繁殖。也就是在这样的一个过程中,真菌会产生很多代谢物,大量形成新物质,其中就包括沉香形成后的那些芳香物质,这些芳香物质正是沉香香气的本质来源。

其实,在厌氧环境下,真菌很不容易存活。它一方面要消耗树体营养以完成自身代谢,另一方面还要和抗体因子激烈斗争,因为凝固因子会迅速稠化甚至凝固感染区内脉管中的树液,以此来抵抗真菌的入侵。真菌的感染和代谢不仅仅是停留在伤口位置。初期,芳香物质虽有积累,但体量极小,并不成形。只有在持续感染和扩散后,才能形成真正的沉香。就这样,真菌在伤口区域不断感染和代谢,又不断沿着树体营养管道往前侵入,与各种因子不断厮杀搏击,在不断产生芳香物质的同时,又不断被凝固因子凝结在脉管中。最终,沉香树所生成的发香物质、真菌本体、真菌代谢物、真菌死亡残体、沉香树组织余存以及树液中部分新旧物质,在沉香树的凝固因子作用下,统统与树的木质纤维凝结固化在一起。这个新的固化物质便是沉香,整个过程便是沉香的结香过程。这个结香过程,周而复始,日积月累,经过漫长的光阴淘洗后,才在沉香树内最终出现一块由木质纤维和芳香有机质组成的固态混合物,这块混合物才是真正的沉香。

随着结香过程的持续延伸,结香部位的树体脉管相继被堵死,"敌众我寡"的后果,就是沉香树最终会因树液供应不畅而死亡,游戏终止,结香结束。或者是因为树体本身的自愈能力超强,"敌弱我强",在结香初期就将真菌吞噬殆尽,结香由此终结。总之,只有在各种巧合存在的前提下,真菌和沉香树经过一场旷日持久的博弈,并持续处于平衡状态,进退拉锯,才能维持这一复杂而神秘的结香过程。

五、沉香的品相与分级

作为药物,我国东南沿海地区所产沉香,最早出现在梁代陶弘景编撰的《名医别录》中。我国现存最早的植物学专著《南方草木状》将沉香描述为"木心与节坚黑,沉水者为沉香",其余品类则根据色泽和木质的紧实度也做了相应的划分,包括青桂香、鸡骨香等共计 8 类,同出一树。传统观念认为,品类尚未成熟就采收的沉香,远不如植株倒伏后,埋入地下、泥土或沼泽之中,再经过漫长岁月自然熟化的品类。沉香的比重与油脂含量关系极大,明代的《本草纲目》按照沉水程度将其分为三种,置水则沉者为"沉水"、半沉者为"栈香"、不沉者为"黄熟香"。围绕着天然沉香的定名,历来众说纷纭,争议不断。但这些争议在 2015 年版《药典》公布后,便有了较为科学的解答。

必须注意的是,沉香质量的好坏不仅仅与油脂含量有关,也取决于成分及其比例。日本主要是根据沉香的油量、颜色及其形状来分级,最高级别的被称作"伽罗",油脂含量大到可以沉入水中。此外,沉香的气味对其价值也至关重要,沉香好坏的鉴别标准包括"香、质、形、色","香"居首位。天然沉香其气味受土壤、真菌、气候、年份等影响很大,品级越高,散发的香味层次感越丰富。特别是伽罗沉香(别名奇楠、伽蓝等),香味清醇甘美,穿透力极强,又持久美妙,表面还能刮出粉蜡状物质,且可以捏成团状而不散撒,说明该沉香油脂中的特征性组分含量极高,被定为"沉香珍品"。根据沉香表面分泌物占据样品整体的比率,可将国产沉香分为80%、60%、40%和25%四个不同的油格。油脂含量丰富的样本比重相应较大,可采用更易量化的密度检测代替传统的"沉水实验"。2017年,福建省发布《天然沉香分级规范》,将天然沉香分为A—D四个等级,其中A、B、C三个等级分别与沉香市场的沉水、半沉水和浮水沉香相对应。

近年来,随着沉香价格的不断攀升,市场价格紊乱,使得对沉香实施更加科学、操作性更强的鉴定与分级,成为市场规范化发展的最高呼声。2015年版的《药典》对药用沉香显色反应的要求是呈现樱红色或浅樱红色,但这只限于人工沉香的显色,天然沉香除了上述两色外,还有紫堇色、浅紫色等多样性显色。在化学成分分析方面,则可以通过乙醇提取物含量测定、光谱与色谱分析等手段,建立沉香识别模型。海南省发布的《沉香质量等级》标准,将乙醇抽提物含量与色酮成分含量相结合,对不同等级的沉香进行判别。今后,进一步完善沉香化学指纹图谱数据库,借助特征化学成分对沉香进行鉴定与分级,将成为沉香品质研究的重点。

六、沉香的分类及特点

沉香的分类历来莫衷一是、各执一词,较为复杂。但归根结底,主要还是与划分标准、地域特点、时代特征、个人经验等有关。沉香一般有油线,沉香树就是通过这些管道分泌出树脂,沉香油线越致密,沉香油脂含量越多,密度越大,优者可以沉水。通常,沉香因产地、成因、密度、色彩、香韵等的不尽相同,有以下几种划分,特征十分明显。

（一）以成因分类

1.倒架

顾名思义，就是"倒了"。沉香树在漫长的岁月中，或自然倒伏，或因雷击风折等原因倒伏之后，暴露于地表，经风雨剥蚀，树木腐败风化之后，剩下的不朽之材，就是精华沉香，因呈倒地状，通常称之为"倒架"。倒架的特点是：个头比较大，因未沉入地下，生长过程中容易遭受破坏，醇化时间通常较长，香味醇厚，沁人心脾，优质异常，堪称沉香中的精华，较为稀有。倒架沉香一般为淡黑略带土黄色，分布均匀，远闻清韵甘甜，近闻浓郁微苦。倒架沉香吸附性很强，与其他味道重的东西放在一起，便会变成同样的味道。然而，过后又会变回它原来的味道。

2.土沉

字面意思是"埋进土里"。土沉是沉香树在生长过程中，因某种原因倒下后被埋进泥土中，后经微生物不断分解，其木质部逐渐腐烂消失，剩下犹如宝石般的木中精华，这就是沉香，其与土壤颜色接近，故名"土沉"。土沉的特点是：因为有土壤保护，醇化时间更长，香气袭人，色彩接近包埋的土壤。

3.水沉

意即"掉进水里"，在水中形成。沉香树因遭遇自然灾害或自然死亡倒下后，被埋进沼泽、河流之中，木质逐渐分解腐烂，余下未腐烂部分便是沉香。水沉的特点是：沼泽、河流为沉香的保存提供了优良的环境，经过漫长岁月之后，沉香再被打捞出来，芳香四溢，妙不可言，并且面积大、结香厚、成香快。

4.蚁沉

从字面意思不难理解，蚁沉是沉香树被白蚁啃食后的残存。蚁沉的特点是：香气高扬，馥郁芳香不请自来，是上好沉香原料。

5.虫漏

和蚁沉类似，沉香树或沉香木因受虫蛀而腐烂，木质部不断被活虫蛀食，最终剩余虫子不喜啃食的部分，这部分通常为精华沉香，称为"虫漏"。虫漏的特点是：因醇化时间较长，香气甘甜、清凉，且外形较为奇特、多样，主要是由虫蚁随意啃噬而形成的各种不规则形状。

6.死沉

正常生长的沉香树自然死亡后,因宿主消亡而形成的沉香,称为"死沉"。《本草纲目》记载:"其积年老木,长年其外皮俱朽,木心与枝节不坏,坚黑沉水者,即沉香也。"死沉的特点是:包含了倒架、土沉、水沉等的特点,不过醇化时间较长,属较为优质的沉香。

7.活沉

意即"还活着"。沉香树活着时就被取香,就是人为从活体香树上直接砍下结香部分,这样的沉香,习惯上称作"活沉"。活沉的特点是:结香时间较短,味道较淡,一般只在点燃之后才有香味,各方面与死沉都无法相比。虫漏中常有活沉,但因未经漫长岁月醇化,香韵不如死沉。

(二)以密度分类

早在明代,医学名家李时珍在《本草纲目》中,就按沉水的程度,将沉香分出三类:能沉水者名沉香,亦曰水沉;半沉者为栈香;不沉者为黄熟香。现代对沉香的分类,则更为科学且精细。

1.水沉

密度在 $1.01g/cm^3$ 以上,所含油脂较多才能沉水。油脂含量只要超过其体积的1/4,或超过25%时即可以沉水。能够沉水的沉香,质优价高,比不沉水者高出很多。

2.栈香

栈香是古代的称法,半沉者即为栈香。但半沉情况非常复杂,刚好沉下一半的非常少见。能沉下去的部分通常不会超半,又或超过一半,无一定的判断标准,主要依靠视觉判断,品质位列优等。

3.黄熟香

浮于水面上的即为黄熟香。通常,密度在 $0.3g/cm^3 \sim 0.79g/cm^3$ 之间的沉香能浮水。单凭浮水情况就可判定密度大小。这类沉香因为木质纤维结构松散,内中残留少许油脂,因而密度过低,也没栈香和沉水香值钱。

(三)以色彩分类

1.黄土沉

在越南,一些沉香倒伏之后,埋进黄色土壤,久而久之,受土壤浸渍,未腐部分就是沉香。因醇化时间长,致密度高,靠近树心部分,其味更浓,甘甜清凉,品质上乘。

2.红土沉

同理,越南沉香倒地之后埋入红色土壤,与红土结缘,醇化时间长,香气浓郁甘甜,树心部分密度最高,是最为优质的沉香。产地主要集中在越南中部地区的红土地带,如富森、广平和广南等地,质量以富森红土最佳。

3.黑土沉

越南沉香倒伏之后埋进黑土之中,越南黑土主要是沙土,潮湿度高,地下微生物异常活跃,不停分解木质部,腐败消失后,留下黑土沉,个别未腐的黑树皮,含油量较大,香味浓厚、清凉、甘甜、美妙,入选上等优质行列。

(四)以香韵分类

依据香韵,可将沉香分为星洲系和惠安系。

1.星洲系

星洲系沉香主要分布在马来西亚东南到东帝汶之间的区域。星洲系沉香块头较大,密度高,坚硬致密,以实心为主,便于雕刻,是磨制珠子、制作串珠的优等材料。香韵上,星洲系绵柔、醇和、甜味足,上品沉香居多。

2.惠安系

惠安系沉香主要分布于东南亚,包括中国海南在内。惠安系多虫漏,有的像是碎片,有硬度,但非常脆,不具雕刻价值,优劣程度和造型上不及星洲系,但香味上超越星洲系。惠安系沉香香味浓厚、清凉、甘甜,如同海南岛上的优质沉香一样,久负盛名。

(五)以生熟分类

1.熟结

根据结香时寄主的存活状态,可将沉香分为熟结和生结两种。所谓熟结,就是树木枯死之后,由余下的树脂逐渐凝结而成的沉香。熟结的特点是自然状态下有香味。

2.生结

指树木在生长期间,遭遇刀砍、兽咬、虫噬等伤害,从伤口渗出的树脂所结成的沉香。生结沉香属上品沉香,品质优于熟结。一般只在点燃之后才会散发出淡雅的香味。

（六）以产地分类

1.国产沉香

国产沉香范围很广，区域包括海南、广东、广西、云南、福建、台湾、香港等地。论其优劣，以海南沉香"琼脂"最佳，其他地区优劣参半。主要是密度、香韵等不够理想。但在数量上，国内优质沉香不多，尤其是野生沉香极少，优劣判断时须特别谨慎。

2.进口沉香

进口沉香来源极广，区域包括越南、泰国、老挝、文莱、印度、伊朗、巴西、东帝汶、新加坡、墨西哥、圭亚那、马来西亚、印度尼西亚、巴布亚新几内亚等地。有奇楠这样的极品，也有奇差的次品，优劣不等。但总体上，进口沉香品质要比国产沉香高出许多，而且野生品类数量仍然十分丰富。

（七）以含油量分类

1.一等沉香

含油量超过90％列为一等，质沉水。

2.二等沉香

含油量位于70％～90％列为二等，又称"八分沉"，质半沉。

3.三等沉香

含油量在50％～70％列为三等，白木略多，油脂线明显。

4.四等沉香

含油量在20％～50％列为四等，白木部分明显偏多。

5.五等白木

含油量低于20％，基本就是五等。

不过，这种方式分类用途不大，只因自古就有，至今仍未废弃而已。

（八）另类奇楠

沉香的分类中有一个特类，这就是奇楠沉香，其别名较多，有伽蓝、棋楠、琼脂、伽楠香、多伽罗等。奇楠沉香往往会被单独列出，自成一套分级体系，不在以上任何分类之列，却是沉香极品中的极品。

有关奇楠的形成，聚讼不休，业内并无一致的看法。不少人搬出古籍，解释"奇楠的形成是蜜香树种被蚂蚁或野蜂筑巢其中，蚁酸、甘露和蜂浆被香树活体的脂腺吸收,并结合某种特殊真菌逐步生成的";但另一些人却认为"奇楠是普通沉香经过二次醇化而生成的特殊沉香类型"。

奇楠的产量极低。普通沉香的形成异常艰难,成香比例难以突破所有沉香树的百分之一,这还只是经历一次醇化过程。像奇楠级的沉香,要经历二次醇化,这样的概率就更低,绝不会高过万分之一。可见,奇楠荣获"沉香极品"的桂冠,绝非浪得虚名。

奇楠沉香有六大特点:一是质地柔软,且有黏韧性,用刀削下后的碎片,轻轻搓揉即可成球;二是香味散发能力强过普通沉香,无须燃烧也能闻到浓郁的香气;三是加热或熏香时,奇楠的味道变化莫测,有头香、本香和尾香之别,味道不一;四是密度较大,含油量相同时,普通沉香沉水,奇楠未必下沉,在水中呈半浮半沉状;五是奇楠口感芳香并略带甘苦味,微呈辛麻,嚼后黏牙;六是奇楠含油极为丰富,油脂含量高于普通沉香,几乎看不到树木本身的毛孔,但表面不似普通沉香鲜亮,多呈亚光色。

对奇楠的鉴别,主要关注它的香味。一是正常状态下,奇楠味道清凉香甜。二是奇楠受热后散发出的香气,不但直冲脑门,还呈明显的三段香味变化。比如海南绿奇楠,焚烧后,初香(头香)像淡雅的花香,后转为甜凉浓烈的本香,尾香则有明显的杏仁味。

以颜色区分,奇楠可分为白奇、青奇、黄奇和黑奇等,以白奇最为罕见和珍贵。依性状来分,奇楠可分五种:糖结(俗称红奇)、铁结(俗称黑奇)、莺歌绿(俗称绿奇)、金丝结(俗称黄结)和兰花结(俗称紫奇或蜜奇)。

七、沉香的道地产区

查阅古今资料,发现有 10 个以上国家和地区能生长沉香树,包括印度、越南、泰国、老挝、缅甸、柬埔寨、新加坡、马来西亚、印度尼西亚和中国南方大部分地区(广东、广西、云南、海南、福建、台湾、香港等)。中国收藏界所尊崇的沉香,多属瑞香科沉香,主要生长于东南亚热带雨林中,包括三个亚种:一是产于中国广东、广西、贵州、云南、海南等地的莞香树;二是产于越南、老挝、柬埔寨等地的蜜香树;三是产于马来西亚和印度尼西亚等地的鹰木香树。

(一)中国莞香树沉香

莞香树沉香,是中国土生土长的沉香,历代医书都有所提及,大多习惯称作"土沉香"或"白木香",早在 1999 年,就被列为国家二级重点保护野生植物。现今,国产沉香主要采集于海南岛。宋人范成大在《桂海虞衡志》中称"世皆云二广出香……唯海南最胜",宋代蔡绦也在《铁围山丛谈》中评价称"海南沉香,一片万钱"。

(二)中南半岛蜜香树沉香

蜜香树沉香,主产地大致包括越南、老挝和柬埔寨。蜜香树味甜,易受虫蚁啮噬和真菌入侵,因而产量最多,成为市场上的主力军。中东市场上以老挝、柬埔寨的沉香最受欢迎。销往东南亚的沉香,主要集中在曼谷和新加坡,以越南中部惠安为集散地,故通称为"惠安沉"。惠安沉以甜、凉两味为最佳。与同属中南半岛的老挝、柬埔寨所产的麻雀斑沉香不同,惠安沉通体一色,木质部呈黄白色,相当松软。

(三)星洲鹰木沉香

星洲是早年华人对新加坡的习惯称呼。其实新加坡并不出产沉香。星洲鹰木沉香的原产地位于马来西亚、印度尼西亚和泰国南部等区域。结香时,在灰褐色木肉中会出现较粗大的树脂腺,看上去极像老鹰的翅羽,因而被称作"鹰木香"。这种瑞香科植物,主要生长在赤道地区,日照充足,雨量充沛,季节更迭不大,生长很迅速,所结沉香块头大、产量高、香味稳、木质松且脆,易劈成小片,最适合中药所用和香道所需。价格相对便宜,香味偏向沉郁浓重。

此外,我国台湾所产的大戟科沉香也曾十分有名,其木质色白而松软。18—19 世纪,台湾还是非常重要的香木出口地区,只是后来渐渐衰落至枯竭。

八、沉香的市场价值

沉香的优点众多,历朝历代均为帝王将相、文人墨客、得道高僧所喜爱,由此而形成了一系列别具一格的沉香文化。由于沉香产量很少,在古代基本为统治者所专享,即使王公大臣也只能得到少许赏赐,因而特别珍贵。再者,野生沉香其产量无法控制,使得沉香愈加难以获取。

如今,沉香早已走进寻常百姓之家,普通人也可以尽情享受沉香清香带来的种种美好,需求量与日俱增。加上近年沉香收藏异常火热,许多沉香藏品胜过精美绝伦的艺术珍品。正是在这样的大背景下,沉香的价格创造了一个又一个神话,没有最高,只有更高,由几元一克,升值到极品沉香数万元一克,可见沉香魅力之大。但这远不是沉香神话的终结,现今,历史上最大的优质沉香产地越南,因其保护意识薄弱,野生沉香早已濒临灭绝,其他各国也已不多,仅零星幸存。因此,野生沉香在未来的神话里,注定会有更惊人的传说。

早在十几年前就有人预言:沉香价格已经"寸香寸金",升值潜力到了尽头。但事实上,仅2008年一年内就价格翻番,那时绿奇楠市场价格就已超过每克千元,到了2009年,达到了每克2000元以上,2010年更是每克超过3000元。如今,高品质的奇楠每克竟然达几万元,而且还极难找到货源。所以,高品质沉香在保值和增值上几乎毫无悬念,不可能大幅下跌,这是由沉香天然固有的特性所决定的,套用哲学上的一句话来说,就是其价值"是不以人的意志为转移的"。

沉香的另一传世特征,也为其增值锦上添花。这就是沉香不受虫蛀,不会腐朽,在适合的环境下,可永葆百年,理论上还能跨越千年。这正好命中了资本逐利的机关,触动了资本敏感的神经,许多人争先恐后,唯恐错失先机,看重的都是沉香极强的保值升值功能。

沉香作为世所罕见的高级香料,兼具植物檀香和动物龙涎香的香味,而且只要略微散发一丝香味,任何情况下都无法掩盖,轻易就可闻到,几乎没有什么气味可以化掉它的香气、冲淡它的味道,反过来,沉香之香则可盖掉其他杂味。而由低品级沉香木蒸馏所得沉香油,在干旱少雨的中东国家颇受欢迎。况且,几乎所有的香水都以沉香油充当调香剂和固香剂,以确保香水香味的纯正和持久。正因为国际香水、香料市场对沉香(油)的需求量持续增长,导致沉香市场价格持续走高。

品味沉香在古时十分高雅,沉香还是一种极为尊荣的赠礼。沉香最早被当作国礼,在国家之间相互赠送,旁人并无资格接受,使用限于国君本人。后来,随着沉香流入数量增大,王室成员都可使用。在唐宋元明四个朝代,文人间礼赠沉香蔚然成风。沉香互赠主要有两种:信徒之间和好友之间。到了现代,赠送沉香则暗含期望对方身体健康、心平气顺的善意,如今还添加了闺蜜间的互爱,以及希望对方注重养生,并祝愿对方长寿平安的意味。这些都在推高沉香的市场价格。

第一章 世界沉香文化

　　沉香仅盛产于北纬10°附近的亚洲地区,生长区域地理纬度上下可浮动大约15°。在几千年的人类文明中,沉香清雅幽静的韵味,广泛流传在亚洲各个国家,深深影响着当地的用香文化。在世界范围内,沉香自古都是极具价值的香材,但因地域不同、文化不同,各国各地区的用香形式也不尽相同。总体上来说,世界共有四大香文化,分别是中国香文化、日本香道文化、印度涂香抹香烧香文化和阿拉伯香水文化。在这四大香文化中,处处都可见到沉香的身影,沉香在各自的文明体系里,占据着非常重要的地位。

　　中国使用沉香始于汉代,日本、韩国等国使用沉香则在唐代,分别由中国唐宋时期传入。日本在平安时代之后,贵族较多使用香料,上层社会经常会举办"香会""赛香"等熏香鉴赏活动。这种一度成为日本上流社会的生活风尚,其实是古代中国盛行的"唐风",经由东洋本土的"和风"不断演变而成。日本古典名著《源氏物语》中就多次提及熏香盛会。到了足利义正时代,熏香演变而成的"闻香"风俗,已经形成了一定的方式规程,继而逐渐形成了日本自己的"香道",还衍生出诸多流派。传说日本上层统治阶级均有专门的香室专供品香,而且只有在取得贵族许可后,并有人带领,才能进入香室品香。就这样,日本的香道文化一直延续到了今天。

　　印度的香文化古老而悠久,对中国香文化的影响极为深远。沉香是印度香文化中既常见又珍贵的香料,在印度香或藏香的配料表中比较常见。同样在印度,除了用于熏香之外,沉香还常被用于治疗疾病。

　　在阿拉伯世界里,用香方式和习惯则大不相同,无论是穷人还是富人,用香都是每个人每天生活的必需品。在品香、闻香和用香的全过程中,随着人们对沉香的研究越来越深,逐渐也就形成香道文化,先后也便形成了各自独特的沉香文化,并与文人、宫廷、特定场合等,都有着千丝万缕的联系。

第一节　日本沉香文化

香道在日本历来深受重视,和茶道、花道一样,被大众称为"心灵笑学",加之日本香道所用香料大多是沉香,因此沉香在日本长久受宠。日本使用沉香的历史也极为久远,早在 6 世纪末就有大规模的使用和进献。据传,日本沉香最早起源于海上漂来的大块香木,也有说是由前往中国学习的和尚带回日本,由此逐渐发展而来。

在日本,自古以来,拥有沉香都被看成是财富和权威的象征。稍晚于中国隋朝,日本香文化即从寺院走入王公贵族,再后来就推广到民间,并逐渐渗透到民众生活的细微深处,发展成为日本传统文化的重要组成部分。与中国文化类似,日本古代宴请宾客,只有焚香、插花、点茶三样俱全,才算合乎待客礼数。日本国民尤其嗜好奇楠,在中国明朝晚期,日本江户幕府创始人曾特地向东南亚诸国国王修书求乞交换,因此收到了不少上品奇楠。

如今,香道已深深扎根日本本土文化。各大媒体先后详细向普通群众宣传日本香道仪式,使得对香道感兴趣并希望深入学习的人越来越多。但香道及宗教典礼所用的高档沉香,因价格过高而大大限制了民众的需求。因此在日本,现代香道群体对沉香的需求量总体明显少于宗教群体。

一、日本香道文化

(一)日本香道文化概要

国内外专家一致认为,日本香道文化源自中国香文化。还有不少人认为,日本香道文化直接由鉴真东渡引发。据说,日本名香"兰奢待",就是鉴真和尚带过去的。只不过,日本香文化在漫长的发展过程中,经过本土文化改造后,形成了别具一格的表现形式,集品鉴、表演、贵气于一身,颇具观赏性,至今在世界文化中仍然占据重要的席位。沉香在日本香文化中拥有非常重要的地位,不少典籍及笔记都有记载。目前较为流行的"六国五味"之说,就是出自日本香道大家的研究,这对后人认识沉香、了解沉香、研究日本香道文化,具有极高的参考价值。

凡是有香存在的地方都有香道,这是客观的存在,就像人要吃喝拉撒一样。香道及香道文化为香的应用提供了物质和精神基础。沉香挥发出来的香味,既能给人带来丰富的物质享受,又能给人带来充裕的精神满足。香道与气味的艺术,从来不受地理限制,也没有时空差异,更无国界之分和种族之别。

在日本,不少人坚信,最容易接近神灵的就是气味,而香道正好是最容易出味的一门技艺。日本不但香道历史十分悠久,香道文化也相当兴盛。据统计,日本83%以上的富豪都钟情于沉香的收藏与香质的品鉴。

(二)日本香道文化演进

日本的香道最早可追溯到奈良、太平时代(710—793),有出土的熏香炉为证。但更多的学者认为,日本香道正式开始于鉴真和尚(687—763)到日本弘法之时。鉴真东渡日本带去了大量香料和药材。奈良时代的文学家真人元开在他的《东征传》中有过详细记载,后来的日本药库目录里也有明确记述。但日本国民最为津津乐道的还是一则关于沉香木的故事。

《日本书纪》里说,有一段木头漂洋过海停留在一个小岛上,岛上人士以其烧火,香气远熏,岛上人便把它献给朝廷。后经权威鉴别,认定是古香中最好的沉香木。朝廷便将它收藏在奈良东大寺正仓院内,命名"兰奢待"。后来每逢重要人物出征,就会从这块沉香木上割取少许,用以祭天,并签名留证。同时,推古天皇毕生大力推广佛教,为后来沉香及香道在日本的发展奠定了基础。

日本不产香木,但日本人却将香道演绎成了六种以合香为材料的"炼香",形成了多种香道流派。多种香道流派互相交流,代代相传,把香道和茶道、花道一起视为文化精华,并从奈良时代一直保持到平安时代,再流传至今。

奈良时代受中国唐朝的影响较大,香主要为佛教供用。当时在日本,香料仅在寺院举办重要活动时作为燃香之用。人们将香料炼制成香,少数也用于熏衣熏被或净室盈芳。又随着季节的更迭,制作成六种熏香,即梅花、菊花、荷叶、落叶、侍从、黑方,全依贵族的嗜好而定。用香熏衣,室内燃香,出游带香,贵族们对香偏好有加,为后来辉煌的平安王朝披上了一件华服。

平安时代，香料开始走进贵族，焚香成了贵族日常生活中不可或缺的一部分，但此时香料的用途仍然只局限于熏燃。将各种香料粉末混合在一起，再加入炭粉，最后用蜂蜜调和凝固，这便是炼香。炼香在这一时期逐渐形成了较大规模。此期的宫廷文学《枕草子》《源氏物语》，记录了日本当时的人爱香、用香及其香道流变的详细情况。

到了镰仓、室町时代，贵族没落，武士当权，一种对纯粹自然香气的喜爱慢慢兴起，迅速在百姓及武士阶层传播开来。国家将领与卫队士兵出征前，都要将沉香作为吉祥物，熏入盔甲，助其在作战时提神醒脑。同期，佛教在日本得到了进一步发展，引发燃香这一风潮迅速扩大，一直深深影响着日本人的生活方式。

日本香道发展到江户时期被正式确认后，随即便从小众享受变为大众消费。不同花香组合的"组香"，以环境、季节变化为主进行组合，成为香客们消费的主体，从而进一步推动着日本香道的发展。此期的香道在日本已正式成为一门艺术，开始拥有完善的流派体系。人们喜欢将几种香木进行组合，做出既能体现诗歌、故事的文学性，又能展现风景意境的组合香熏物，由此导致香道器具造型越来越精致讲究，香料制作也越来越精细独到。闻香、焚香道具的改良进一步加快了香的普及。此期香的艺术性也开始展现，文人创作的不少和歌、物语等文学作品，都可见到对闻香的细致描绘。行到此时，日本香道已算进入了完备期。

在当时的日本，还会定期举办上等香料藏品的比试活动，而非常流行的连歌会，正是在燃香的环境下展开的。"焚继香"与赛香的活动就是现行香道的雏形。以足利义政为中心的东山文化，将闻香与茶道、连歌密切联系起来。香道两大流派始祖，御家流的三条西实隆与志野流的志野宗信，最终确立了香道的基础。目前，在日本仍有100多家香道流派，而御家流和志野流已传承了50多代，"组香"种类也已超过100种。

现在日本香道所使用的组合香熏物，大多为江户时代所制。美丽的小道具及精巧的盘物，使得香道更为女性所喜好。町人阶层的兴起，使得香道频频出现在平民生活中，因而得到了更加广泛的传播。

这时日本人在宴请宾客时，须得插花、焚香、茶点三样兼具，才算是合格的待客礼节。不过，现今的日本，香道、茶道、花道三道都已各自发展出一套相应的礼仪规则,同时都拥有各自完善的流派体系。

香气缥缈于推崇雅文化的日本,历千年而不绝。然而,到了明治时期,由于西方文化的入侵,日本传统的香道文化一度衰退,再次成为只有上流阶层才能参与的高级嗜好。但二战过后,日本文化快速复苏,香道又成为日本国家文化标志之一。香道与茶道、花道一起得到普遍性的兴盛,并称"雅道",再一次向平民百姓打开了行香大门。

二、日本沉香文化

(一)沉香在日本的起源

现今比较流行的观点是,日本的闻香习俗源自中国,之后经本土化逐渐发展成日本香道,与茶道、花道并称日本三大"雅道"。沉香与日本香道密不可分,可以说日本香道正是起源于沉香。

前文有记,日本香道历史悠久,据称始于"香木传来"的故事,说的是推古天皇三年(596)春,有沉木漂至淡路岛,岛人不知是沉香,当作木柴烧于灶台,奇味远飘,沁人心脾,便献给朝廷。后因受到贵族学者大力推崇,逐渐演变出香道,并以"艺道之花"与茶道、花道并称于世。另有一种说法,则是6世纪中期,沉香与佛教同时传入日本,送至皇室,此后一直作为权贵和财富的象征。

(二)沉香在日本的使用

起初,香在日本,始终不像在中国那么普遍,主要只用于寺院焚香,或只限于权贵闻鉴,明治维新之后,才普及到平民百姓之间。因此,宗教用香是沉香在日本的第一大使用方式。

1.佛教用香

沉香非常尊贵,在日本佛教中受到高度重视,认为沉香能去除种种不净,在相关仪式上都要焚燃沉香虔诚供香。《日本书纪》中载有"和尚燃沉香参禅打坐",这便是明证。

2.闻香品鉴

中国宋代香文化的鼎盛发展对日本影响极大。沉香在日本同样成为上流社会品玩之物,权贵极力搜集各地沉香,把辨别产地、品闻质地当作品香时尚,品香用具因此有了很大发展,香道也由此确立了起来。

3.入药使用

中国传统中医大量使用沉香,但沉香在日本入药的用量却非常有限,日本药典仅记载有沉香与其他成分一起入药,未见有大量且单独使用的个例。

(三)日本沉香文化最突出的特色是仪式感

日本用香文化受中国影响至深,后逐渐融入自己的特色,形成如今这般极富观赏性的香道艺术。在日本,沉香清甜的香气极受武家喜好。室町时代,日本香文化的熏燃主角变成了沉香等香料,由此奠定了日本香道文化的发展基础。关于沉香,著名的"六国五味"的分类方式就发端于日本,并以甜、酸、辣、咸、苦等五种味道来表示香气。这是因为,沉香能够平静心情,镇定功效良好,特别适合武家,能够很好地调节心情。

三、沉香在日本的应用

(一)沉香在日本文化和宗教中的运用

焚香在日本大约始于 1500 年前佛教传入时。焚香供奉是一种高级的净化仪式,用以祛秽、净化四周的环境。平安时代,中日两国交流非常密切,伴随着佛教的盛行,焚香在日本全境流行开来,即使在葬礼现场或祭拜仪式中,都要焚香。此时,除了在一些特殊场所外,享受熏香也已成为一种习俗。在日本,沉香同样被视为"众香之王",并作为主料与其他天然香料混合,创造出许多种组合香。

平安时代,一种名叫"空熏物"的休闲活动非常流行,人们尽情享受熏香带来的乐趣。著名的《源氏物语》就出现了"空熏物"一词,用以描述通过熏香令衣物充满芬芳的情形。"熏物"在当时最主要是受到贵族欢迎,在各种娱乐消遣活动中,常常会用来要求区分判断不同的香料。

镰仓时代晚期,以不同配方混合多种香料调制而成的炼香逐渐走向没落,这种源自中国的熏香方式颇显繁杂,操作起来很不方便,而单纯焚燃沉香木的潮流逐渐回归。从赏闻沉香木的天然香味逐渐演变出香道艺术,这种享受和分辨香味的高端艺术形式,最终于室町时代成型受宠。

但在很长时间内,品鉴沉香的香道仪式一直仅限日本皇室与贵族阶层参与。不过,香道在日本与其他独特的艺术形式关联密切,广泛受到武士阶层的大力推崇。因此,在室町时代,香道修行者基本是贵族或武士阶层的成员(且仅限于男性),他们广泛搜集各色沉香,时常举办雅集熏烧品鉴,穿插着诗歌与茶道,使得"闻香"这一高雅艺术兴盛开来。

到了江户时代,女性开始参与香道活动,贵妇和艺伎竞相以通晓香学为荣,并作为兴趣大加培养。随着香道的日益流行,"奇楠"一词不仅用来指代最高品质的沉香,也被用来形容一切事物的最高等级或最好品级,或指极致之美(包括女性之美)。此期香道的不同流派,如志野流与御家流,不断发展壮大。尽管彼此的品鉴方式有所不同,但在宗师的口耳相传下,香道的传授方式始终如一,并延续至今。早在江户时代初期,也就是在日本闭关锁国前约 30 年间,日本因储备囤积了大量沉香,使得香道文化得以迅速扩展到中产阶层,他们学习香道,修身养性。只不过,那时的高等级沉香,仍然珍藏在贵族和藏家手中。

明治维新之后,日本传统社会逐渐西化,作为传统艺术形式的香道无端没落。不过,1920 年之后,日本香道传人努力通过为皇室与寺庙表演香道仪式,试图使日本社会重新了解香道。1960 年以后,日本主要香道流派还纷纷尝试编撰图书,开设课程,将原本复杂的香道展现得浅显易懂,各大传统香铺不断展出新型混合熏香,销售十分活跃,并积极提供方便场所,协助传播香道。如今,日本香道文化不但得到了良好的复苏,而且在广泛传播的同时,还不断扩展到其他国家。

(二)沉香在日本医药中的应用

众所周知,沉香在历史上一直都是以宝贵的药材扬名于世。沉香不仅有排除人体毒素、维持肠胃健康的功效,还可起到镇静作用。受中国影响,日本药典与中国传统医学有很多共性,但在日本本土发展起来的医药又有自身更多的独特之处,至今仍然从属于日本传统医药。在日本所有药典中,从未发现过单独收录沉香,沉香都是与其他成分一道入药。在日本,沉香与其他动植物成分混合制成的"六神丸",对于强健心、肝、肺,以及缓解咽喉炎症效果显著。而从成人用的"六神丸"中删去"蟾酥"后形成的"奇应丸",则是日本家庭常备药品,时常被用来治疗儿童惊厥抽搐、夜哭不宁、消化不良、肠胃虚弱等症。早在平安时代,就开始用于治疗精神疲倦、免疫力低、心脏肠胃等病症的名药"瑞星",也含有沉香的成分。这一切都说明,沉香入药在日本早已形成了自身的医药文化传统。

据相关统计,近年来,日本进口沉香大部分用于制香业,在医药业的用量正逐年下降。虽然沉香在日本医药业的具体用量尚无确切数据,但有关专家对日本每年全国医药业对沉香的需求量进行估算后发现,未超过1吨。而且,医药业使用的沉香,其级别远远低于宗教与文化使用的沉香。不过,自古医香同源,沉香的香味有镇静精神的效果,含有沉香成分的香制品在各种工作场合广泛使用,有助于优化工作环境与提高工作效率。

(三)日本沉香制品

鉴于沉香极其珍贵,即使是在高端的香道仪式中,沉香也常常会被认真地切割成极细的碎片,然后再精细地将其分解成"马尾巴""苍蝇腿"般大小,并被形象地称为"马尾蚊足",以便更好地呈现沉香从初味至后味的香气变化。高品质沉香通常被称作"名香",这在日本已是传统,一直沿袭至今。而且每件"名香"都必须由香道师根据特定的香味或其主人来命名,然后用信封细心装好,做好标记,再用精美漆器或玳瑁盒严密保存,代代相传。每代"名香"的主人,有权力但只能取用一小部分,以确保后人都能品鉴到这些"名香"的独特香味。

在日本,主要的沉香制品有"烧香""炼香""线香"等。烧香,指的是一种混合香,呈碎片状,通常由5种、7种或10种不同成分组成,其中都包含有沉香,常被置于热炭上燃烧,用来供奉在佛龛中。炼香,指的是一种混合香球,由20多种香料粉,通过加入蜂蜜等作为粘结剂后,以手工揉搓而成,内中同样含有沉香。成型香球通常会密封在瓷罐中,再埋入土中,保存至少3年。因为醇化时间越久,香味越浓郁。线香,指的是一种混合香条,在日本最为常见,依燃烧时间长短而粗细不同,并依所含沉香的等级和比例,价格也各不相同。

第二节　印度沉香文化

印度的香文化早于中国,也盛于中国;印度的沉香文化,也早于中国,却未必盛于中国。这主要与印度的传统文化有关。早在隋唐时期,丝路古道就成为东西方交流的重要通道,广大僧侣和商人在中国和西域文化与文明的传播中,一直扮演着必不可少的角色。他们经由丝路,常年奔波在东西方之间,繁荣了边疆贸易,也促进了中外文化交流,香料等因此也陆续传入中国。这时,"香"在中国才被赋予了积极的文化意义,某些特殊场合和民间逐渐开始流行各种用香仪式,出现了源源不断的香事供养,并应运而生了各式香器,香炉便是其中重要的一种。最典型的就是莫高窟和榆林窟中的香事壁画,其内涵不但丰富,而且极具幻想,充满了对现实生活的叙述和对美好向往的寄托,是千年用香的见证,见证了印度用香文化在中国境内落地生根、发芽壮大的全过程。

一、印度沉香

(一)印度沉香概况

印度自古奉行宗教,受此影响,印度的香文化很早就趋于成熟,并不断向纵深发展,因而沉香在印度的开发历史特别久远。印度正好又是高等级沉香的主要产区之一。世界历史上最早记载的沉香产地,就包括斯里兰卡的绿沉香和古印度的紫油蜜香,也就是古称的"伽楠香"。这种沉香的特点是宁静醇厚、古朴儒雅。人们坚信是因为喜马拉雅山脉圣洁的雪水汇入了恒河,最终在恒河流域孕育出了品质极佳的沉香。但如今,古文献中提到的印度沉香,在市场上几乎绝迹,即使是印度老沉香,存世量也极为稀少,大件更是罕见。但钻洞、掘孔取出的人工种植的印度沉香,已在市面上广为流通。

(二)印度沉香的特点

总体来说,印度沉香质地坚硬,油脂丰富,密度较高,大多能沉于水,色泽黄中透黑,生闻奇香四溢。印度沉香普遍带有轻微的咖喱辛香味,花纹呈卷曲状,常温下香味悠远、自然,沁人心脾;加热或燃烧时,香味厚重、冷冽,贵气袭人。但无论是常温、加热,还是燃烧,均能散发出美妙的香味,堪称沉香极品。天然野生印度沉香结油略带橙色,入口即有温润的苦麻感,香气流窜,煎香时的香气在所有沉香系列中最为特别。印度沉香中的上品叫乌沉香,结油程度非常高,坚实致密,入水即沉,香味浓郁,凉甜带有金属味,并略显面粉香味和蜜韵。

二、印度沉香文化

（一）印度沉香文化概况

1.印度用香历史

印度作为佛教诞生地，沉香在印度佛教中的尊贵地位无可争辩。其一，印度香文化源自公元前 1500 年，那时的印度人在相应仪式和日常生活中都要使用各种树脂和香木制作的熏香，而且这种风俗习惯一直延续至今，经久不衰。其二，印度很早就出现了香料入药的记载。实际上，印度的香药文化比中国要早许多。其三，沉香的稀有决定了它的珍贵，常人很难碰到。在印度，只有在王室的婚礼、葬礼等重大活动仪式中，才会使用沉香。

2.印度涂香抹香烧香文化

印度是香文化大国，同中国一样，香文化有着特别悠久的历史，还对中国的藏香文化产生过深远影响。尽管藏香文化拥有许多自身的特色，但顶多算是印度香文化的分支，而且佛教香文化本身就源自印度香文化，其中沉香颇受重视，作用也非同寻常。但在印度的日常用香中，很少见沉香被单独使用，通常是与其他香料一起制作成香品使用。在用香习惯上，印度人更加喜爱浓郁的香味。在印度香文化里，沉香是一种极为常见的香料，尤其是在印度香或藏香的配料表中，经常能看到。不过，印度天然野生沉香很早就濒临绝迹了，这大概与印度用香量过大关系密切，竭泽而渔的后果与中国沉香曾经的境遇极为相似。同时，除了用于熏香之外，沉香在印度也被作为一种优质的药材，常被用于治疗各种疾病。

（二）印度沉香文化早于中国

1.印度香药

印度最早出现"香药"一词是在《大般涅槃经》中，该经书大约成书于古代中国的三国时期。在稍晚一点的西晋时期成书的《三国志》中也出现过对香药的记载。由此可推测，香药这一词语，从最初在古印度文化中出现，到后来被中国人接受并习惯使用，应该是在东汉末年以后的事了。有专家推测，香药概念的提出实际源自印度，中国医药家对这一概念的使用因此要稍晚一些，并加入了中国本土化的理解，而在域外文化中出现的香药则是一个专有名词。在印度，人们似乎很早就懂得用香治病，而且香药一词的起源，与印度"涂香之法"关系极大。印度涂香，大约起源于公元前1500年的印度河流域，后来也传入了中国，因而在唐宋时期，进入寺院还须涂香以示尊敬，到了明代以后，这种习俗才逐渐消失。

2. 印度是香药的道地产地

还在中国六朝时期，笈多王朝就极力加强对种姓制度的控制，印度商人因之地位大幅降低，难以开展名贵香药的海外贸易。但后来，域外文化东传加速，中国的用香需求量不断攀升，许多印度香药不得不通过中东居民辗转输入中国，这也是一直到唐代，一些重要的香药产地还很混乱的原因。人们一直都认为优质印度檀香是产自南海诸国，实际上，很多重要的名贵香料都产自印度，印度才是香药的真正原产地。

3. 梵香经由印度传入中国

隋炀帝时期，中国积极开展对外交流，西域各国不断遣使前来贡献方物，其中就含有各种各样的香物，包括名贵的上品沉香。贞观之治时期，从印度交流进入中国的梵香十分繁盛。综合各方文献记载可知，印度在历史上不仅盛产沉香、檀香、安息香、郁金香、龙脑香等各种香料，还盛产许多难以名状的奇花异草。郁金香在印度是最普遍使用的敬神香花，印度及其周边广大地区多有出产。很多古代文献都明确记载，古印度在很长时间内都向中国输出过郁金香，这直接印证了郁金香就是古印度的重要物产。

4. 各类香事遗迹早于中国

香料在很早的时候就已融入了古印度民众的生活。古印度贵族每次如厕之后都要洗澡，遍身涂抹旃檀、郁金诸香。那时印度的许多器物多以香材制成。善男信女带着古印度东北出产的高级沉香前往进香。古印度东北出产的沉香，木质柔韧（极可能是含油丰富的奇楠），品质上乘，人们习惯把这种沉香交给寺院方丈，拜托他们代为烧香。古印度王室还非常重视供养香花，王公贵族的生活全面引导着主流的国民气质与民众精神，久而久之，进献香花或以香花供养，便成为印度民间重要而普遍的推广仪式。由于长期从事香事活动，相应就产生了很多香事遗迹。贞观十九年（645），玄奘从印度携带沉香等物产回到长安，在丝路古道沿途，目睹了香料香事与域外文化向东传播，并参观过许多古老的香事遗迹。

5. 古印度与中国香料贸易兴盛

隋唐时期,僧侣和商人忙碌奔波在丝路之上,推动了中外香料贸易发展,引发了东西方频繁的文化交流。一方面,不少僧人因为鬻香而大为出名;另一方面,不少唐僧携带香料回国。唐咸亨二年(671),义净法师往赴印度,就携带了大量香料经海路回国。而且,古典文献有记载,当时的商人和僧侣所经手的香料交易数额巨大,香料等级也极为分明,品种还十分丰富,上好的白檀香和沉香就是直接从印度贸易而来。尽管当时中国海南也产沉香,但经由印度输入更为方便,尤其是产于印度中部的沉香,质量上乘。当时的香料价格并非一成不变,而是时有波动,官府既重视香料交易,也知晓其中微妙,便积极参与,从中获利。唐代重要的药价文书《天宝二年交河郡市估案》,里面所提到的净化环境的熏衣香,就是由几种甚至十几种香料调配而成的合香,其中就含有沉香这一名贵成分。

6. 香事供养由印度传入中国

佛教是经由印度传入中国已是不争的事实,其中对"香"的推崇和记载不胜枚举。唐代各大寺院所举办的礼仪舞会、戏剧演出等大型节庆活动,最初极可能源自古印度等地。相应的香事仪轨,也都伴随佛教纷纷传入中国。印度著名的"解毒药方",由小豆蔻、郁金香和肥多罗等配伍而成,让世人认识了印度香药及其广泛的用途,人们或熏烧,或沐浴,或涂抹,认真享受着香带来的种种美好。莫高窟等壁画中不同程度表现了自成体系的中国式传统艺术,多有献花飞天、献花菩萨,内中用香主要表现在香花供养和香炉熏香两方面。特别是在壁画中循环往复、连续回转的忍冬纹,随着域外艺术从古印度传入中国,与古代中国"云气纹"相互耦合,最终形成了富含中国元素的忍冬纹。在各种重要的场合,时常还会出现带柄香炉的画面。其实,中国早期的香炉是无盖的,样式很简单,后来才逐渐有了不同材质、盖形和纹饰的香炉。香炉常见的造型有镂空、饰云纹、顶置宝珠、莲花底座等,这些在今天看来都是艺术品。到了中国晚唐时期,香炉更多地被用于静物陈设,香花供养、香炉供奉在民间各大相关活动中已较盛行。这些都反映出当时印度香事供养不断进入特定场合,继而也不断融入中国百姓的生活中。

7. 印度佛教医学深刻影响中国

寺院用香同时也推动了中国古人对香的认识与追求。在当时的百姓生活中，流行着裹衣香方、熏衣香方、面膏方、面脂方、面散方、治口气臭秽方等各色香物，并且大量出现了各种佛教香药方，如阿魏治聋方、阿魏治痢方、阿魏治五种癀方等，突出体现了隋唐时期佛教医药的特征。吐鲁番出土的《医理精华》大约为 7—8 世纪印度医学家所著，里面载有很多香料药。出自敦煌藏经洞的《耆婆书》中所用香料，明确有来自印度的沉香散、大沉香散等。而同样出自敦煌藏经洞的《残药方》中的很多药物和药方，均具有印度阿育吠陀用药特色。推测这些书是受过印度文化影响的人亲自撰写或由其带到敦煌的。楼兰遗址出土的《达子香叶散》中所含大量香料及极富民族特色的组方药，其理论根源就受到印度阿育吠陀医学的影响。佛医强调"预防医学"，其"治未病"理论与中医相似，五明中的"医方明"即医药学。历代不少留下医学著作的医僧，都精通"医方明"，写有像《医经》《配方百论》《医疗八支心论要略论》等医药学专著。据《隋书》记载，由印度、西域传入中国的医药典籍多达 12 种。中国佛教医学就是以"医方明"为基础，借鉴中国传统医药学理论，形成了独具特色的医药学体系。在诊断方面，中国佛教医学传承印度医学精髓，将病相症状分为四类，并留下了不少相关的宝贵医籍，如《释门本草》《大藏治病药》等。其实，中医、藏医都充分吸收了其中的四大病相学说。现今"医方明"仍然是业内相关人士的必修课之一，并且很多藏医藏药都与印度有关，如八味沉香散、十五味沉香丸等，大多含有沉香、檀香、乳香、草果等香料。在八味清心沉香散、八味檀香散等蒙医验方中，沉香、檀香、丁香等都是主要药材。汇总古代各大文献信息可知，隋唐佛教医学广泛涉及内科、外科、眼科、儿科、妇科以及各种疑难杂症，造福古今。

第三节　越南沉香文化

历史上，在如今的越南境内，一直都出产极品沉香，因而远近闻名。千百年来，慕名前往越南求购沉香者络绎不绝，边疆香料贸易十分繁忙。越南作为重要的沉香产地，自古以来就跟中原大地往来密切，因此，越南所产沉香一直都直接或间接地促成了中国香文化的兴盛和发展。而中国香文化的兴盛与发展，反过来又大大地促进了越南香文化的兴盛与发展。

尤其是越南的沉香文化,与中国南方地区的沉香文化既总体同源、大体同步,又各有差异。因此,沉香文化在越南不但同样拥有非常悠久的历史,而且氛围浓厚,早已深深融入了越南本民族历史的记忆深处,并一直传承到现在,广受越南民众的喜爱。

一、越南沉香

(一)越南沉香概况

越南是出产沉香的天然宝地,全国自北向南几乎每个地方都出产沉香。最为宝贵的是,越南从北到南,纬度范围跨越很大,南北两端相距遥远,导致了流域气候与地理环境产生渐进式交错差异,因而出产的沉香也各不相同。越南沉香产区大体可分为两个地区:一个是北部地区,也就是古称"交趾"的地方,包括如今的高平、谅山、河北、北泰、和平等地;另一个就是中南部地区,古称"占城",广为人知,包括如今的惠安、芽庄、顺化、岘港等地。古代"占城"多产蜜香树,也有部分鹰木香树,均属瑞香科植物,大多集中在中部山区。蜜香树木质多呈黄白色,非常松软,油脂线有淡淡的甜香味,极易引来虫蚁啃噬或霉菌侵害,大多数能结香,而且不管是生香还是熟香,通体只有一种颜色。

越南是沉香高产地区,主要盛产黄土沉、黑土沉和红土沉。越南沉香品种丰富、品相多样、品质优等,黄土沉产于黄壤山区,皮表黄色,味道香甜;黑土沉产于黑壤山区,皮表黑色,味道清凉;红土沉产于红壤山区,皮表红褐色,香气浓烈,甜且辛辣,略带杏仁气。在这三种沉香中,红土沉质量最好,价格最贵。奇楠沉香是越南的特产之一,包括紫奇、绿奇、黄奇、黑奇、白奇等。此外,越南还有虎斑黄油沉香、虎斑红油沉香、虎斑黑油沉香,以及生木奇肉、土沉奇肉、壳沉、横丝等。从香味上来看,一些质量较好的沉香香气很浓,夏季热天放于室内就能清香怡人,但质量一般的沉香通常不用于品评,因为稍微上火出油,不但不香,反而会散发出令人讨厌的汗酸味。从产地上来看,越南横丝主要产于富森、芽庄、大乐等地,越南壳沉主要产于芽庄、岘港、顺化、大乐等地,越南黑奇主要产于顺化、芽庄、广平、大乐等地。

(二)越南沉香的特点

越南沉香总体上属于惠安系,香气不单只有一种。越南沉香香气的特点在于清甜、柔和、舒雅、醇厚、内敛，但具体情况还需根据产地细分。整体上，越南沉香气味清香，含少许似花非花的香味，有淡淡的天然清香，国际评价为上等。越南沉香广为爱香人士熟知，市面上比较出名的越南沉香产区有惠安、芽庄、富森等，但不管出自哪个产区，都深受市场追捧。实际上，越南本地一直流传有"一芽庄、二富森"的说法，说的是芽庄和富森才是越南的两个一流沉香产地。惠安系沉香，不过是因为惠安是越南的一个重要港口，也是十分重要的沉香中转地，周边地区的沉香都要经过惠安港运输出去，人们便将惠安周边出产的沉香统称为惠安系沉香。

1. 芽庄沉香

芽庄是所有越南沉香中质量最好、品种最多的产地。因为芽庄除了出产各种珍贵奇楠之外，还出产壳沉、鹧斑沉、黑土沉、黄土沉、黄土沉根、生木奇肉、土沉奇肉、虎斑红油、虎斑黑油、虎斑黄油等多种名贵沉香。

芽庄黄土沉，大多出产于岩石遍布、土质干燥的黄土山区，经过至少几百年的光阴沉淀而成，内黑外黄，皮革单薄，质地坚硬，肉眼可见一条条脂化纤维。内中原有的苦麻在时间稍久后就会产生凉气与甜韵的变化，香气层次多而美好，如蜜香、果香、乳香等。

芽庄黄土沉的根素有"黄皮黑骨"之称，柱状，能沉水的比奇楠还少，极为珍贵。但芽庄黄土沉的根木性较奇楠稳定，用途更广，与芽庄黑奇楠同为植物界顶级的雕刻材料。若将沉香比作玉石，那么黄土沉的根堪比翡翠。

芽庄虎斑黑油沉的气韵变化非常特别，好似年轻人富有一股持久的爆发力；虎斑红油沉的香味却比较缓慢，气韵也很沉稳，隐约还有碳化的纤维味道；虎斑黄油沉是一种相当特殊的黄丝结油，进而还夹杂有少许活性纤维，其香气扩散较为缓慢，香味也较浓稠，可以持续飘香，扩散到很远，且甜味的浓郁不会产生丝毫的改变。因此，在沉香的甜气中，虎斑黄油沉的香气堪当味道最沉最稳的杰出代表。

2. 富森沉香

富森沉香是产自越南富森山脉的沉香，也称富山沉香。富森山脉是越南中部一条南北走向的山脉。富森红土沉经过红土泥石长久掩埋后，其木质纤维会全部碳化至腐朽，质地酥脆，外表多孔，偶尔会有质地密实的沉水佳品，香味极佳，能将醇厚熟香的甜蜜感发挥得淋漓尽致，同时尾香飘逸幽深,甜而不腻,凉而不涩,大有沉静内敛之感。

相较于黄土沉和黑土沉,富森红土沉的产量一直较高。越南广平地区多出产黑土沉块,产于沼泽湿黑泥中,属稀有的沉香品类,生闻时有浓郁的黑糖甜味,久置后自身会发酵,甜中略带微酸,闻之生津,是沉香甜韵中非常独特的一类。而越南广平出产的黑土倒架,则属于越南老沉香系列,油质厚黑,味道清甜。越南顺化出产的虫漏树心油,甜味比较生涩,扩散比较缓慢。越南顺化出产的老壳沉香,甜味富足,香气醇厚,闻之怡人,是煎香时首选的上等材料。越南岘港所产的沉香,多以甜凉为主,但香气稍显酸涩,甜蜜度不高。

二、越南沉香文化

(一)越南沉香文化概况

在中国的历史文献里,清楚地记载有"交趾沉香"和"占城沉香"等内容。交趾沉香产于越南北部,相对较为小众;但占城沉香产于越南中南部,家喻户晓。大名鼎鼎的惠安沉香、芽庄沉香、富森红土等,在古代被统称为"占城沉香"。

历史上,中国的广东、广西与越南的北部,曾被合称为"交趾国"。交趾国内所产沉香被称作"交趾沉香"。南宋范成大在《桂海虞衡志》中有详细记载。交趾沉香质量大、块头大、气味浓烈,无清香婉约之韵,不适合品评,但可以入药,常温下中药香就已不浅,燃烧时更为浓烈。因此,早期交趾沉香都用来入药或用作祭祀。

惠安沉香历史悠久,质量上乘,因盛产于越南惠安市而得名。一般来说,顶级惠安沉香可作为上等香料,但不宜作观赏使用,亦无法雕刻作件或制成佛珠,多见做成顶级盘香或卧香。顶级惠安沉香是极佳的入药香料,俗称"药沉",后因价格昂贵,极少入药。有爱香者效仿宋朝皇室,将顶级惠安沉香放置水中煮开,气味清雅甜美,胜过极品饮料。

(二)越南沉香文化特色

越南自古就是沉香的重要产地,又跟中国往来紧密。越南沉香在漫长的历史中,直接或间接促进了中国香文化的兴盛与发展。中国香文化的繁荣和扩张,反过来又影响到越南沉香文化的发展和繁荣。在越南人眼里,沉香汇集了天地日月之精华,融入了高洁纯净之香韵,是自然人间两界极品。诸如精油、供香和工艺品等各种沉香制品,均有重要的象征意义,分别象征着福禄、富贵、繁荣和等级等。

越南沉香的价值在历史上非常突出。早在公元 3 世纪,越南就开始和中国、印度做生意,其中越南沉香就大量销往广大的阿拉伯地区,从而闻名世界。沉香在越南充作高档饰品后,各类沉香产品纷纷出现在各大圣地以及重要仪式中,深受上流人士喜爱。同时,佩戴沉香饰品,既能体现出显赫的等级地位,又可象征万事如意,甚至还能招财引禄。

在越南民间,沉香的形成被传得十分神奇。人们普遍认为,沉香是天地间的香气随风潜入沉香树根后,化成树脂再从裂口处流出,然后再在漫长的岁月中,经大地、阳光和风雨的浸润调和,慢慢沉淀而成。

在古代越南,沉香只供王公贵族使用,是一切神圣场所和重要仪式的必备用品,无可替代。每逢燃香,香气氤氲,烟雾缭绕,四下弥漫,气氛庄严,温馨而清净,祥和而美妙。越南人认为,香气萦绕四周,体现的是信心、信仰以及人们对神灵的仰慕之情,而且能带来阳光和希冀,驱走邪恶和不净,庇佑家人及子孙,使人们轻松自在,内心向善,福禄康泰。

(三)越南沉香文化的核心

越南人在祠堂、庙宇、家中焚香敬佛、祭拜祖先向来十分流行,而且非常普遍。香烛香味与天地气息交织渗透,共同形成家乡传统节日特有的味道。游子在外,每逢上香,心中都会泛起浓浓的思乡之情,在香味气韵中,回味家乡的山山水水,想念亲人的点点滴滴。

在越南,用沉香制成的细香条带有特别神圣的色彩,备受尊崇。在整个东南亚,居民普遍相信,香燃烧的袅袅香气,能将现世与彼岸相连相通,可将自我对健康、福气的祈求,带给诸位神灵和先祖,以便得到及时的佑护。

上香在越南人的精神生活中必不可少,早已融进了越南人的精神内核,与其他传统习俗一样,对越南传统文化特色的形成与保护做出过巨大贡献。沉香精油是沉香木最具代表性的产品,深获越南上流社会青睐,也深受中东人士的喜爱,被广泛应用在医药和化妆品领域。沉香精油可使皮肤从内到外焕发新貌,促进疮疤、烧伤、烫伤等伤口的愈合,甚至能舒缓皮肤,延缓衰老,平缓心情,提神醒脑。

　　在全球化的今天,人们生活节奏普遍加快,燃香闻香可给人们的心灵带来宁静与安详,让人牢记逝去的祖先和所有与自己无法割裂的根与魂。因此,传承好越南传统制香技艺已成为越南人民尊重民族文化传统的内生动力。而越南沉香作为越南人民千百年来精神生活和物质生活的核心,早已融进了越南人的灵魂深处,他们将继续把越南的民俗、文化、物产和精华带给全世界,造福人类。

第四节　马来西亚沉香文化

一、马来西亚沉香

(一)马来西亚沉香概况

　　马来西亚位于亚洲东南部,介于北纬 1°—7°、东经 97°—120°之间,由不相连的西马和东马两部分组成。因为地理位置和气候环境复杂多样,分布生长有多种沉香树木,以马来西亚鹰木树种居多,也有少量蜜香树。马来西亚位于赤道地区,日照时间长,温度较高,雨量充沛,季节变化不大,树木生长迅速,所以沉香树树脂腺更为明显粗大,其树干肉质颜色也较深,只要结香,就容易结出块头很大的香料,但香块质地不太密,也不太硬,气味很稳定。同越南沉香相比,马来西亚沉香本味甜凉,非常适合做中药材。马来西亚沉香产量较高,并且还出产很好的红奇楠和金丝奇楠。

(二)马来西亚沉香的特点

　　马来西亚作为沉香主要产区之一,与地理位置相对应,通常被分为东马沉香和西马沉香,彼此差别较大。马来西亚沉香和惠安沉香一样,味道都比较浓烈,但纹路颜色不是特别明显,其香木熏燃后,出油量多,国际评价中上等。

　　东马所产沉香,色泽内黑外黄,香味浓郁。东马沉香靠近文莱一带的沉香,味道甘凉带甜,香韵凉而略带草药味,较清香;靠近印尼加里曼丹的沉香,其香韵清香芬芳,甘甜悠长,油线丰富,纹理细腻,润美诱人。

西马所产沉香外观明显偏黄,香味较清甜。上好的西马沉香,色泽黑亮,味道甜蜜,香气浓而不腻、纯而不杂。靠近加里曼丹边界所产的沉香,性温不燥,很多具有浓郁的花香味,体积较小的上等沉香大多能沉于水,是雕刻、煎香、把玩或制作手珠等的上等材料,用途十分广泛。西马沉香与东南亚半岛接壤,味道和特征略似惠安系。因西马沉香产区较大,各产区味道又各有差异。靠近北部的沉香,味道浓郁,略带酸韵;靠近南部的沉香,略带花香气味,甘甜清凉。

西马沉香既有细丝与粗丝之分,又有红油、黄油、黑油之分。其中,以细丝黄油而能沉于水的材质最好。西马沉香的香味要比东马沉香清扬、甜凉,制成手珠后,其外表油亮。西马出产的横丝沉,又称"雷公沉",是香树枝干在受到雷击断裂后的结油,属于熟香型。西马横丝沉外观与越南横丝老虎沉非常相似,纹路呈流线型,动感充分,观赏价值高,极具收藏价值。西马沉香中的沉水老货,活性植物酸已经退尽,纤维丝多半蜜脂化,味道纯净甜雅,外观柔亮自然,纹路十分特殊,若将其做成手珠,特显高档,不可多得。

二、马来西亚沉香文化

(一)马来西亚沉香文化历史

6世纪,狼牙修一跃而起,成为马来半岛北部的强国。该国居民、贵族和国王在衣着方面区别十分严格,居住条件也悬殊,阶级对立日趋激烈,生产以农业、渔业为主,而且盛产沉香。这一时期,印度商人往来此地贸易频繁,因而深受印度佛教文化影响。狼牙修曾在5—6世纪四次遣使前往中国,8—9世纪阿拉伯商人记载称,狼牙修国商业繁盛,经济发达,物资交易以沉香、樟脑、檀香、象牙等为主。这说明,马来西亚历史上曾盛产沉香,并在古代商业史上占据重要的位置,因而马来西亚沉香文化本就历史悠久、底蕴深厚。

(二)马来西亚沉香文化特色

马来西亚沉香与惠安沉香虽然味道都很浓郁,但两者香味不同,马来西亚沉香木材纹路细密,与其他产地的沉香相比,颜色并不明朗,略呈浅褐色,但以火烤其木,出油量都很高。此地沉香木多以新加坡为集散地,时常混有印尼沉香,目的是提高印尼沉香的品质,通常称之为星洲马来沉。

前往马来西亚,容易体验到混合着雨林和沙滩的奇妙味道。从文化的角度来看,产自西马的沉香手串,浸润着千百年来的海洋季风,镌刻着古老热带雨林的神秘馨香和古婆罗洲岛的浪漫海韵。特别是西马的沙影沉香佛珠手链,其油线错落,色泽纹理有如沙滩岛礁掩映,味道清冽,散发着西马独有的海岛韵味。

第五节　其他地方的沉香文化

一、泰国沉香文化

(一)泰国盛产沉香

泰国因地处中南半岛中部,南接马来西亚,东临柬埔寨和老挝,西面大部毗邻缅甸,西南又濒临安达曼海,水陆交通非常便利,地理位置十分重要。泰国周边历史上都是沉香盛产大区,地理条件十分优越。很多人对泰国沉香非常陌生,那是因为历史远去,烟云黯淡。其实,泰国历史上也是高级沉香的重要产地,不但盛产沉香,还十分古老而神秘。

古时的泰国,曾经出产过非常出名的极品沉香,其品质与海南沉香不相上下,这在不少历史文献中都能找到有力的证明。明代周嘉胄所撰的《香乘》引《稗史汇编》记载:国外登流眉的片沉与海南黎峒沉香难分上下。登流眉出产的绝品,乃千年枯木所结,如肘、如拳、如凤、如孔雀、如石杵、如云气、如龟蛇、如神仙人物,焚烧一片就能满室飘香,而且香雾缭绕,三日不散,当地人自称是无价之宝,但多为广帅府及大贵族所掌控。这里所提及的"登流眉"指的就是泰国。如今,时隔600余年,泰国沉香的现状早已今是昨非了。

(二)泰国沉香的特点

泰国沉香属蜜香树种,所产沉香香味甘甜清凉,有果香味,也有奶油味,入口香软麻凉且黏,能与冠绝天下的海南沉香相媲美。泰国沉香色系偏黄,壳沉种类多样,品香等级与老挝相近,但味道不如越南和柬埔寨沉香。很多泰国巨木沉香因表皮受伤产生瘢痕结油,油质含量少,仅有一薄层,内部几乎全是纤维。早期的泰国沉香多用作香料或雕件材料,常见水沉品相。如今在泰国,可用作雕刻的块状沉香已经很少见到,所见多为虫漏、片状品相;也有少量天然野生的大件虫漏沉香,属生木,有淡淡香气。

(三)泰国沉香文化的兴衰

远在中国的宋代,泰国沉香就已处在最为鼎盛的时期,尤其是在南宋,由于海南沉香产量日益减少,价格奇高,很难买到,只有王公贵族才能享有,普通人基本无缘,内地不得不开始转向使用进口沉香,其中就以泰国沉香最受青睐。

南宋周去非在《岭外代答》中就有明确的记载,文辞大意是:顷刻间,海南沉香的价格与白金等同,因此客商不敢贩卖,在外做官的官吏也不敢多买。结果中原地区的人,只能用从广州舶运来的蕃香料当慰藉。唯独只有登流眉来的沉香,才能与之相较高低。谈及登流眉(泰国)沉香的品质,《岭外代答》给予的评鉴大意是:真腊(柬埔寨)沉香的种类虽然很多,但仍以登流眉所产的沉香气味馨郁,胜于南方诸蕃沉香,称登流眉沉香"焚一片则盈屋香雾,越三日不散"。从此,登流眉沉香广泛流传开来。书中所指的登流眉国,正是现在泰国的南部区域。无独有偶,南宋叶宾在《坦斋笔衡》中同样也提及过登流眉沉香。

众所周知,日本的香道非常有名。在日本的香道中,就明确记载过泰国出产优质沉香。日本香道有著名的"六国五味"之说,其中的六国就有"罗国",指的就是现在的泰国。这里所说的六国在日本香道史上,曾经是最为重要的沉香供应国。

泰国沉香质优味好,在宋代风靡一时,但到了元末明初,很快就销声匿迹,前后风光不足300年,犹似昙花一现。不过,时间虽短,却也留下过沉香极品的美名。泰国沉香究竟因何消亡不得而知,但推断起来,无非走上了同样一条兴衰路:泰国沉香产量本就不多,但品质优异,致使需求量过大,外销猛增,诱使过度砍伐,导致资源枯竭,最终造成毁灭性打击,之后便被迫消失在历史长河中。

二、印度尼西亚沉香文化

印度尼西亚沉香树,大多属于典型的鹰木种类。鹰木类沉香树的结油特点是:油块外层几乎看不见任何活性纤维,但结油层里面通常包裹有大小纤维,与结油层相对分开。而蜜香树的结油特点是:其纤维与油脂相间分布,因而形成了各种美丽的花色斑纹。

印度尼西亚历来盛产沉香,产区主要分布在伊利安、巴布雅、苏门答腊、加里曼丹等地。印度尼西亚所产沉香多为巨木,油质丰富,品质坚硬,非常适合雕刻,多用来观赏、把玩和佩戴等。印度尼西亚沉香只要油脂够多,大多能沉于水,且油脂中几乎没有白色活性纤维,看上去晶莹剔透,非常美观。印度尼西亚沉香性属燥烈,不能泡酒、泡茶饮用,更不能入药治病。用在煎香时,品闻宜远不宜近,适用于开阔通风的道场、寺庙和大院。

加里曼丹的地理纬度靠近马来西亚,是印尼的一个大岛,被热带森林全面覆盖,所产沉香在印度尼西亚沉香中品质最美好,香味也最温甜,最接近惠安系沉香气味。加里曼丹沉香香味尤其出众,以奶香味为主,燃烧后略带青涩,但清香宜人。此外,昆殿也是加里曼丹产区中高品质沉香的产地。昆殿沉香结油更为特殊,多有奇楠香气,类似蜜香树种,有木质纤维与油质相间,入口苦麻感明显,是星洲系沉香收藏的首选。

达拉干位于加里曼丹岛东北部,山高林密,鲜有开发,是沉香的集散地。在达拉干,沉香树生长较慢,但出产品质很高的沉水沉香,还能结出大块香料,香味异常出众,常温下就能散发浓郁的甜味和奶香,且奶香味十分浓厚,带有星洲系沉香少有的清凉感。马尼恼则位于达拉干的北部,此地所产马尼恼沉香香味浓重清凉,香气持久绵长。

印度尼西亚最西端是苏门答腊,所产苏门答腊沉香几乎都呈深黑色,味道较为腥臊刺鼻,爆发力不足,甜韵味也较差;印度尼西亚最东端是伊利安,所产伊利安沉香奶香味更重,清香味更淡,乳香味偏腥,泥土气味过重,油脂香味很浓。

伊利安产区的加雅布达是印度尼西亚沉香产量较大的区域,但质量比不上加里曼丹,加雅布达沉香只适合做雕刻材料,不适合做车珠。若要选择加雅布达手珠,须得整串都呈全天然黑亮光彩,色泽均匀且沉水。

伊利安产区的马拉OK沉香,品质较高,品相多样,但多为小材。巴布雅紧邻伊利安,所产巴布雅沉香,在品相与品质上,与伊利安沉香较为相近。巴布雅沉香表面通常呈土黄色,收藏以选择丝细、黑亮、沉水者为佳。

印尼沉香、马来沉香、星洲沉香是中国台湾沉香市场上的主力，需求量较大，但印尼沉香内含腥味，不适合单独使用，如与马来沉香混合，可做中药沉香，但国际评价较低。达拉干、加里曼丹等地的沉香，其材生闻香味浓厚，略带凉气，质地坚硬，适合雕刻做念珠，从中所提的沉香油，深受中东王公贵族的钟爱，因此价格一涨再涨，现在国际评价为上等。收藏印度尼西亚沉香必须认真考虑五点：一是要沉水，二是要味道清甜，三是要色泽黑亮转红油，四是高密度细丝材质要优于粗丝，五是要天然野生。

三、老挝沉香文化

老挝，在古代又称"寮国"，与越南边界接壤，以蜜香树为主，也有少量鹰木香树，这些香树主要分布于老挝境内的坎塞省等地，所结沉香品相多种多样，但香气不如越南沉香，综合香气、颜色、质地、纹路、造型等评价，老挝沉香在惠安系中位列次等。老挝沉香品级很多，最高等级的两端外表看起来像麻雀的背部，黄底黑斑，不够入眼，在棕黄底色上，有咖啡黑色雨点状斑纹，但油脂甚多，容易出油，手感也很沉。常温下闻之香气微弱，有时全无，从切面可见到咖啡黑色的条状香脂线，生香中只有这一级可以入品。老挝二级生香虽然和一级生香外观相近，表面也带花斑，而且黑色纹路多于棕黄色纹路，常温下闻之要香过一级生香，但品评时酸闷味过于明显，反而喧宾夺主，不容易感觉到香味。生香入土经若干年醇化后，便能成为等级不同的熟香。老挝熟沉香可分为五个等级：一级为"蜜奇"，棕黑色，十分坚硬，容易碎裂，切开后的纵断面上，可见大量点状闪亮香脂结晶。其特点是，初香香甜怡人，本香浓烈有加，尾香徐徐出烟。二级为"糖结"，由断枝老蜂巢蛀洞窝底腐朽化而成，气味沉浊，不如蜜奇醇厚，尾香凉味明显。三、四、五级为熟香，黑木中都有黄条斑纹，因为埋入土中很久，除结香部分外，其他木质全都腐烂中空。

综合来看，老挝沉香黑色多于棕黄色，雀斑纹较多，香味甜蜜凉甘。品质较好的老挝沉香，上炉后会有香甜辛麻的香气，同越南沉香相比，多数老挝沉香香气要淡许多，一般用于抽取精油或制香。产于老挝边界的黑奇楠，质地坚硬，是雕刻与居家摆饰的首选香材。老挝沉香与越南沉香一样都有凉味，但无越南沉香的特殊香味，老挝沉香油脂特多，呈结晶状，在药典上称棋楠，为中东国家所喜爱，所制作的沉香油为王公贵族、富贵人家所钟爱,国际评价上等。

四、柬埔寨沉香文化

柬埔寨在古代又被称作"真腊",气候潮湿,地理特殊,属热带赤道国,以蜜香树为主,也有部分鹰木香树。依据香味的浓淡和香韵的优雅,柬埔寨熟香可分为三个级别,最高等级熟香润滑厚重,带有玫瑰香气,次级熟香有类似梅子蜜饯般的酸甜香气,第三等级熟香则香味不足。生活中的"壳子香",从较厚的断面一侧,可看到与表面相垂直的香脂纹。依香味特点,也可分为三个级别,类似熟香。

柬埔寨沉香又称"菩萨沉香"。"菩萨"是指柬埔寨的菩萨省,此地出产的沉香,其香气接近越南沉香,品香时香气品质略有不足。柬埔寨出产的上好沉香,结油均匀、密度高、纤维少,且白色纤维都很细密,结油密度都很紧实。能沉于水的沉香,其甜气大、甜味浓、爆发力强,特别是根部结香,有蜜香味,与越南沉香不相上下。柬埔寨沉香生闻味道浓,过手便留香。用于煎香时,味道纯而有力。中东地区居民居家、祭典时,都偏好焚点柬埔寨沉香。柬埔寨沉香还常用于雕刻,所制手珠供不应求,收藏较热门。入品不足的生香,俗称"黑木头",常用来提炼"沉香油"。沉香油是重要的中医药材、日常用品和化妆用料。中东人特别喜欢柬埔寨熟香的气味,通过世代承袭累积,逐渐形成了一种嗅觉上的偏好,也算是一种重要的"文化气息"。柬埔寨沉香品质均匀,一般板沉较多,其味比老挝沉香强,天然凉味较薄,香味能远传,近闻不熏人,用来制作的沉香油,色味黑浓,国际评价上等。

五、缅甸沉香文化

在东南亚各国中,缅甸沉香出产量最少,以蜜香树为主。缅甸沉香气味浓温带甜,甜气丰富,煎香时有绵绵的蜜糖香,非常讨人喜欢。在缅甸,大块头的沉香俗称"光香",可作为家中摆设,常温保存或日光照射下,都能散发出宜人的清香。缅甸老沉香味道在奇楠与沉香之间,香气入鼻即能渗出绵绵的余韵,闻过令人如痴如醉,有无以言表的平和安定之感。缅甸沉香收藏价值介于越南沉香与柬埔寨沉香之间。缅甸所产虫漏奇楠和黑奇楠质量均上好。油质丰富而造型奇特的黑奇楠均能沉水,且都拥有特殊的香气,无论生闻还是煎香,都非常适合,若作为摆设,其艺术魅力更沁人心扉。缅甸沉香的奇特之处在于虫漏,据采香者所述,想要采到虫漏沉香必须找到特定树木,要找到虫在沉香木中化为木丝的,其油脂凝结在木丝周围,有特殊的香味,无腥味也无虫的痕迹,能让使用者倍感舒爽,国际评价上等。

六、文莱、菲律宾沉香文化

(一)文莱沉香文化

文莱东邻东马,面积极小,不足 6000 平方公里,土壤富含钾元素,出产的沉香香韵醇厚,味道多苦麻,近似奇楠,结油质软而密。文莱因为国土面积较小,沉香的产量不高。文莱沉香湿重时,刀削为软质,阴干五六年后,转为硬质,口感韵味类似奇楠苦麻,是上等雕材与珠料,属较好的收藏品。

(二)菲律宾沉香文化

菲律宾沉香产量较高,价格相对低廉,香味与马来西亚的沉香有相似之处,往往带有很重的酸涩味,品质远不如越南沉香。近年来由于越南沉香资源匮乏,一些商人将菲律宾沉香带到越南冒充越南沉香出售。

七、阿拉伯沉香文化

(一)豪爽的阿拉伯沉香文化

沉香在阿拉伯语中的意思是"木头的脂肪",多指沉香木的油脂。中东是香水发源地,沉香都是经过淬炼提取精油后再拿来使用。服务王宫的药师们,用大量沉香精油制成各类精致美容用品贡给帝王、皇后及公主使用,不仅能使他们随身散发出优雅且颇具诱惑的香气,还能使皮肤幼嫩光滑,起到美容养生的作用。Bakhoor 是阿拉伯地区特有的一种香熏产品,具有数千年历史,由沉香、乳香、龙涎香等香料合制而成,既能让空气充满芳香,又能驱除昆虫。

(二)阿拉伯香水文化

阿拉伯人对香的喜爱举世闻名。香是他们日常生活的必备品,使用频繁,但与东方的用香习惯极不相同。在阿拉伯世界,沉香在阿拉伯香文化中占有非常独特的地位,神圣而美好,深受当地居民欢迎。

源于文化上涂香和抹香的习惯,阿拉伯人更喜爱使用精油,沉香精油是他们最喜欢的沉香制品。更有趣的是,阿拉伯人认为精油最为纯正,但加入大量水分的香水稀释的精油,是穷人使用的东西。很早开始,阿拉伯人就习惯将香料中的发香成分提炼成精油、油膏等,制作成不同形态的香品。特别是精油,本质上就是香水的雏形,直到十字军东征之后,有关制作技术才流入欧洲,被广泛使用,沿袭至今。

如果说中国香文化、日本香道文化、印度涂香抹香烧香文化所产生的影响是纵向的,深化了本国的文化底蕴,那么阿拉伯香水文化的影响则是横向的,范围广阔,影响极大。它是现代香水文化的本真源头,古今无处不见的香水、精油,便源于此。

八、西方国家沉香文化

在西方国家,日常用香文化很少能见到沉香的身影,这是因为当地人最喜欢的是芳甜的花香。不过,近年来,兴许是有人厌倦了花香的甜腻,抑或是出于猎奇心理,更或者是为了迎合东方市场,具有东方情调的沉香香水开始风靡全球,很多大牌香水都推出了兼具自身风格又含有沉香元素的香水,如 Dior La Collection Privée Oud Ispahan、Tom Ford Private Blend Oud Wood,先后都加入了沉香元素。尽管这些香水中都添加有沉香元素,但与东方国家对沉香的传统认知却大相径庭,而且,香水本身就是经由多种香氛调和而成,加上文化的差异,自然不可能是东方文明中固有的那股味道。

第二章　中国沉香文化

古人常说的"沉檀龙麝"中的"沉"，指的就是沉香。沉香香品高雅，难以获得，自古就被列为"众香之首"。同时，沉香作为一种特殊的文化载体，在人类社会生活中占有独特的地位。

沉香文化是中国传统文化的组成部分之一，与食文化、酒文化、茶文化比肩齐名。从古至今，沉香一直都以高雅质朴的气息感染着每个时代的追香人，深受社会各个阶层的喜爱。

沉香文化历史悠久，底蕴深厚，作为中华文化家庭中璀璨的一员，先是以奢侈的贵族文化姿态，流行在中国古代达官贵胄、文人雅士所构成的上层社会之中，因而长期被赋予了浓重的神秘感和贵族气。后来，沉香文化慢慢发展，逐渐渗透进了社会生活的多个领域，对百姓信仰、医疗卫生、文学艺术、政治经济、工农业生产等各方面都产生过巨大的影响和作用。

一方面，中国沉香文化是中华民族在长期的用香历程中，围绕着香材的获取、香品的配制、香质的品鉴、香事的展开等，逐渐形成的一系列关于沉香的品质、用具、技法，以及使用的观念、制度、风俗和习惯，是华夏民族千百年来宝贵生活经验与辛劳智慧的产物，最终其茁壮成长，成为东方文化的瑰宝之一；另一方面，在古代中国，品香与点茶、挂画、插花一同被称为"四般雅事"，是古代文人雅士最为常见的一种生活方式，文人才子或陶醉于沉香的美妙，或寄情于沉香的芳香，多有对沉香的倾心赞美，更有借着沉香托物言志，先后赋予了沉香浓郁的人文气息，成就中国的沉香文化。

在中国，稍加留意便能发现，无论是沉香文化的载体，还是沉香文化的器物，抑或是沉香文化的仪轨，其形式和内容都极为丰富。但沉香文化的内涵，沉香文化的深奥，沉香文化的精妙，却更加引人入胜、发人深省。中华民族自古就智慧超群，把沉香用得极富神韵、特有深度，这便是中国沉香文化最具特色的魅力所在。

中国传统文化非常讲究"修身养性、涤荡心灵"，沉香则是传递切换这种文化信息的载体之一。作为中国传统文化中非常重要的一种元素，沉香不但被认为能启人思维、发人感悟，还能怡情养性，既折射出文人雅士的高洁心境，又体现出人类群体的达观精神。

中国沉香文化不仅是中华民族的传统文化，也是全世界尤其是全亚洲香料文化中的一朵奇葩，对世界沉香文化的演进和发展，起到至为关键的作用。同时，中国传统的香文化，同其他各种传统文化一样，都承载着中华民族的哲学观和世界观，对世界香文化同样做出了重要的贡献。有鉴于此，作为中国传统文化之一，沉香文化理应得到科学的继承、弘扬和发展。

第一节　中国香文化

中国香文化的历史极为久远。从远古祖先在祭祀中的燔木升烟，到近代人们的日常用香，它借着清扬飘逸的幽秘姿态，在千百年漫长的历史长河中，融入社会生活的方方面面，温润着千百年来一代又一代国人的精神世界。

中国香文化是中华民族在长期的生存发展中，在政治、经济、文化等各方面，于不同的活动场所，运用不同的香料品类，采用不同的出香方式，所进行的文化行为和生活举止的总和，并由最初的一种文化现象慢慢上升为一种文化观念，继而演绎成具有中国特色的关于香的文化形式。中国香文化伴随着中国人特有的政治观、生活观、文化观，融入中国传统的哲学体系中。西域传入的香文化对中国本土的香文化产生过深刻的影响，后又与汇入的印度香文化与原生的本土香文化发生深度碰撞融合，进而逐渐演化出了养生与意趣并重的雅香文化。由此可以明确，中国的香文化根基极深，本土色彩极浓，不但具有兼容并蓄的特点，而且极富对高阶思想的追求，始终不曾改变中国传统文化天然赋予的特殊使命和任务。

也就是说，从古至今，中华民族对香的认识，从来就既有物质上的形和味，又饱含文化内涵和精神感悟，以香修心、以香修为，意欲获得心灵的洗礼、人生的领悟和精神的升华。在中国香文化的世界里,广泛流传着"独坐闲无事,烧香赋小诗"的超然心态。在这句诗中明显表露出中国香文化还具有一个更为特殊的特征,这就是中国香文化既是养性文化,也是养生文化,对于主张修身养性、明理见性、以"率性"为主旋律的中国传统文化来说,同样已成为不可或缺的部分,值得深入挖掘其内在价值和本质要义,并要大力弘扬其广受好评的精神外延。

一、中国香文化的本质与内涵

(一)中国香文化的本质

香在中国,是一种融合了传统哲学、医学和美学等的独特文化。中国香文化作为中国传统文化的一个重要分支,是中国传统思想在香学领域内的自觉表达,这种表达,既是内容的抽象表达,又是形式的具体表达。中国香文化是更高层次的享受文化,但并非享乐文化,也不是稍纵即逝的流行文化,而是如同众多中国传统文化分支一样,富有自身明确的本质、内涵和特性。

中国香文化的本质,从来就含有对"道德"的追求。从个体的角度出发,中国香文化所追求的是单个人品质之"德";从社会的角度来看,中国香文化所追求的是宇宙万物之"道"。无论是考察对先祖、苍天等的祭拜和供养,还是考察对个体陶冶情操的运用和教化,无论是观察香料入药普济苍生,还是观察日常生活广泛用香,中国香文化都毫不例外地彰显着国人对"道"和"德"的崇尚与追求。

仔细梳理中国香文化的整个发展史,就会发现,中国的用香活动从最初的改善环境、改善生活、改善健康,乃至改善关系,过渡到既要追求生理上的不断满足,又要追求精神上的持续富足,并被"理所当然"地赋予了"寓教于乐,修身养性并存"的意义。而且,发展到宋代的时候,中国之香,又额外地被赋予了"修性、修德、修学、修行"的精神文化使命。

这其实就是中国传统文化和中国传统思维所固有的追求模式,借助于香这种既普通又特殊的对象,要求每个人不断地审视自身学识,鞭策自己意志,提高自我品质;并在这个过程中,时时约束和规范自身的行为,处处修炼和培养自己的心性,时刻检点和提升自我的德行,最终达到可以自然而然、轻松自如地理解社会乃至宇宙万物运行规律中所蕴含的"道",这便是中国香文化的本质所在。

由此,中国的香文化同其他地方的香文化所呈现的差异也就一目了然,这就是中国的香文化和中国的用香活动,从来就不只是对香料的简单追求,也不只是对某种用香形式的极致追求,而是永远试图用香充作可以发挥特效的媒体或载体,力求获得更多的知识、更高的心性、更善的德行和更好的人生,真正达到思想上的升华和对人生的彻悟。

(二)中国香文化的内涵

中国传统香文化起源于秦风汉俗,盛行于唐烟宋云,历史感异常厚重。在中国,香文化、酒文化、茶文化,都具有同等深厚的文化底蕴和久远的历史积淀,其内涵蕴大含深、异彩纷呈。

但中国香文化的历史却远比中国茶文化要早。从熏香到焚香,再到香席,中国的用香之法演变线路十分清晰。汉武帝爱香成癖,熏燃香料奢靡过度,因之名贯古今的博山炉横空出世。唐代不仅喜欢用大型铜炉熏香,更喜欢用云母片"隔火熏香",一举推动了品香之道更上层楼。宋代不仅追求生活的精致,熏香之法也极尽巧思,香事活动成为上流社会重要的社交模式,还培育出一整套规范的流程,并被称为"香席"。香席是一种以沉香为媒介展开的高端文化活动。香席一开,二三香友,品评沉香,勘验学问,探究心性,最后升华为丰盛的心灵飨宴,美感享受既满满当当又酣畅淋漓。到了明代,香学概念则更趋成熟,香席流程进一步完善,中国香文化径直奔向历史最高潮。

很早的时候,古人就认为,品香是一种高级行为,绝不仅仅是简单地分辨气味,而是试图将嗅觉器官上对香的知觉,升华到思维认知上的观念,这在古时还被形象地称作"鼻观",以"犹疑似"的状态作为审美判断。"犹疑似"的意思,就是在若有若无、似有若无之间,去把握某种内在的灵动美。"有就是无,无就是有",世间任何有形的获得和掌控,其实都是无常的、虚幻的,来而又去,此消彼长,虚实无度。谁都不过是物质世界的匆匆过客,充当物质世界暂时的支配者或依存者,唯有存于内心的经验、知识、美感、领悟和思念等精神上的东西,才是个体实实在在的拥有,才是生命中真实可靠的财富。这便是中国香文化作为一种纯粹高雅的生活艺术所代表的那种任性逍遥、豁达洒脱的精神的本质内涵。

总之,中国香文化的本质与内涵,不仅仅是简单闻闻香料烟气的味道和香席仪式的展示,而是一门综合的艺术文化,兼富修身养性的功能,即使像香具的造型、纹饰、功能、寓意等,都是历代先民对艺术与哲学在经过认真思考实践之后所形成的艺术文化,都是中国香文化极其重要的组成部分,远远超越了香料出烟、香品出香、香韵迷人这些表面的纷繁物象,而是由香料、香具、香席等出香活动所共同组成的,经人类体验、思考和感悟之后,从生理感受到心理感受所产生的一系列精神的升华。

二、中国香文化的总体特征

中国香文化总体上可以分为四种:一是礼教香文化,即最原始的敬天祭祖,自周秦以来多用于礼政、礼乐、礼仪等;二是宗教香文化,惯用于礼佛、礼道、礼儒等特定场合;三是社交香文化,多见于茶席、琴桌、文房等文化场所;四是家居香文化,常用于熏衣被、驱蚊虫、避瘟疫等生活必需。

(一)中国香文化根基强大

和其他历史文化一样,中国香文化的萌芽和起源也是自发的,与世界其他地区的香文化并无本质的区别。但迈入发展初期之后的中国香文化,很快就被深深地打上了中国式文化烙印。自先秦时期起,中国香文化就深受儒家等传统思想的影响与熏陶,甚至可以肯定地说,中国香文化是在本土儒道两种思想的合力作用下,才得到了质变式的起步,并在之后的岁月中,不断得到升华和发展。早期的宫廷用香,《黄帝内经》深深影响着"以香养生"的观念,朝堂中的用香,体现的基本是儒家的"礼仪与尊卑",这在秦汉博山炉的造型上就已得到了明确的印证。博山炉分上下两部分,上部为山形,寓意对海外仙山、长生等的向往,正合着当时黄老学说和后期道教的追求;而下部炉体,不仅追求造型精美,也与礼器"豆"的演变高度吻合。它所反映的其实是当时尊礼的思想和对天地君亲师的拜服,虽然受历史时代所局限,但正好为儒家思想大力倡导。这样看来,博山炉本身就把当时古人对中华香道的理解体现得一览无余,这就是"以儒家为底座,追求道家境界"。翻译成现今通用的语言,就是"儒家思想是现实行为的基础,努力构建好道家所提倡的上层建筑"。

此后,中国香文化继续受外来思想的影响,并伴随着中国传统文化的形成而逐渐成长。中国香文化既不是什么外来文化,也不是什么外来文化本土变异,更不是凭空蹦出来的"伪文化",而是根植于中国传统文化,并深受中国传统文化影响,富含中国传统精神内涵和哲学观念的思想体系。正因为是扎根在中华传统文化这块深厚肥沃的土壤之中,中国香文化及其种种表现形式,才有了不同于其他香文化及其表达的深刻内涵和深厚底蕴。

(二)中国香文化兼容并蓄

中国香文化虽说是起源于儒道思想,但并非一成不变的,而是以一种兼容并蓄、海纳百川的姿态,在不断吸纳其他文化的同时,吐故纳新,从而逐渐形成了富有中国特色的文化体系。最初的中国香文化,本土味极为浓厚,因为那时佛教还没有传入中国。但汉代传入中国的佛教,与唐代传入中国的诸多外来文化,经过激烈的交织碰撞、合力冲击和相互补充后,中国香文化的内涵与形式,由此变得日益丰富和日趋成熟。中国香文化乃至整个中国传统文化,顺应了时代潮流,自觉克服了自身的狭隘和不足,不但走出了故步自封和抱残守缺的牢笼,还积极汲取了百家之长以补足自家之短。这样发展到了宋朝,中国香文化不但与外来文化和思想密不可分,还成功地吸收了众多外来文化的精华。

譬如,汉代之前,在早期先民生活的中原温带地区,并未发现有沉香、檀香等乔木类香料植物生长,那时所使用的香料全都是草本类植物,因而不可能形成使用草本之外的香料祭祀、敬神等的风俗习惯,更不可能将沉香视为中国香文化的代表香料。

再深入观察和思考便会发现,中国香文化对香味的理解,有形和无形中几乎完全暗合了外来"色即是空,空即是色"的思想。由此看来,无论是对香料的选择与推崇,还是对用香方式的改进和创新,以及在思想深处从容地接受有形与无形的辩证思维,中国香文化从来都不排斥外来文化,都是在不断接受外来文化精华的过程中,不断完善自我、壮大自我。因此,虽然说中国香文化有着强大的根基,但并非因循守旧、顽固不化,而是以百川归海、博采众长的姿态,形成中国香文化的又一大鲜明特征。

(三)中国香文化追求高远

与部分地区的香文化不同,中国香文化从一开始就不只是追求低层次的感官刺激,也不纯粹是用来享乐和模仿,而是从诞生之初就一直在有意无意地赋予香文化或多或少高层次的精神追求。

任何一个地方的文化,都深受当地历史传统的影响和限制,中国的许多文化现象也一样,天然要经受中国式传统思维的洗礼。中国式传统思维的集中表现,就是无论是对极小的问题,还是对极大的问题,都力图从哲学的高度,直接给出一个宏观的概念和逻辑的框架,力求一次性解决所有问题。在物质世界面前,无论面对什么样的学科,即使是越界跨学科,中国式传统思维都习惯用哲学的眼光来分析并用哲学的思维来推论。如此循序渐进的结果,就是中国先民创造性地发明了"太极起源论",并试图用"阴阳学"来解释整个世界,继而直接用哲学思想去研究和解释物质世界。

正是这种高屋建瓴式的思维方法,对中国香学和中国香文化产生了极为深远的影响。最早有关中国香文化的文字记载始于宋代,且有汗牛充栋之势。所有这些古籍均毫无例外地透露出,中国香文化从未专注于如何将香料分类得更细致、更系统,也没有深入细致研究过如何精确调配各种香料,以及如何去追求香味的更多变化和品香的丰富感受。反倒像蜻蜓点水一般,一边悠然自得地研究香料的分类和搭配,另一边则耗费巨大的精力去研究香料以及香事背后到底蕴含有什么样的哲学内涵和玄妙思想,这便是形成了有别于他乡香道文化的根本原因,也就是中国传统香文化,同以香水为代表的欧美香文化,和以精油为代表的南亚香文化之间的巨大差异之一。这恰恰是中国香文化所特有的高远追求。

(四)中国香文化入世济世

在中国传统文化中,类似"文以载道"的观念根深蒂固,确实也非常值得提倡。这便注定了中国香文化天生就背负有这一重大的使命和责任,成为中国香文化区别于其他地域香文化的又一大特征。

国外许多地区的香文化,要么追求养生保健,要么解决信息传播,要么单纯为了解决生活需求和生理必需,极少产生更多复杂而高深的动因。但中国香文化却承载了额外的使命和任务,负有对思想"塑形"、对群体"传道"、对个体"育人"的重任。这便是中华民族在诸多文化体系中所共同拥有的特色,也算是"中国特色"的一种。既如中国茶道文化那样,有点高深,有点玄学,还容易跟人的品位和品质建立起联系。中国香文化,不仅要教人品香,还要劝人从善、教人开智、引人提高思想境界;不仅要教化民众行善向好,还要传播人伦天道、敬畏自然、珍惜环境以及其他一切有利于人类健康向上发展的思想精华,这便是中国香文化不同于其他地域香文化的一大新颖特征。

三、中国香文化的历史发展特征

千百年来,中华民族一直循着气味在往前探寻,并孜孜以求。那一缕缕青烟,承载了先民太多强烈的信仰、真挚的情感和虔诚的祈盼。中国香文化的发展轨迹,不但贯穿了整个中国香文化的发展史,而且香事文化还远播异邦,影响广大,延绵至今,犹如深植于中国文化这块宝藏中的璀璨珍宝。顺着历史发展纵向轨迹,可以看到,中国香文化存在以下几个典型时期,而且都有着非常鲜明的特征。

(一)原始时期的特征:神农尝百草,先民驱虫疫

原始时期中国香文化的确切情况很难推测。但宋代丁谓所著的《天香传》中有"香之为用,从上古矣。所以奉神明,可以达蠲洁"等内容。从中可以看出,中国的用香历史,最迟可以追溯到上古时期,那时的用香,主要是用来供奉神明,也用以辟秽清洁、改善生活和生存条件。目前也无法证明,史前先民是如何应用绿植熏香,又是否会徜徉在用香的意识形态里,但从神农尝遍百草的传说来看,人们有充分的理由相信,史前先民就已懂得了如何用绿植熏烟,其动因主要是抗击蚊虫和瘟疫的侵扰。

(二)汉晋时期的特征:百姓敬神明,贵胄觅温情

稍微对香文化有所了解的中国人,应该都听说过"周人升烟以祭天"。这里的"升烟祭天",曾称作"禋"或"禋祀"。秦朝一统中国,大汉拓疆扩土,南方热区出产的香料开始进入中土,西域盛产的香料大量涌入中原,一时间,中国可选择使用的香料极大丰富。沉香、木香、苏合香、鸡舌香等,相继成为汉代王公贵族焚炉中的佳品,多为求得精神慰藉。此期的中国,传统思想的盛行和外来文化的兴盛,都极力提倡用香,不约而同地共同推动着中国香文化的发展,及至魏晋南北朝,熏香在社会上层已是非常普遍。

(三)隋唐时期的特征:修炼香来助,帝王烟似仙

经过漫长的认知和演变,中国香文化的发展越来越成熟。到了唐代,人们对香品用途已做出了相当细致的分类:修炼有行炉,文房有文炉,卧室有卧炉,厅堂有堂炉,如此种种,不一而足。往下还有更多细分,会客有会客专用香,卧室有卧室专用香,办公有办公专用香,治病有治病专用香,修炼有修炼专用香;不同的修炼法门也有各自不同的专用香。为了更方便用香,不但用香方式更为讲究,而且用香器具也在不断变化,譬如唐代熏炉的制式就发生了新的变化。正因为香文化在唐代得到了飞速发展,才使后来香文化自然而然的普及变得顺理成章。香文化在隋唐时期虽然还未完全普及到民间,但此期却是香文化史上最为重要的一个阶段,香文化在各个方面都获得了长足的发展,并已形成了一个成熟、完备的香文化体系。

(四)宋元明清的特征:香飘千万家,缭绕通三界

历史不可抗拒地来到了宋代,此期不但特定人群喜欢用香、提倡用香,而且文人士大夫阶层的兴起,更是将香文化推向了一个新的方向和一个新的高度,用香迅速融入普通百姓的生活日常。这一时期,更讲究用香的方法和意趣,与大量"焚"香浪费不同,"隔火熏香"更讲究诗情画意和精致雅趣,注重精神境界的享受。这种讲究,一直盛行到明清时期,最终演变到将香炉、香瓶、香盒、烛台等搭配组合,成为用香必备,非常流行。宋元明清各代,用香都是文人生活中不可或缺的。即使是在日常生活中,香也不单单是芳香物质,而是成为怡情、审美、启迪性灵的高贵妙物。

(五)近代以来的特征:几度硝烟后,旧香复氤氲

近代中国多灾多难,战乱频仍,国破家亡,极少有人仍有条件讲究享受生活了,中国的香文化因此日渐式微。与此同时,外来文化的入侵、现代思潮的涌现、文化阶层在生活方式与价值观念上的嬗变,使得长期以来支持和推动中国香文化发展的力量纷纷瓦解,以往深寄于书斋琴房和日常生活的香文化无处安身、渐行渐远,销蚀了安神养生、陶冶性灵、美化生活的内涵,大多匆匆退守到庙宇道观之中,仅作为祭祀仪式保留,丧失了普遍盛行的土壤。只是近年来,随着物质生活与精神文化水平的提高,越来越多的人开始重新审视用香文化,品香、用香,并对香品赋予了更高的要求。同时,更多爱香、懂香的人士,开始致力于对传统香文化的继承与弘扬,努力推动着中国的香文化重新焕发出蓬勃生机,以期在这个伟大的新时代中,再次展露出美妙夺人的千年神韵。

四、中国香文化历史演进规律

几千年来,香在国人心中一直都是一种非常重要的精神工具。先民希望借由袅袅香烟搭起人神沟通的桥梁,寄托着各种复杂的心绪。文献资料显示,大约在公元前 4500 年,中国人就已发现了一些植物具有治疗疾病的功效,而确切的焚香记录,则出现在周朝。但香文化在中国的历史发展中,最初的形态之一就是祭祀。也就是说,香文化是经由上古时期先民的祭祀活动逐渐演变而来的。它的基因深处有"三重密码":一是供人品闻,二是保护健康,三是祭神拜祖。其中自然包含了对自然的敬畏和崇拜,以及对礼仪的崇尚和遵循。

(一)中国香文化的历史起源

中国香文化的历史,几乎与华夏文明同步。自有文字记载开始,中国香文化就作为中华文化的精髓脱颖而出。在中国,有关焚香和祭祀的源头非常久远,久远到无法具体查考到真实年代。经过数千年的发展演变之后,焚香文化逐渐从祭祀用香演变为生活用香。之后,随着古丝绸之路的开辟,周边国家的香料伴随着其他商品大量涌入中国(沉香便是其中之一),并完美地融入中国香文化之中。

诚然,中国焚香习俗的源头与上古祭祀有关,人们以"燔木生烟"的方式祭祀诸神,成为后世祭祀用香的发端。在红山文化、龙山文化、良渚文化等遗址中,都出土有(疑似)熏香器;在汉族、羌族、藏族等民族的文献记载中,均有熏香祭祀的痕迹。最为有力的证据是,早在 3000 多年前,甲骨文里的"柴"字,就是手持燃木正在祭祀的样子。

回望历史不难发现,古人的用香历程非常清晰:商周时期的祭祀用香、战汉时期的熏衣燎室、隋唐时期的礼佛熏香、宋明时期的文人用香,而且是由简入繁,渐入佳境。随着社会的进一步发展,人们在满足基本生存和生理需求之外,越发渴望精神层次的追求和探寻,推动着焚香用香从无意中的种种生活行为,转化为有意识的文化艺术。正是在这样漫长的历史发展进程中,人们通过不断地制作和使用各种香品,逐步发生了一系列物品、技术、方法、习惯和观念的交流与融合,这些反复发生的交流与融合,在传统、理念和精神等方面,无一例外都被打上了华夏文化的印记,这便形成了中国香文化。

(二)中国香文化的历史演进轨迹

推断香文化的雏形,应该早于商周时期出现,此时期的人们习惯用青铜鼎焚香祭祀。现今的香炉,其原型便可追溯到商周时期的鼎,虽然那时的焚香祭祀与现代意义上的香事不可等同,但许多仪规和器物则是现今香文化起源的鼻祖。

先秦时期,焚香主要是祭祀活动和医疗行为,已经发现香药可用来治疗预防疾病、驱除蚊虫瘴疠,祭祀用香开始向日常用香过渡,焚香也渗进了日常生活,并由王公贵族逐步流传到士大夫阶层和普通官吏。

汉魏至南北朝,经济快速发展,南方热区出产的香料逐步进入中原。同时,商贸活动的扩大,带动外来香料也陆续进入中国,沉香、青木香、苏合香等药香相继融进中国香文化,熏香成为上流社会的时尚,推动香文化涌向了一个繁荣高峰。此期本土的道教开始走向成熟和定型,东传的佛教也迅速壮大和兴盛,且在各种日常仪式中,都形成了焚香的习俗。汉晋时期常见的焚香器具,材质多为青铜和陶瓷,因与汉代盛传海上的仙山有关,故此得名"博山炉"。正是博山炉的使用,使得熏香之风盛极一时,香料需求量也因之猛增。香料品种的骤增,使人们不得不深入研究各大香料的特点,探索更多香料的调和配伍,分类造出各式特有的香品类型,由此出现了"香方"的概念,也就是"合香"。通过香料调制方法的不断优化,求得对自然单一香味的最优改变,改由炭熏烤以改善烟气对香味的干扰和破坏。与此同时,香料在这一时期也被更为广泛地应用到药材里。

唐代以前,因为价格昂贵,品香行为只在贵族阶层盛行,民间尚未普及。尤其是高级香料,大多要通过对外流通或边疆贸易才能获得,这大大制约了香文化的发展。唐代开始,海陆两大丝路极速繁荣,为香文化进一步的发展与普及创造了得天独厚的条件。香很快就上升成国家礼制的一项重要内容,香品的用途由此便得到了更为细致的分类,香文化体系也从此迅速走向了成熟和完备。宫廷、文人等的用香,合力推动了香文化的发展。尤其是唐代佛教的兴盛,对香文化发展的推动作用不可小视。唐代皇帝与皇室,频繁举行各种重大活动,他们大多嗜好使用香料,仰仗雄厚的国力,用香品级和数量远超前代。香木动辄以斤两相论,宫内甚至用之做成香床、香几、香案等大件物品;皇帝经行之处,"以龙脑、郁金铺地",更有用沉香等香料做成涂料涂刷楼阁殿柱。而且此期的香具,形式也开始多样变化,以熏炉为主体,出现了大量不同材料的香炉和香斗,如玉器、金银器、陶瓷器等。可见此期用香之量巨大。

宋元时期,文化艺术高度繁荣,商品经济空前发达,香料进出口十分火热,还出现了专供运输香料的香船,竟然出现了"宝马雕车香满路",一派兴盛的景象,香文化至此发展到了鼎盛时期。此期香文化已从皇宫内院、文人士大夫阶层扩展到了普通百姓,成为普通百姓生活的重要部分。居室厅堂要熏香,宴会庆典要焚香,还有专人负责焚香的事务;不仅有熏烧的香,还有各式精美的香囊香袋供以挂佩,在制作点心、茶汤、墨锭等过程中也要加入香料;集市上有香品专供店铺,既可直接供香,也可上门做香;贵妇出行,常有丫鬟持香作伴;文人雅士则常设香斋,不仅用香品香,还亲手制香,呼朋唤友,鉴赏品评,将香文化的发展推到了极致。合香的配方种类继续增加,制作工艺愈加复杂,品种质地更为精良,造型使用更加丰富。香炉的形式除延续传统样式外,还出现了许多新鲜花样。宋代烧瓷技术高超,制作瓷炉比制作铜炉成本更低,结果瓷炉盛行一时。宋人喜欢雅玩焚香,闲居也要烧香,美其名曰"燕居焚香"。同时,用炭火炙烤香料激发香味,可避免香料燃烧释放烟气,结果香炉出香,有香无烟,趋近完美。沉香焚烧时散发的美好气息,折服了无数文人雅士,闻香之时,从嗅觉感官徐徐上升到思维通感,将香事升华到"只可意会不可言传"的境界,可尽情享受物我两忘、超凡脱俗的无上美好。

明清时期,社会用香之风全面形成,文人雅士继续追求闲情雅趣,寄情书画文玩琴艺,静室品香成为雅好,焚香熏衣变成礼仪常规。国力的异常强盛,引得周边国家竞相朝贡,香品种类继续丰富,香品质量持续提高,香具品种也更加多样,且不再单独使用,而是流行成套使用组合香具。除了宫廷仍然使用香饼和香丸外,民间已普遍使用线香,制作技术也更加成熟。到了明宣德年间,宣宗皇帝亲自督办,差遣技艺高超的工匠,以真腊(今柬埔寨)进贡的几万斤黄铜,混合国库现存的大批金银珠宝,一并精心冶炼,制造出了一批精美绝伦的香炉,这便是举世传奇的"宣德炉",该炉具备了所有奇美特质,即使是现在的冶炼技术也难以再现。

晚清时期,国力衰退、外敌入侵、政局动荡,中国几千年的封建制度遭受沉痛打击,各行各业影响深重,香文化不可避免地跌入低谷。

新中国成立后,有一段时期,香文化和其他文化一样再次遭到冲击,并出现断层,仅在南洋和我国台湾等地区保留有少许传统香文化。改革开放后,中国沉香文化慢慢复苏,到了新的千年,才逐渐回归百姓生活。时至今日,文化复兴风潮正盛,中国香文化又得以展露出千年神韵,并不断在文化自信中推陈出新,呈现出崭新的时代风貌。

第二节　中国香文化的学术研究

从香文化的定义可以看出,中国香文化是一个综合的、立体的、活态的、开放的文化体系,涵盖了从植香、采香、制香、贩香,到用香、进香、品香、咏香、香道等许多方面。中国香文化像极了一颗流光溢彩的奇异宝石,完美地镶嵌在中国传统文化之中,融入了中国人祖祖辈辈的日常生活。

但迄今为止,有关中国香文化的学术研究整体上仍然十分薄弱,未成体系,东鳞西爪。甚至可以这么说,中国香文化的研究,在学术领域仍然处于起步阶段,形单影只,但觉道路漫长。然而,中国香文化又是中国传统文化的重要组成部分,不应遭遇长期的忽视而委身于寺观祠庙。况且,学术界对沉香的研究向来有点偏废,大多集中在它的天然香味、植物属性及其药用价值等方面,而对于沉香历史文化的研究颇为少见,且研究成果大多限于宋明两代,对于清代沉香的研究零零散散,很不利于香文化学术研究的系统性推进。

一、香文化研究是一冷门学科

中国香文化历史源源不绝,不仅贯穿于整个中华文明史,而且对周边区域持续产生过深刻影响。长期以来,学术界对香文化的学术研究较为稀散欠缺,迟迟未能形成一个系统性的研究领域。但中国香文化涵盖面又极为广泛,从香料体系、工艺仪规、商贸交流,到文化信仰、文艺哲学、民俗生活、传统医药、饮食养生,几乎横跨了中国传统文化的所有领域。仔细分析后不难理解,中国香文化研究有必要从基础研究入手,重建学科研究领域,重视学术史脉梳理,重在学理归纳提升,整合跨学科力量,开创中国香文化研究新局面。

中国香文化研究长期滞后的根本原因,在于它历来是一个冷门学科,在人文社科研究领域很不彰显,加之香文化断层百年有余,因而未能引起足够的关注。但是,中国香文化不仅纵跨数千年,影响千百代,具有实实在在的厚重积淀,而且中国的香世界又含弘光大、异彩纷呈,其观念与实践早已融入中华传统文化的精神血脉里,绝无任其继续被忽视的道理。

学术界一致认为,香文化是极少数的一种文化门类,它以嗅觉感官的身体实践为核心,对探究中国传统文化必不可少。近些年,不少专家在香文化研究领域做了大量工作,如孙亮、丁玲、张多、严小青、贾天明、王治福等,旨在重构中国香文化研究框架,梳理香文化研究现状,查明香文化发展难题,探求香文化复兴路径,以期整合各方研究实践,推动研香之学早日成形。

日本学者早川太基,从古典文学的学术视野入手,深入探究了中国古代"香圣"黄庭坚的嗅觉世界,既体现了中日香文化难以割裂的历史血脉,又展现了中日香文化研究不可中断的交流互鉴。而中国知名的香学研究专家丁玲,曾将香文化研究视野拓展到田间调查,专一放之于当下社会,探究当代中国品香文化的动因与图景,从民俗学的路径,掀开了一个内涵宏大的学术研究方向。从这个角度来说,中国香文化研究已经有了一定的热度。

二、中国香文化的学术界定

所谓中国香文化,是中国先民在漫长的文明进程中,围绕着对香料的鉴别、加工和使用而发展起来的一种文化类别,是一种以芬芳嗅觉为核心的文化实践与意识形态。

传统观念认为,香既可以通神通天,又可以通窍通人。在中国传统的文化生活里,一切以嗅觉感官为基础,通过对芬芳气味的体验和认知,而发展形成的系统性文化实践,都可以界定为香文化。从香文化的历史实践看,香,远不只是狭义的感官文化,而是拓展到精神层面的生活、审美、哲学等文化,象征着中华文化"天人合一"的价值认同。从宏观大视野反观人类文明便会发现,天然香料作为一种芬芳物质,均能普遍引发人类的精神愉悦,虽然并非生存必需品,但始终与人类历史进程相伴,有时甚至还担当着非常重要的角色。

除了香学专家外，普通人其实也能意识到，"嗅觉"不仅是一个生理问题，也是一个文化问题。内因决定了嗅觉的基本特性，但外因对人的嗅觉影响也很大，不同文化群体对嗅觉的感知能力与接受程度具有一定的差别。就像"臭豆腐"，其气味在中国很多地方都能普遍引起人们的食欲，但这种气味，既香又"臭"，臭得特别香，香得特别臭，看起来十分矛盾。有些人被"香"得五体投地、吃了还想吃，有些人却怎么也受不了，闻到就想吐，这就牵扯到了嗅觉文化这个很特别的问题。

"香"作为一种气味，闻得到却看不见。但作为"香"的孪生姐妹，不但闻得到，还能看得见，她就是"烟"。这就是说，在中国香文化的正常语境里，还特别重视香料燃烧后产生的烟气。中国人使用香料，最主要是通过燃烧，产生流散悠悠的烟云。而在传统观念中，香料燃烧产生的"烟"非常关键，往往代表着行香仪式是否有效、是否顺利、是否圆满。"烟"在空气中飘荡，形成了嗅觉芬芳之外的视觉感受，让人浮想联翩。"烟"是燃香的客观产物，却被赋予了独特的精神文化含义，寄托了人们种种复杂的精神愿望。古代焚香祭天，烟柱被认为是连接天人神界的媒介，甚至还形成了一个微观里的宏观世界，精彩绝伦。

总之，中国香文化中常见的香料，如沉香、檀香、麝香等，在适当浓度范围内都能引起人类普遍的芬芳嗅觉，令人精神愉悦又思绪万千，进而演化延伸出诸多文化行为。因此，许多专家总结认为，嗅觉、香料、气味、烟雾等，是香文化研究的四个基础对象。在此基础之上，中国香文化不仅构成了中国传统信仰文化、仪式文化中极为关键的组分，也构成了现今哲学、医学、文学、美学、民俗学、工艺学等一系列特定的研究内容。因此说，中国香文化的研究虽然任重而道远，但前景广阔且美好。

三、香文化研究现状

普通人谈到"香"，脑海中第一浮现的事物就是祭天拜地。但若是从学术的角度研究，那么"香"不仅在医药、哲学、文艺、民俗等诸多文化领域中居于重要的位置，甚至还影响过中国思想史、中国哲学史中一些重要观念的形成。

世界上任何文化都不会凭空产生、独立存在，都是在相互影响中不断发展的。中国香文化也一样，它是中国本土文化吸纳域外文化后孕育出的以嗅觉感官为核心的独特文化体系。全面梳理中国香文化的源流、范围、内涵及现状，建立起一门以香文化为中心的学术门类，是传承中华优秀传统文化的题中要义。

20世纪80年代，中国学术界对香文化的研究开始有了初步的涉猎，先后还推出了一大批优秀成果。其中台湾学者率先致力于香道研究和香席恢复，如刘良佑教授著的《品香之道》《香学会典》，在两岸香学界影响十分广泛；他的学生刘静敏著的《宋代〈香谱〉之研究》也颇具学术功底。其他地方专家的相关代表性研究成果也很多，有余振东等的《中国香道》、贾天明的《中国香学》、傅京亮的《中国香文化》、陈云君的《燕居香语》等专著，还有一些学者如肖军、张多、黄旺旺、万秀锋、陆栢茗等发表了不少非常有分量的香学论文；香料研究方面则有严小青的《中国古代植物香料生产、利用与贸易研究》、许利平的《古代印尼与中国香料贸易的变迁影响》等；民间信仰方面有叶涛的《泰山香社研究》等；地域香文化方面有庾敬钦的《试论莞香文化复兴》、陈肖婷的《莞香文化及其产业化研究》等；少数民族香文化方面有马思明、吴瑞关于回族香俗的研究，陈聪关于藏香的研究等；此外还有一些有关香药方面的研究。

这说明，近几十年来，在我国香文化研究方面，有些学者投入了巨大的精力，各大领域都出现了一些拓荒之作。但总的来说，香文化研究整体上数量还很不足，尤其是在质量上还有待大幅提升，研究深度与广度也远远不够。从全局上看，香文化研究也比较分散、零碎、不成系统、不够全面，统摄性和纲领性的学术文献空泛，有深度有力度的基础研究空缺，跨学科多视野的综合研究缺位。不过，值得一提的是，2017年，李良松、孙亮主编的《中国香文献集成》竟有36卷之规模，全书将古代、近代香文献搜罗集结，影印出版，影响较大。

四、香文化之香料研究

研究香文化，自然离不开香料。香料的品类极为多样，但可简单地分为天然香料与合成香料两大类。天然香料是指来源于自然界并保持有天然香气特征的香料。合成香料是指通过人工手段所制成的香料。但通常所说的中国香文化，均以天然香料为主要对象。香料是香文化最为直接的研究对象。香文化包括了围绕着香料的采集、加工、运输、贸易、用香等过程所形成的一系列文化现象的总和。

(一)香料的分类与采集

常用香料可分为植物性、动物性及辅材等三类。香料采集是对天然香料的收集与初步加工。植物性香料最多也最为主要，几乎占据了九成，传统上习惯将其分为花、叶、果、木、脂、根、茎等。每种香料都有其特定的产区，采收也有时节要求以及初加工和贮存技巧，力求保留香材的原味香性。其中树脂类香材主要有沉香、乳香、龙脑、白胶香、苏合香等，以沉香最为有名。海南岛为道地产区，出产的沉香品质最高，有野生的，也有人工种植的，全年均可采收。其余树脂类香料春、夏两季割取，采后阴干，注意保存。动物类香料是从动物分泌物中获取的芳香物质，主要来源于抹香鲸（龙涎香）、林麝（麝香）、管角螺（甲香）等动物。龙涎香、麝香等动物类香料，一直都显得十分神秘。这些香料使用频率极高，但相对用量不大。动物类香料的采集时间和地点很难把握，采集不易，这就是动物类香料异常珍贵的根本原因。辅材类包括炭、芒硝及蜂蜜等，一般不会散发出浓烈的芬芳气味，在香品制作中用途较为特殊。植香、采香是中国香道文化的上游环节，其中大量课题涉及民俗学、人类学、科技史、生态学，都有待于深入研究。

(二)香料加工与和香技艺

任何物件的制作都与方便使用有关。香的制作也一样，还衍生出香的不同制作类别。严小青教授经过仔细梳理，着重从农业科学的角度归纳了香品的形制，包括水剂、油剂、雾剂、散剂、燃剂、膏剂、丸剂、块剂等。从民俗学本土知识调查来看，香品制作形制则可分为原生香材、线香、膏香、盘香、塔香、棒香以及香粉、香汤、香丸、香囊、香枕等主要品类。

线香是最具代表性的香品，也是最基础的香品制作形式，应用也最广。线香是在香粉中添加粘合剂和助燃剂制作而成的直线形香，便于直立燃烧，烟柱可通达天际，给人无限遐想。棒香、盘香、塔香等，均由线香发展而来。这几种香品在民间信仰、文人香席中使用极广，于此深入研究，容易入手，成果可期。

原生香材，顾名思义就是保留香料原始外观特征的香片或香块，如檀香木片、沉香块等，主要是用在保健和装饰上。锥香呈圆锥形，燃烧时从锥顶开始,直到燃尽。香丸是把香粉粘合搓揉成丸状,常用于医疗保健。香粉是粉末状的香,也叫"末香",可在器皿中直接燃烧。膏香、香汤均为流态香,大量见于医疗保健和某些活动仪式中。香囊、香枕是民俗生活中非常特殊的物件,在婚恋、岁时、节庆中,具有丰富的文化内涵。以上大部分香品均以燃烧方式为主,燃烧后有人们想看到的明烟。在民间信仰、祭祀典礼中,燃香祭祖,烟柱通天,二者缺一不可。

和香是将不同香料配比混合,制成复合香方。线香制作技术代表着香粉粘合成型、燃香自由稳定的关键技术变革水平。以北京为中心的传统和香制作技艺至今犹存,主要是因为明清两代首都均在北京,而王公贵族、京畿地区的大型寺院以及文人雅士,对高质量的香品有着巨大的需求。线香的和香技艺主要包括原料加工炮制、成品制香两大部分。加工炮制主要是研磨各种香料和粘合剂。制香则含有六大步骤25个工序,非常繁杂。

在传统的各种祭祀仪式中广泛应用的棒香,具有耐燃烧、烟柱大、成本低等特点。目前我国主要的棒香制作地有河北保定市清苑区、福建永春县、广东江门新会区等,其中福建永春达浦镇是最主要的制香基地。但在各大名山也有一些香作坊,专门制作高香、特大号木棒香。

制香技艺,是中国香文化研究的一个重要方面,特别是在机械化制香的当代,传统制作技艺已成为亟待保护和发展的非物质文化遗产,值得深入展开抢救性研究。

(三)香料贸易与香文化

明清时期,国内香品需求量巨大,香料采集和香品加工制作异常活跃,香制品流通形成了一个庞大的贸易体系。这是中国香文化研究的一个重要环节。广东东莞寮步镇是我国历史上最著名的香市,早在明代就已形成,以交易沉香最具特色,形成了13条专业街,其中牙香街最为著名,声名横扫整个岭南乃至东南亚地区。寮步香市每逢赶集,香烟缭绕,香气氤氲,形成独特的贸易氛围。如今,"寮步香市"已被列入国家级非物质文化遗产名录。

河北有个安国药市,也非常出名,位于现今保定市。该药市形成于北宋,清代中期达到鼎盛,有"天下第一药市"之称。民间俗语说:"草到祁州方成药,药到安国始生香。"安国药市中的"南药"大宗就是沉香。如今"安国药市"也已被列入国家级非物质文化遗产名录。

在一些特殊的岁时节点,各地都有一些名目繁多的药市。如端午节用香药驱邪避疫。如今的广西壮族在端午节仍有"赶药市"的习俗,其中靖西药市,每年端午节都有大规模香药买卖,主要交易是沉香、艾叶、菖蒲、雄黄、香椿等。这一切,都值得学者专家深入研究。

特别需要关注的是,香文化还有一个极其重要的文化遗产,这就是涉及香料运输的国内外路线。古时从东莞向南到达香港、南洋,向北到达河北安国,形成了一条香品、香料特定的销售路线。而著名的"丝绸之路"和"海上丝绸之路"则是域外香料运到中国的最主要途径。西域的香料通过河西走廊运到东亚内陆,而西洋、南洋的沉香等香料通过海上航路运抵东亚沿海港口,印度香料则通过海路运到西亚、欧洲,甚至远及非洲。这些古今闻名的商贸路线上,香料贸易、香文化交流的文献、实物、事例等史料非常丰富,交织着政治、经济、医药、交通等各方面文化信息,是一个极其宏大的研究课题。因此,香品贸易的"线路文化遗产"是整个香文化流通环节的关键部分,对中国香文化研究毫无疑问具有极其重要的意义。

五、香文化之香事研究

以用香为中心的各种文化实践就是香事。香事的研究,主要包括香器、香药、香俗、香仪、香席、雅集等。燃香的形式与意义体现在香器的使用之中。香药则包含了所有中国传统医药中香的应用行为,也包括以香药为核心的医疗保健。香俗研究涵盖了驱邪避疫、居家净化、人生仪礼、岁时民俗等。香席、雅集等代表的是文人雅士以品香鉴香为核心的文化活动,平常人难得深入体验。总之,中国传统香事是一个多领域、多层面的文化实践体系,也是香文化研究的主要领域。

(一)香器研究

香器包括所有与品香、燃香相关的器物。香炉是最具代表性也是最基本的香器。汉代博山炉和明朝宣德炉就是其中杰出的代表,各领风骚数百年。

陶器时代,陶器被用作礼器,充当燃香或盛放香料的工具。先秦时期,由青铜器发展出了不少更加专门的香炉器具,如西周的青铜簋,就用来盛放香品祭祀。有的青铜器铭文还刻有用香料祭天的仪式。

汉代博山炉的问世极大地推动了中国香文化的发展,特别是燃剂香料得以普及。博山炉的工艺美术本身就代表着某种高贵身份,与使用者的文化品位、社会地位息息相关。香器从此也获得了独立的艺术价值。博山炉造型非常值得深入研究,其炉盖多似海上仙山中的"博山",镂空重叠酷似山形,香烟缭绕自藏乾坤。博山炉的造型艺术深受当时社会盛行的黄老思想和玄学思想影响,营造了一个海外仙境的意象,象征着高洁美好的理想世界。

明代宣德炉的发明,将香器的发展往前推进了一大步。其造型沉稳大气、简洁明快,器形似鼎,两侧有耳,拟古之意了了;其铜质古雅、烟气规矩,集中体现了明清时期"实际致用"的社会风尚;其器形变化多样,可方可圆。直到清代,宣德炉仍是香炉的主要形制。除了铜制,还有玉、瓷、铁、金银、珐琅彩等材质。

除了宣德炉这一大宗香炉外,还发展出了许多适应文人香事的香具,常见的有火箸、香铲、香插、银叶、羽帚、闻香炉等,都值得深入探究。这些香具主要是便于焚烧,规范烟气,从燃香祭祀演变成文人雅集,变成一种新的嗅觉品鉴享乐文化。比如香插,小巧灵动,是线香品鉴的重要组成部分,大大增添了香事活动的艺术性和趣味性。

另有一些香器还值得特别关注,特点是充分体现了多元文化的交融,如陕西法门寺地宫出土的唐代葡萄花鸟纹银香囊。整个香囊呈圆球形,通体镂空,内有中线将其均分成两个半球,上下半球以子母扣套合。球体内设有双层双轴相连的同心圆机环,机环和球壁与外层相连,内层机环内放置金香盂。球体可自由转动,但无论外壁球体怎样转动,金香盂都能严格保持水平,内藏的香料也不易撒出。最引人注目的是,这个银香囊的葡萄纹还体现了西域文化的特点,工艺上巧夺天工,堪称唐代金属香器工艺的巅峰之作。

(二)品香与香方研究

中国历代文人十分讲究品香,这也是中国香道文化中最特殊的一面。从"诗骚"时期开始,文人们都偏爱香事,几乎都有香诗香文产出。香事与香诗是中国文人香道文化的一体两面。

唐代外交异常活跃,熏香仪式上升为国家典礼、文人聚会等的必举香事。唐代的香仪香事还随着遣唐使和东渡高僧传往日本、朝鲜等地。宋代诗词文化高度发达,雅集成风,每有雅集必焚香唱和。苏轼、黄庭坚、李清照等便是当时文人品香的典型代表。北宋著名画家张择端画的《清明上河图》,内中竟有专门的"刘家上色沉檀拣香铺"一幕。

古代文人对品香的需求大多体现在或风雅,或修行,或日常。研究古代文人的香事文化,要注意的是:一方面,香能通窍的本质暗合了文人的精神追求,主要是能激发思想灵感;另一方面,文人品香实质是相应时代社会发展的缩影,展现出庞大的文化体系,香的采集、流通、制作、品鉴等一切活动,无不与交通、外事、工艺、农业、贸易、文学等相关联。结果是,民间用香与文人品香共同推动了香文化的大普及、大传播和大发展。这一切均值得下大力气深入研究。

(三)香诗与香文研究

在中国古代文学中,存有海量的咏香诗歌,另有不少涉及香事的文赋,值得学者潜心钻研。最早在《诗经》《离骚》中,就大量展现出香草植物的文学意象。后世的咏香诗歌更是喷涌而出,唐宋咏香诗与人文香事的发展密切相关。比如李白的《赠宣城赵太守悦》、杜甫的《奉和贾至舍人早朝大明宫》等。宋代著名学者黄庭坚在品香、论香上见解独特,创作的大量咏香诗歌所表达的香事内涵,还深刻影响了日本香道。日本香道流行"香十德"的香道精神守则,就深受中国香文化潜移默化的影响。此外,古代文学中的香文学体量也至为庞大。仅就《红楼梦》而论,它在某种程度上实质就是历代香道文化之集大成者,内涵之丰富,涉及面之广泛,令人拍手称奇。

古代文学如是,现当代文学也一样,也有大量以"香"为文学意象的创作实例。张爱玲的小说《沉香屑》就是以香为隐喻和引子,再现了战前香港的社会和人性。诺贝尔文学奖获得者莫言在《檀香刑》的小说中,以香为媒介,展现了残酷的社会现实与悲壮的人生。所有这些涉及"香"的文学篇章,一直都被各界文学研究专家所忽视。

还有非常需要关注的,也容易被人们遗忘的,就是民间文学、少数民族文学中有关香的篇章,这也是一个分支庞大的课题。或以香为媒介写作情歌,或以香为线索叙述故事,或以香为对象吟唱史诗,这一切,都有待展开系统研究,以便全面展现中国香道的文脉与艺术。

(四)香典与香论

我国古典文献中有关香文化的论述堪称"汗牛充栋",有专门的,也有零散的。零散著述出现得较早、时间跨度也较大。最早的可追溯到古典神话中,如神农尝百草之类的口耳相传,也有像《诗经》《离骚》《山海经》中关于香料植物的记录。不少零散记载散见于经史子集、写本文献等古代典籍中,范围极广,不容忽视。而专门著述,则出现得较晚、关注度更集中,主要是香诗歌、香论集和香医药著作等。香论代表作有范晔的《和香方序》、郑玄辑著的《汉宫香方》、丁谓的《天香传》、颜博文的《香史》、沈立的《香谱》、范成大的《桂海虞衡志·志香篇》等。医药代表作有《神农本草经》《本草纲目》《滇南本草》《海药本草》《四部医典》等,均有极高的关注价值和研究价值。

目前,发现最早的和香之论是南朝范晔的《和香方序》,是汉魏时期较为自觉的有关香道文化的学理论述,准确地分析了香料与和香之法。可惜的是范晔所撰的《和香方》早已失传。但汉代郑玄作注的《汉宫香方》尚且存世,是早期极为珍贵的香方著述。唐代的香学著述有虞世南辑录的《北堂书钞·香炉》、冯贽撰写的《南部烟花记》等存世。《大唐西域记》则记录了沉水香、旃檀香、华树香、多伽罗香、须曼苐华香、阇提华香、曼陀罗华香等香料。

最让人惊奇的是,敦煌文献和壁画中有许多反映唐代香文化的内容。譬如《美容方书》《羊髓面脂久用香悦甚良方》就是熏香美容之类的药方。敦煌壁画中竟有许多香炉和熏香的图像,集中反映了唐代用香之兴盛。不少学者在敦煌学研究中对香文化都有涉及,提出的"香药之路"也侧面印证了丝绸之路香文化的极大繁盛。

在中国香道研究史上,宋代出现过一个高峰,佳作迭出。在研究著述方面,有丁谓、沈立、范成大、颜博文等名人的香论,也有洪刍的《香谱》、周去非的《岭外代答·香门》、曾慥的《香谱》、叶廷珪的《名香谱》、陈敬的《陈氏香谱》等等,千帆竞发,万岩竞秀。

宋代之后,宣德炉作为香具的代表性标志,突出了明代香道文化的特色。明代勃然而兴的"坐香""课香"推动了香道进一步发展。敦煌文献中还发现有许多明代的医学文书,有些记载有姜黄、诃子、刺柏、藏木香等香方。但此期的香论专著较少,片段零散。代表性的香论有周嘉胄的《香乘》、朱权的《焚香七要》等。清代香学著述有檀萃的《滇海虞衡志·志香》、李调元的《南越笔记·志香》、万泰的《黄熟香考》等。

晚清之后，中国香道发展跌入了没落期，中国传统香文化迅速衰落，相关研究近乎中断，停滞不前。但此期内的日本香道研究却蓬勃发展，俨然形成独具特色的香道之学。直到2017年，由李良松、孙亮主编的《中国香文献集成》出版后，我国才陆续出现了一些新的香学著作。这部"集成"汇集了大量从西汉至民国的香道文献，堪称中国香道研究史上的里程碑。

（五）香文化的哲思

作为学术概念，中国香道高度概括了中国香文化的精神内涵，其"道"的哲学基础离不开中国古典哲学。日本自唐宋时期学习中国香道仪轨之后，逐渐发展出其本土的香文化，在近代学术研究中，还不断对其"香道"的概念进行过理论抽象，但是日本香道概念更多是着眼于香会雅集的狭义概念。而中国香道所体现的嗅觉文化内涵则更为深广，更为丰富。

作为中华传统文化中核心理念的"道"，也是中国古典哲学中的一个核心概念。中国传统哲学常用"艺"和"道"来代指物质和精神，"载道"也就成为各种技艺所追求的高级目标，人们常说的"文以载道"就是这个意思，而香道自然也不例外。

中国香道所承载的"道"，核心是"明德惟馨""通天连心""合和天下""一气充塞"之类的精神追求，这正好高度契合了中国传统价值观的精神特质。焚香、熏香、进香所体现的象征性思维，就是中国古典哲学中最关键的"气"的宇宙观，听起来很是玄幻。而香气，特别是沉香所散发出的特殊香气，最能代表宇宙间那团天人一体的气息，这在哲学上，正好与中国古人"一团和气"的整体思维巧妙吻合。

在中国嗅觉文化中，香突出代表着君子之德，这在中国古代文人境界追求上尤甚。高尚的德行永远让人感到舒适，亦能让周遭环境受到熏染而"蓬荜生辉"，又能像香气那样若隐若现，似有若无，不见实体，修之不易。中国文化对社会个体的高级要求集中体现在"道德"二字上，而香文化的种种行为，则可以从嗅觉层面强化这种道德修养。

"香"一方面表征着人的道德，另一方面也代表着天人沟通。传统观念中，进香最直接的目的，就是要将人间信息有效地传给天际神界。"香"常被看作是传递人间诉求的媒介，也被认为是祖先神灵等反馈信息的媒介。尤其是民间奉行"香火不断"的信念,后世坚信不疑地以"香烟"代表子嗣,意即人丁兴旺、繁衍不息。

六、香文化研究总揽

(一)香文化研究的内容

说到"香文化",大家本能地会产生某种亲切感,直接会联想到耳熟能详的酒文化、茶文化。也就是说,大家对"香文化"隐约还是有点熟悉,但与酒文化和茶文化又很不相同,我们其实对"香文化"懂得太少,甚至连"香文化"的概念是什么都没有搞清楚。中国香文化里的"香",先是广义上的一个概念,包括香料本身、香料的运用、香料的加工、香料加工后的产品以及香产品和衍生品的使用等,继而由此引发的所有相关的礼仪、习俗、认知、感悟、情感等一切文化现象的总和,泛指香学领域的一切研究对象,包括了香的思想和哲学。而中国香文化的载体正是这样一个广义的"香",使得香文化研究必然涵盖了上述相关内容。

(二)香文化研究是一门学问

毫无疑问,香文化曾长期并行在且内含于整个中华文明的历史进程中,尤其在哲学、医学、文学、民俗、艺术、工艺等传统国学门类中,扮演着相当重要的角色。作为一种着眼于人类嗅觉感官的文化,中国人的香文化经过数千年实践,早已发展成为一门专门的学问。香对于中国人而言,绝不仅仅是茶余饭后的雅兴,相反,它更关系到中国传统文化中对宇宙、自然、人生以及人类认知的各种核心问题。从考古发掘来看,至少在6000年前,中国人就开始用燃烧香料的方法进行祭祀。因此,"香"在整个中国文明史进程中,一直是重要的参与者,需要深入研究的内容宏大而深刻。

(三)中国香文化研究的学术价值

作为一个需要多学科参与的研究课题,香文化研究所具有的重大学术价值自是不言而喻。一方面,用香之事涉及了传统文化的大部分重要领域,比如医药、文学、哲学、思想、民俗、艺术、典籍、经贸、交通、外交等。这就需要来自不同专业领域的力量开展合作研究。另一方面,"香"本身就是一个统摄性的文化关键词,它对理解中国文化的整体性、多样性、历史性和丰富性,都有着十分重要的意义。

(四)中国香文化研究存在的问题

因为目前中国香文化研究还处于起步阶段,不仅存在一些共性问题,更存在一些个性问题。共性问题的研究和解决,参照现有资料或案例即可,但个性问题需要单独开展,系统研究。首先,香在中国传统文化的诸般门类中,虽属研究冷门,但其文化意义重大,亟待跨学科研究力量有序跟进;其次,现有研究大多是从"文化史"的宏观角度"回顾"香文化的发展史,仅仅是精线条的梳理勾勒,并未深入各具体论题做深层的专项研究,尤其在民俗事项、制香技艺等方面,尚缺乏专业性的社会科学研究成果;再次,香文化研究中的基础研究亟须进一步夯实,比如文献校勘、文物考订、历史分析、民族志研究等问题还有很多工作要做;最后,域外研究成果译介不足,研究欠缺,与国际学术界对话明显被动。

(五)中国香文化研究的前景

香文化研究不是一个单纯的人文社会科学研究课题,还需要科学史、科学技术史、科学技术哲学、农学、医药学、物理学、生物学、生物化学等自然科学的共同参与,这些领域的研究,可伸展的空间极大。但若要全面厘清中国香文化的研究领域,依然任重道远,可以边研究边开拓边深入。日常生活中的香文化是中国香文化的基础,是香文化活态传承的根本保证,这个需要及早着手,就像保护非物质文化遗产一样,时不我待。另外,香俗的研究还必须站在生活文化的立场上,探究中国人与香的文化关联。目前民俗学研究中,涉及香文化的成果不少,但缺乏以香本身为中心的研究,说明这方面仍有很大的学术探讨空间。

第三节　沉香与中国香文化

权威资料普遍显示:中国香文化最初肇始于神农尝百草。后来,历朝历代的追香人,纷纷采用不同的香具,以不同的出香方式,熏烧各种不同的香料,在医疗、社交、礼仪、居家、怡情、养生等各种活动场所,尽情地将中国香文化演绎成了洋洋大观的民族特色文化。

中国香文化经历了从最先的仅作为祈求上苍保佑的原始祭祀活动，到后来把各类香料智慧地融入配香、熏香、点香、沐香、洒香、饮香等平常日用，再到后期升华到将高级香料入药、入食、入茶、入酒、入纸、入扇、入画、入墨等艺术行为化的空前发展阶段。在这全部的发展历程中，中国香文化不仅始终如一地作为历史的忠诚见证者，更是自始至终地作为历史的重要参与者，在整个中华民族悠久灿烂的历史文明中，留下了一篇浓墨重彩的大美华章。

中国古代名香历来均为皇族贵胄专享用品，寻常百姓基本无缘使用。尽管香的品类繁多，但在中国历代香品使用中，最有影响力、最受追捧的一直都是沉香。沉香作为香道文化的主要香料，独领风骚超越千年。尤其是后期在文人雅士的推动下，香事活动日益繁盛，大众化用香加速，并逐渐上升到精神追求的高度，致使用香之习，上自朝野，下至民间，无人不爱，无香不祭，极大地促进了中国香文化的繁荣和进步。

然而在中国，沉香最先并不算是道地产物，实际上是作为一种舶来品而被围观，除两广和南海这些边疆地带外，中原地区所用沉香，大多是经由贸易和朝贡所得。佛教传入中国之前，沉香仅仅是作为珍贵的熏香用料，并未被赋予文化内涵或精神价值；佛教传入中国之后，便带来了沉香的思想、信仰、应用等诸多方面的发展，进一步丰富了中国香文化的内涵。可以这么说，一部中国香文化的历史，就是一部与沉香风云际会、难解难分的历史。

一、沉香与中国香文化的历史机缘

中国香文化不但历史悠久、广博高深，而且还无处不在。但相比之下，沉香的历史和文化则简短得太分明，又小众得太明显。沉香作为香料，虽然荣获"香冠"之名，但它并不像其他香料那般顺利地融入市井生活之中。深入了解中国香文化后就会发现，沉香之所以被中国人普遍痴迷喜爱，不单单是因为它的稀有和昂贵，而是因为沉香所具有的精神内涵与中国香文化所推崇的思想精髓高度一致。自古以来，沉香就作为一种珍贵的、罕见的自然资源，被强行掌握在少数上层权贵手中，世俗生活里有的只是对沉香的憧憬和羡慕。换而言之，沉香所代表的文化，自古以来就是一种奢侈的贵族文化，为少数阶层所独享，它盛行在中国古代权贵、富豪、文人、居士所组成的上流社会中,在寻常百姓的市井生活里,基本只是个传说。正因为如此,沉香有意无意间,就被赋予了一种独特的神秘气息、尊贵气质和王者之相,在中国香文化的历史上始终披着一件优雅而高贵的外衣,呈现出非凡的生命力,独自享用着一份与众不同的优越感。

中国先民何时开始使用沉香已无从查考。因为早期的中华文明主要发端于长江一带和黄河流域,相关的文字记载主要也都集中于此,加上沉香的生长对于温度和湿度都有极为苛刻的要求,导致其分布只能限定在亚热带气候以南的边陲地区(现广东、广西、海南等地),因而在汉代之前,中国古籍中都缺乏有关沉香使用的记载。虽然对于先秦时期,我国南方广大地区的土著是否已在使用沉香尚未找到确切的文字记载,但人们有理由坚信,在此之前,南方先民肯定很早就大量使用过沉香。因为从现今我国广东、广西、海南及越南等地居民依然保留有开门燃点沉香木的习俗来看,中国边陲当地先民很早就与沉香形成了某种和谐共生的历史默契。

中国香文化发展到汉代已经具备了相当的规模。随着经济的发展、国力的提升,中国香文化的影响力也已越过两广和海南等边陲区域。海上交通已初具规模,丝绸之路也已先行开拓了中原和西域的交通,这使得众多盛产香料的南方边疆地区(海南岛、两广地区),以及当时的南洋诸国等所产香料,得以大量运往中原文化发达地区。也正是在这个时期,沉香的使用开始加盟到中国香文化大家庭中,然后又迅速成为历史主角,引领着中国数千年香文化的历史。

中国古籍中涉及沉香的文字很多。最早记载沉香的文字出现在汉代的《西京杂记》里:汉成帝永始元年,宠妃赵合德赠给赵飞燕的贺礼中,就包含有"沉木香"。在中国早期,对沉香的各种称谓中就有"沉木香",从字面来理解,意思就是"可沉入水中的木头"。东汉时期杨孚所著的《异物志》中也有"木蜜"的记载。"木蜜"是古时对沉香的又一种称谓,大体是因为沉香香味甜凉,带有蜜感。从沉香的这些称谓不难推测,沉香被人们所认知的显著特点有两个,这就是"入水可沉"和"香味甜凉"。唐代著名的风土录《北户录》中有着这样的记载:"梁简文帝时,南扶传有沉香一婆罗丁。"这里的"婆罗丁",是古代西域的一种重量单位,大约等同于现今的560斤。这便是文字记载里最早的关于沉香文化的总体梗概。

沉香作为一种油脂性香料,具备其他木本、草本香料所没有的特殊性。沉香香味高雅，韵味深厚，材料稀有而珍贵，与中国主流的"物以稀为贵"的社会思想遥相呼应，能很好地融合在一起。同时，由于沉香从偏远边陲地带进入中原核心地区需要经过漫长的运输时间，致使沉香成本大幅提升，再加上沉香的采集和整理需要消耗大量的人力、物力和财力，甚至需要历经极大的风险，因此在相当长的历史时期，沉香更多的是充当地方对中央的贡品使用，加剧了沉香的尊贵性和神秘感，寻常百姓基本难以接触，只能是望梅止渴、望洋兴叹。

魏晋南北朝，中国香文化的发展进入成熟期，香料作为药材使用开始受到广泛重视。西晋著名植物学家嵇含所编纂的《南方草木状》，堪称我国现存最早的植物学专著，就大量记载了中国南方植物的特性，内容多见描述"蜜香"（沉香）特性的文字。南朝著名医学家陶弘景也认为，沉香可以"疗恶核毒肿"。但因沉香资源极为稀有，只为极少数权贵服务，市面上异常稀缺，因而一直未能在医药中大范围使用。

隋唐时期，外来文化和香炉文化的兴盛加速了香文化的发展。由于沉香的结香完全在自然巧合之下完成，让人捉摸不透，这在古代自然显得异常神秘，但正是这种极为特殊的结香形式，恰好迎合了当时流行的机缘造化之说，加之沉香香气清雅，燃烧时青烟泛白，冉冉直上，高接云霄，玄机莫测，因而被许多宗教借来代用，充作圣物，愈加令人肃然起敬。

与此同时，沉香在隋朝的使用更是奢靡至极，大量被用在木质建筑中，比如亭台楼阁廊榭柱的建造。原因是沉香不仅可帮助驱虫、防腐，还可使建筑散发幽雅的香味。有关这方面的故事，史书上有过明确的记载，唐明皇就为国舅杨国忠以沉香为材料建造过一座沉香亭，除去沉香之外，还用了麝香、檀香、龙脑、安息香等许多种名贵的香材，使得亭子长年芳香四溢。尤其是在天热的季节，沉香的芳香还能引来大量的昆虫、鸟儿和小动物欢聚嬉闹，好不壮观。

隋唐时期之所以可以如此奢侈地使用沉香，主要是因为强大的国力和发达的交通满足了沉香被大量开采和快速运达的客观条件，因而得以推动沉香使用和用香文化在最大限度上得到普及和延伸，像是推波助澜一般，引发了奢靡用香之风在隋唐时期大行其道，攀比成性。

宋明时期，中国香文化随着儒学文化的发展壮大而繁荣至极。沉香除了仍在宫廷使用之外，又演变成为文人雅士日常用香竞相追逐的顶级香料。当时文人间盛行焚香、烹茶、插花、挂画等高雅精致的艺术生活,尊称为"文人四艺"。其间,沉香焚烧时散发出高雅和清幽的气息,被大家交口称赞、极力推崇,成为一种高端的精神享受。文化诗词界开始大量涌现咏香诗词。此期的沉香文化,所代表的不仅仅是奢华和尊贵,更代表着文人雅士对超凡脱俗的精神境界的别样理解。苏轼有诗写道:"岂若炷微火,紫烟袅清歌。"周邦彦也在《苏幕遮·燎沉香》中唱道:"燎沉香,消溽暑。鸟雀呼晴,侵晓窥檐语。"其中所描绘的沉香燃熏意境,着实令人浮想联翩、心驰神往。

到了明代,海上丝绸之路的兴起为沉香资源开辟了崭新的渠道,也开拓了崭新的局面。在此期间,中国海南、广东等地的沉香资源急剧匮乏,海外的沉香则通过海上贸易接连不断涌入中国。其中包括了占城(越南)、暹罗(泰国)、真腊(柬埔寨)、婆罗洲(印尼)、九州山(马来西亚)等地。这些来自域外的沉香,直到现在依然被国人追逐收藏,这便是我国沉香市场依然能经常看到越南、柬埔寨、达拉干、加里曼丹等各个不同产区名字的缘由。

明清时期,沉香资源被持续过度消耗使用,至今仍有很多沉香工艺品存留于世,其中就包括特种品级的奇楠沉香,是最为独特的一类。奇楠价值极高,颇受皇家青睐,常被制作成念珠、雕刻件等工艺品,现今故宫博物院依然有不少保存。

沉香在历史上一直就是以特别稀缺的一种自然资源而存在。自古以来,无论是贵族还是文人雅士,都对沉香钟爱有加,除了因为资源稀缺,还因为其香气的高贵和风雅。发展到现在,高品级沉香早已价格高昂,成为市场特级新宠。因此,在中国诸多香料之中,沉香始终是作为一种独特的物质形态而存在,也是作为一种极为独特的文化载体而存在。

二、沉香与中国香文化的历史特征

对于美好气味的敏感和喜爱,是人类的天性,也是人类的本能。早在远古时期,人类就已经开始了有意识地区分香味、总结香气、使用香料。在古代,由于生产力水平相对低下,因受太多自然环境因素的限制,香料选择无奈多以草本为主。发展到了汉代,国力强盛,疆域扩大,对外贸易往来频繁,大批树脂类香料进入中原,国人开始接触和使用沉香。而沉香作为众香之王,在两千多年的历史进程中,与人们的生产生活互相融合、相互影响,逐渐形成了一部独特的社会生活文化史,并经由香料、香具、用香方式和香事活动等元素共同构建成了博大精深的中国香文化。这一特色鲜明的文化体系,无论发展到哪个历史阶段,都被赋予了不同的时代特征,打上了不同的时代烙印。而其中,都少不了沉香这华丽的身影,正是因为有了沉香的加入,中国的香文化才更富特色、更加神奇、更为高端。

(一)汉晋时期:认知精进,香登博山待仙化

上文提到,中国有关沉香的最早文字记载出现在汉代。东汉时期的文献就有沉香结香原理的科学描述,可见这个时期,中国先民就已高度关注到了沉香,并对沉香做过深刻的研究和探索,并试图上升到经验总结的高度,以便达到科学合理使用沉香的目的。到了魏晋时期,配香熏衣已在士大夫中广泛流行,人们根据已知的香的特性,按照中医配方中"君臣佐使"的理论,将香料分成"君香"和"臣香"。因为沉香具有温、平、实的特征,因而常被当作"君香",在混合配制香料时,通常被当作主料使用。

汉代使用香料,以"燃"为主,燃香是这个时期香料最主要的使用方式。用香时,配合使用树脂类香料和草木类香料,结果出现了一种特殊的应时香具,这就是"博山炉"。那个时期,传说海上有蓬莱三仙山,即瀛洲、蓬莱、方丈,这三座仙山就是"博山"的意思。应香而生的博山炉,设计非常独特,炉盖上镂雕山峦、云雾,象征着"三座仙山",工艺造型绝妙,专供王公贵族使用。

(二)隋唐时期:文化兴盛,香器精美斗奇葩

隋唐时期,外来文化异常兴盛,中外文化交流频繁,与本土文化的融合达到了新的阶段,更多用香方式和用香器物传入中国。沉香与佛教的关系日益密切。所有各类香器中,不能不提及用香仪式中的净瓶,它是佛教日常生活所普遍使用的重要器物。还有一种香器叫作香篆,用香粉做成连贯的图案或字形,一端点燃后,顺序燃烧,慢慢前进直至末端。当时还非常流行一种"百刻香",是古代社会常用的计时器,一昼夜被分成100个刻度,从起燃到燃灭,正好一昼夜。而盛放香料的香盒,早在西汉就在使用,到了唐代,香盒制作更加精美,常用作礼物相互赠送。同时,人们也使用香斗,其类似熨斗,有长柄,内装香材,用来熨衣服,既可熨平褶皱,又能使衣物留香,为富贵人家常用。

盛世大唐,居民物质生活极大丰富,精神视野迅速开阔。香已从祭祀和宗教中大量走进王公贵族,香料也随之出现各种新的用法,各种新的香器应运而生,加速发展。一件唐代镂空花鸟银香球,设计精巧令人击节称赞。特别是里面的小香盂,无论香炉如何辗转,总能保持完美的平衡,以至于里面的香灰或火星从来不曾撒出,经常被放置在卧帐之中,从无安全隐患。更令人叫绝的是,这件香球的持平装置与近现代航空、航海中的陀螺仪原理完全一致。这也证明,中国的持平装置技术,最晚在唐代就已时常应用在日常生活中,十分先进。

(三)宋元时期:怡情养性,香入寻常百姓家

如果说,唐代沉香从祭祀信仰走进了王公贵族,是一次华丽的转身;那么,宋代优雅怡情的香文化慢慢融入寻常百姓家,则是一次质的飞跃。也正是在宋代,中国香文化轰轰烈烈地发展进入全盛时期。此期种类繁多、品质优异的香料大量从域外涌入,适逢士大夫阶层迅速崛起,用香成为他们生活不可或缺的一部分,广大文人因为拥有较高的文化水平,不但用香极为讲究,还极力推动用香文化全面向社会普及。

宋代文人怡情养性的重要内容之一就是焚香。写诗填词要焚香,抚琴赏花要焚香,宴客会友要焚香,独居幽坐要焚香,案头枕边要焚香,花前月下也要焚香,这类用香场景还频繁见诸古代绘画作品之中,洋洋大观。古代文人用香之典雅氛围,通常设在书房卧室,内有宋式家具,如桌椅、座榻,并伴有香炉、古琴、字画等用香的生活场景,尽显宋代文人生活的文雅闲适和高洁尊贵。

宋代同时也是瓷器鼎盛的时代,此期香具更加多种多样,内中不乏名窑精品。故宫博物院所藏哥窑戟耳炉,就是一种典型的哥窑瓷器。至今全世界仅存哥窑藏品100余件,远少于元代青花瓷的存世数量,堪称宝中之宝。

(四)明清时期:雅俗共进,香事极致竞奢华

元代短暂地承袭了前朝的用香文化之后,明清时期的沉香文化迅速扩散到社会生活的所有领域。文人用香之风有增无减,甚至发展到把香

视为雅士名流生活的主要标志之一,以焚香为风雅、时尚、有品位的事情,对香具、香品、香事和用香之法都非常讲究。与此同时,明代雕刻艺术也驶入了飞速发展的快车道,沉香作为新型雕刻材质顺理成章地受到了当时雕刻艺人的高度青睐,相继涌现了大量的沉香雕刻艺术品,这些沉香雕刻品上以人物、山水、花卉、虫鱼为主题,雕刻技艺精湛,雕刻水平高超,而且大多数还是采用高品级沉香原料雕刻而成,可谓是奢华极雅、奢靡无度。同期,清代玉器和珐琅器开始格外受到王公贵族的喜爱,因此大量玉质和珐琅香具应时而生,这些香具不仅具有焚香的实用功能,更具王公贵族追求的装饰性和观赏性。所有这一切,都将中国香文化推上了时代新高度。只是后来,清朝中期海禁严厉,海外香品难以入境,沉香原料日趋匮乏,皇宫对沉香的使用格外珍惜。直至后期,皇宫内院做手串剩下的香末都要严格回收,丝毫不准浪费。此后,东江水冷,江河日下,香文化由此便开始转入了潜伏沉睡的状态,甚至消失了上百年时光。

(五)新时代:机缘天成,香在椟中求善价

近些年,国内传统文化快速复苏,沉香和其他传统文化一道,都呈现出爆发式的发展态势,不仅在拍卖市场、藏家手中、高端人士书房,就连在普通百姓眼里,沉香都变成了奇货可居的稀罕物件,但大多数人,包括一些收藏家,只知道沉香昂贵,却不甚了解何为沉香。宋人说"沉香一片值万钱",到今天,上等沉香依然是绝对的昂贵之物,有人称"物体中最纯净的是钻石,味觉中最纯净的是沉香"。沉香在人们心中的地位越来越高,其中一个极为重要的原因,就是沉香的形成过程,蕴含着神秘的机缘意义,需要时间,需要磨难,更需要巧合,而且目前无法人工复制,这种神秘的机缘感,最容易触发人们内心最脆弱、最需要慰藉的心结,瞬间茅塞顿开,似乎大彻大悟。沉香由天地精华孕育而成,历经时间的浸润和伤痛的洗礼,历尽摧残,不急不躁,成为腐朽中蜕变出的神奇。人们因之习惯地认定沉香就是灵物,能够帮助清净身心、反观自照,使人心如磐石,在熙熙攘攘的红尘中,保守本真,坚持自我,怡然自在地化解人世间累积的一切暴戾和浊气。当然,也有不少人是抱着"玉在椟中求善价"的心态,指望着收藏沉香迟早能够"大发一笔横财",从而多了许多俗世的功利和杂念,而少了许多古人崇尚的精神追求和美妙意境。

三、沉香是一种精神文化

随着传统文化复兴的步伐不断加快,沉香作为特色传统文化中非常特殊的一类,成为艺术品投资收藏比较火热的门类,很多人都将其作为一种具有极大保值增值空间的另类投资品。但是,不少刚刚进入沉香收藏市场的投资收藏者,往往容易忽视它的精神文化内涵,无视沉香是一种具有一定生活品质的文化产品,是千百年来中华精神文化的高度结晶,而仅仅将其作为一种可以囤积居奇、牟取暴利的商品加以"投机"收藏,本末倒置的心态,既令人着急,又令人惋惜。

(一)古代:沉香历来是王公贵族在精神层面的高端渴求

古往今来,无论是文人墨客,还是王公贵族,抑或是平民百姓,都将沉香视为高品质、高境界的象征。各种诗词歌赋、经书壁画、出土墓葬、艺术作品等都少不了沉香的踪迹。它以异常精彩的姿态,展示出一幅幅气势恢宏的历史画卷,内中都折射出古人对物质生活与精神层面的孜孜渴望和不懈追求。

在浩如烟海的史料中,关于古人借沉香寄托精神意愿的记载比比皆是。和今人一样,古人品味沉香,主要是通过视觉与味觉来细细体会,品味沉香气味变化的丰富多彩以及感官愉悦的酣畅淋漓,在香味变幻中彻悟真谛,在感官愉悦中畅享美好,古人将这种与沉香完美互动所产生的精神熨帖,合称为"天人合一"。王公贵族对沉香的使用几乎无时不在、无处不有。因为王宫居室终日里以香炉熏焚沉香,或熏烧用沉香制成的合香。尤其是在香文化鼎盛的宋代,宫中高层有的用沉香熏衣,有的用沉香沐浴,有的以沉香水涂身入药,有的用沉香浴养生保健,沉香成为宫中必不可少且尊贵无比的生活用品,是权贵阶层精神象征的不二宝物。虽然香文化在历史发展中不断兴衰起落,在民间也甚为风行,但沉香却从未真正进入过寻常之家,就因为它资源的稀缺、价值的昂贵乃至身份的高贵,不能轻易拥有,亦不敢随便唐突。

在古代文人的笔下,写沉香的诗句时常跃然纸上,黄庭坚的《香十德》盛传千年不衰,至今仍被香界奉为圭臬。众多文人以香为友,品香、玩香、斗香,可见当时文人墨客在精神上对沉香何等依赖。透过诗词内容很容易发现,作者或是感叹沉香的美妙,或是借景寓情咏物明志,但无论为了哪般,沉香都脱离不了人们渴望精神有寄托和心灵有慰藉,以及生命能得到高质量的延续与畅享。

因此,从沉香文化的角度来看,沉香所代表的精神,是人们对最高生活品位的追求与最好生活境界的向往。在普通百姓看来,沉香就是高贵生活的代表,只应天上有,不可入红尘,想想就行了;而在文人贵族眼中,沉香则是大自然最神秘、最宝贵的馈赠,彰显着大自然博大的胸怀、顽强的生命力以及鬼斧神工;但在古玩收藏大家心里,沉香则是历代文明的集大成者,不仅代表着中国的精神文明,更意味着具有不可估量的收藏价值和经济效益。

(二)现代:沉香对现代人的精神价值一目了然

数千年来,沉香以丰富多彩的艺术姿态展现在人们面前,极尽香文化之精髓魅力,在传统文化蓬勃发展的今天,它的精神价值毫无疑问值得进一步深入挖掘,并实现创新性转化。

首先,现代人依然视沉香为精神浇灌之珍品。现在社会生活节奏加快,生活压力加大,人心相对浮躁,人们在忙碌的工作之余,更希望贴近自然、享受自然,渴望得到某种纯天然品位且与时代相呼应的精神文化的浇灌,而香道文化正是这种精神需求的最佳选择。作为修身养性的理想物品,沉香往往难以替代,它不仅能给人高洁优雅的感觉,而且燃点后云烟缭绕,让人思绪万千、烦忧顿消。对于爱香之人来说,焚香、闻香、品香,其过程之唯美,美在想象空间无穷无尽,美在思绪翩翩无边无际,美在香气韵味无与伦比,美在精神酣畅无拘无束。这便是最透彻的修身、最完美的养性。

其次,现代人依然视沉香为精神品位的象征。沉香形成不易,重金难求,自古身份高贵,历朝历代都与权力、等级、财富纠葛不清,至今依然价格不菲,依然在某种程度上摆脱不了世俗趣味的羁縻,常常与身份和地位难解难分,往往又在自觉和不自觉中,将身份与地位等同于品位。似乎身份高、地位高的人,品位就高,潜意识中使得沉香成为当代人身份与生活品位的一大象征。无论是沉香在嗅觉官能上带给人精神层面的超级酣畅,还是因身份和地位的"高人一等"而产生的心理优越,统统都归功于沉香在精神层面满足了他们修身养性的诉求,从而产生了这么一门生活美学,无论是真美学,还是伪美学,都认定是沉香在生活品位与美学中发挥了重要的作用。如今,沉香被高端社交人群所普遍接受,保值度高。但精神品位真正高深的人,佩戴低调,藏愚守拙,只为其内在品质而折服。

最后,现代人依然视沉香为精神养生之极品。沉香得天地之灵气,收雨露之精气,成天地之精华,是不可多得的养生精品。沉香,特别是高品级沉香,能疏经通络、静气安神;可解风水邪毒,也能治心神不定。沉香药性微温,香能通窍,烟能凝神,入药安全无毒,具有提神醒脑、舒缓情绪、排解压力、辅助睡眠、调节内分泌等养生保健功效。同时,饮用沉香能益精壮阳、锁精门、固精关,滋养肾髓。沉香之辛味,能守能窜,暖腰膝、壮元阳,使人精气饱满,改善腰膝酸痛。因此,沉香成为当代人忙碌之余的养生佳品。

第四节　中国沉香文化

沉香文化先是以高雅的文化姿态,长久流传在中国古代上层社会之中,向来被赋予了某些独特的神秘感和贵族气。作为中国香文化的一个重要部分,沉香文化如同茶文化、酒文化一样,博大精深。沉香文化包括沉香的品评技法、艺术操作手段的鉴赏、品香美好环境的领略等整个品香过程,其过程很好地体现了形式和精神的高度统一。

后来,随着社会生产力的提高以及经济文化的不断发展,沉香文化经由权贵阶层和文人雅士逐渐走进了平民百姓之中,渗透进人类社会生活的各个方面,继而产生了巨大而深远的影响。

如今,沉香因其固有的特性及其少有的珍贵性,使得收藏沉香已成为一种时尚,沉香文化得以再次风行在大众生活里。正是在这样一种背景下,深入了解和掌握沉香的文化底蕴及其历史渊源,保护好并合理使用沉香古玩物件和遗产资源,才能更好地传承与弘扬中国盛行千年的香道文化,更好地服务于这个时代的高品质生活,合力推动社会经济的协调发展和人类社会的全面进步。

一、中国沉香文化述略

沉香文化作为中华民族千年文化传统中曾被短暂遗忘的一块瑰宝,

跻身于中国最富历史底蕴和最富历史影响力的四大传统文化之列,从古至今,广受社会各个阶层深度喜爱。它以自身高雅而质朴的气息熏陶着每个时代的追香人,给人妙不可言、无比美好的体验,从而拥有极高的历史地位。

盛唐时期,食文化、酒文化、茶文化等各大文化,相继在华夏大地发展起来。与此同时,熏香也逐渐发展成了一门常见的艺术。达官贵人、富裕之家经常性宴饮聚会,享受着高端悠闲的生活。谈笑间,他们争奇斗"香",追求极致,给熏香艺术注入了许多特色鲜明的内涵。特别是鉴真和尚的那次东渡,成为一次历史性标志事件,不仅把佛教传到了日本本土,也将熏香传给了日本人民。就在日本平安时代过后,香料开始脱离宗教,从高端小众走向寻常百姓,汇聚到对"美"的主流追求之中。日本影响极大的古典名著《源氏物语》,曾多次提到过一种"熏香盛会",描述了当年日本贵族群体,争相学习"唐人"的样子,经常性举行各种"香会"或"赛香"活动,熏香、鉴香、赏香,使得中国唐代的香风迅速融入了日本的和风,逐渐形成了具有特殊风习的日本本土化沉香文化。

粗略回顾,即可一目了然,自秦汉以来,中国沉香文化经历了 2000 多年的发展,这 2000 多年的时间,正是中国沉香文化发展的黄金时期,此间的沉香文化,高潮迭起、热闹非凡,从一座高峰迈向另一座高峰。稍微梳理后不难发现,中国沉香文化大体可以分为"佛教用香、王室用香、文人用香、百姓用香"这四大分支,各大分支又主次有序、先后影响、相互交融。其中,以佛教用香作为主线,牵引着其他三大分支向前发展。如今,各类用香文化已基本融为一体,早已打破了所有权贵、高雅、文艺等藩篱,回归到用香的本质。

(一)佛教用香

佛教传入中国之前,沉香仅仅是作为珍贵的熏香用料,服务于上层社会的日常生活,并未被赋予文化内涵或精神价值。但佛教传入中国之后,带来了大量新鲜事物,沉香则被赋予了祭祀、祷告、实用、信仰等许多文化意义,使得沉香文化的内涵得到了极大的拓展和延伸。

(二)王室用香

古时王公贵族无不以拥有沉香为尊为傲,成为一种高等级身份和地位的象征。早在秦汉时期,王公贵族就已经常使用沉香熏衣上朝,又选吉庆之日用沉香沐体迎神。王室是最古老的用香文化群体,最为高端也最为奢侈。他们除了奢靡的享受外,还常用沉香祷告上苍,祈求风调雨顺,推崇用沉香礼佛。

(三)文人用香

文人用香深受佛教用香与皇室用香的影响,是从佛教用香和皇室用香演变而来,天然带有哲学思想和尊贵习气。文人大多用香修身养性、开启心智、追求高洁,少数文人"情到深处",还会透过沉香寻求精神境界的升华和灵魂层面的超脱。像苏东坡、李商隐、黄庭坚等都是知名香友,借着"香""烟",他们不仅留下了许多香方,还创作了大量与沉香有关的文学作品。

(四)百姓用香

百姓用香姗姗来迟,而且来之不易,是在得到佛教、贵族、文人普遍"肯定"之后,才得到普及推广的。百姓用香更多的是用于祭祀、拜佛以及日常生活。佛教用香与皇室用香对百姓用香影响非常深刻,但文人用香才是百姓用香的真正推手,文人用香的普及,使得香文化全面渗透进社会各个阶层,最终使得沉香文化全面大众化。

总之,沉香文化在向前发展的过程中,随着时代的变迁而不断变化,先后流行过很多种不同的形式。如今,在新时代的风尚里,品香饮茶正逐渐取代美酒佳肴,成为全社会流行文化中最抢眼的一道风景。它赋予了成功人士一种时尚健康的生活观念,让劳碌的人们在繁忙工作之余享受一刻宜人的舒缓,在悠闲假期中增添一笔亮丽的色彩,在商业伙伴间增加一种令人歆羡的品位,在美满生活中保留一份额外的健康。因此,沉香文化,在新的时代,与时俱进地被增添了许多崭新的内涵。

二、中国沉香文化的形成

沉香文化作为一种广受喜爱的文化形式,历经千年的洗礼,不断得到丰富和发展。沉香文化的性质与内涵,不只是机械地嗅闻香料味道和简单的香席仪式展示,更多的则是一门综合艺术文化,是古代人们对艺术和哲学经过深入思考后所产生的意识形态的集大成,这也是沉香文化的核心内容,远远超越了香料出烟、香品出香的基础物质文化。

概括来说,沉香文化是以沉香为基础,以香料、香具、香席等为依托,在各种出香的实践活动中,人们实现从生理感受到心理感受升华的一系列用香认知、用香行为和用香经验的文化体系。

中国的用香历史分外久远。最早大致可以追溯到上古时期的祭祀活动。甲骨文中的"柴"字就是祭祀用香的象形字。《说文》解释为:以火焚烧木柴祭祀天神。春秋战国前后,出现了祭祀用香和生活用香并行发展的局面,熏烧、饮服、佩戴、汤沐等都是当时贵族的惯常用法。在此期间,"香气养性"观念已初现端倪,是"养性"论的典型代表。

沉香最早进入中国人的生活,是以药材的形式。汉武帝时期,张骞出使西域,拉开了中土地区与中亚、南亚各国全方位、大规模对外交流的序幕,产于域外的香药如沉香、苏合香、迷迭香等大量跨越国门,推动了国内不同地域、不同民族、不同阶层间用香仪典的融通与交流,"杂熏诸香"的合香之法应运而生。在东汉大学者应劭撰写的《汉官仪》中,记载当时官员临朝奏对时,要"以口含香"使口气清新,从此"含香"便成了在朝为官的代称别名。这足以证明,沉香文化在此时的中国已经盛行。

汉武帝之前,熏香就广为流行在贵族阶层,尤其盛行在我国南方两广地区,甚至熏香器具都已传入东南亚各国。作为文化交流的必然,佛教也借由西域商队传入中国,焚香由此拥有了别具一格的文化寓意,沉香用香之法随之便经历着从熏香到焚香再到香席的节节演变。

进入魏晋南北朝后,沉香文化主要向医药方向演进,虽然时局动荡,朝代更迭,但对外交流陡然扩大,著名的《南州异物志》《南方草木状》《名医别录》《和香方》等大型本草典籍相继问世,其中关于香品种类和香药类型及其功用的记载极为丰富,所有这一切,均有力地证明,沉香文化在这一时期已完全形成。

三、中国沉香文化的发展

随着历史的发展和时代的进步,中国封建社会在政治、经济、社会、文化等方面,渐次进入发展高峰,沉香及沉香文化也逐渐融进了大众生活的方方面面。尤其在隋唐时期,异常发达的陆海交通与日益强大的国家实力,使得各类名贵香药产生极大流通成为可能,沉香价格一度高出檀香价格 5～6 倍,但即使价格如此昂贵,依然大量出现在建筑、装饰、焚烧之类的奢靡消费行列。

奢靡的用香之风此起彼伏、经久不息,用香仪轨也被内化成宫廷生活的重要组成部分,"沉香甲煎为庭燎""衣冠身惹御炉香""朝罢香烟携满袖"等,就是隋唐时代宫闱香熏缭绕、官员香盈袖衣的真实写照。文人赋诗作画抚琴之前,都要焚一炉好香,净化周遭空气,营造温馨氛围,以便凝神定气,进入冥思境界。就这样,香席作为一种情致高雅的品香活动,又在文人雅士阶层盛行开来。

最传统的香席是"隔火熏香",最常用的香具是"炉瓶三事",即香炉、香盒与箸瓶。在讲究意境的品香过程中,特制香炉中的香灰,要用香铲耐心地整理均匀、调理疏松,再将表面细细抚平,然后在炉灰中央用香匙轻轻挖出一个深洞,充作炭孔,后用香箸将烧透的炭夹入其中,再以香灰盖上、展平,中间插一小孔,用以通气。之后,将香品割成薄片、小块、粉末等,于气孔上口放一薄垫片(金箔、云母、金属等),再将割好的香品放置其上。品香时,若是小香炉,可一手握其炉底,托至胸前,一手微微罩住,以聚香气,靠近香炉缓缓品吸。遇有上品沉香,香味层次极为丰富,随着炉温的升降和时间的变化,会呈现出许多种不同的味道。

宋代开始,更多品类的沉香、檀香、乳香等,先后随着发达的海上贸易流入中原,成为源远流长的香文化与香道艺术的重要载体。并且,香道与茶道一样,一举发育成文人雅士意趣生活中两朵意想不到的奇葩,不但馥郁葱茏,而且历久弥新。用香的仪式外延到书法与品香相结合,使品香鉴香成为一种普遍盛行的礼仪化社交活动。而宋代高度发达的烧瓷技艺与贞松劲柏的审美情操,为沉香文化,尤其是香类器具的繁荣与普及提供了强大的物质保障和精神动力。在不断提高的品香追求中,陆续诞生了一些特制的香具,如供线香使用的香筒和香船,供香粉使用的香炉和香篆等。这里的香篆就是一类专门用来燃点香粉的模具,此期的书斋、闺阁和某些当时人们认为重要的场所,常见人们把合香粉末用模子压印成精彩的字形或花样,点燃后循序燃尽,具有很高的艺术技巧和美学价值。

明清时期,用香文化再次得到了长足发展,尤其是在朝贡贸易的支持下,沉香文化的发展更为稳健。永乐大帝年间,郑和七下西洋,先后奉命采买了大量珍品,其中就有极品沉香:"沉南、龙速之香,麟狮、孔翠之奇,梅脑、薇露之珍,珊瑚、瑶琨之美。"而大航海时代开始以后,葡萄牙香料贸易异军突起,蜂拥而至,迅速据守澳门以为咽喉,同中国开展交易,从此开启了近代澳门别样的历史。

明代后期,国家强势出击,全力肃清倭寇,全面开放海禁,极大刺激了中国社会的香料内需,用香文化因之空前繁荣,用香之事十分盛行,对香方、香具、香仪的讲究也更上层楼。明代著名的养生学家高濂撰写的《遵生八笺》卷十五《燕闲清赏笺》于论香一节中,就专门述及了焚香七要,在"隔火熏香"之法的基础上提出了在炭饼与香药间应加入隔火砂片,认为"香烟若烈则香味漫然",而"以银钱明瓦片为之者,俱俗不佳,且热甚不能隔火"。

就用香方式而言,明清两代不但大量出现丸香、饼香、印香、龙桂香、聚仙香(棒香)等各类香品,在香方调和上,又额外增添一份养生之气,用被誉为"香中阁老"的沉香,调和各种香药药性,目的是"以缓解秽浊不正之气,涤灌人体心腑之液"。

四、中国历代沉香文化

中国沉香文化是中华民族在历朝历代的用香历程中,人们围绕着香材的获取、香品的配制、香质的品鉴,逐渐形成的一系列关于沉香品质、用具、技法、使用习惯的观念和制度,是凝聚了华夏民族的生活经验与聪明才智的产物。总的看来,中国历代沉香文化的集中特点,主要是沉香集药用、香韵、饰品、陈设、艺术品等多重功能于一身,所形成的一系列特色鲜明的文化现象,其中最突出的则是沉香文化一直代表着一种更高层次的精神追求和生活享受。

(一)汉晋时期已然兴起

其实,汉晋时期人们对沉香已有初步研究。因为沉香最迟在汉代就很常见,人们对沉香的认识已经达到了相当高的水平。东汉时期,我国岭南最早的学者杨孚于其所著的《交州异物志》中记载有:"蜜香,欲取先断其根,经年,外皮烂,中心及节坚黑者,置水中则沉,是谓沉香。"该论述与沉香的形成完全吻合,得到古今一致的认可,并且描述得十分细致,可见早在东汉时期,人们对沉香的认知就与当代不相上下。

(二)魏晋南北朝不断深化

在继承前代传统的基础上,沉香文化在这一时期得到继续发展。作为二十四史之一的《梁书》在《林邑国传》中就载有:"沉木者,土人斫断之,积以岁年,朽烂而心节独在,置水中则沉,故名曰沉香,次不沉不浮者,曰香也。"这说明,在魏晋南北朝时期,人们对沉香的研究又较东汉时期更进一层,更深刻一些。在这篇文献中,不仅提及了沉香的形成过程,还深入阐述了有关沉水香和非沉水香的种种问题,这就是对沉香文化认知不断深化的明证。

(三)唐宋时期迈向顶峰

贡品文化自古盛行,在中国古代从未间断,唐宋时期也不例外,沉香文化依旧是在延续汉晋之风的基础上继续发展。从数量规模上看,沉香源源不断通过各种渠道输入中土,争相充当进贡佳品。北宋时期官修的《新唐书》在《地理志·七上》中就记载有:"土贡:银、藤簟、竹席、荔枝、鼍皮、鳖甲、蚺蛇胆、石斛、沉香、甲香、詹糖香。"沉香赫然在列。成书于后晋时期的《旧唐书·敬宗》也记载:"丁未,波斯大商李苏沙进沉香亭子材,拾遗李汉谏云:'沉香为亭子,不异瑶台、琼室。'"说明在当时,波斯大商人先后进贡了大批沉香原木,而且这批沉香应该是经由古丝绸之路而来,从中可见当时的沉香文化何其兴盛。不过,纵观整个宋代,基本都是这样,因为在《宋史·诸国朝贡条》中载有:"绍兴二年,占城国王遣使贡沉香、犀、象、玳瑁等,答以绫、锦、银、绢。"众所周知,古占城国在古代很长时间都隶属于中原王朝,在很多进贡的礼品单中,都有该国出产的沉香。由此可见,沉香使用在唐宋时期就已成为一种文化风尚。

(四)明清工艺精品迭出

国人对沉香佳品的追逐,对沉香文化的津津乐道,对沉香精神的孜孜以求,使得沉香艺术喷薄而出、百花齐放。沉香工艺品一直以一种瑰丽的文化形象活跃在历史舞台上,沉香被做成各类工艺品流传于世,特别是在明清时期。这一时期的沉香文化依旧是在延续前人的基础上进一步发展。从功能用途上看,沉香文化得到了更大的拓展,从传统的药用和熏香,逐渐向精致的艺术品过渡,而且这一趋势越来越明显。因为当代很多沉香传世精品,都出自明清时期,如时常可见的如意、葫芦、手串、笔掭、笔架、腰带、印章、臂搁、花插、镇纸、狮子、山子、插屏、摆件、项饰、沉香扇、随形山子等，都有造型隽永、雕刻凝烁的精品，呈现出千变万化、多姿多彩的文化之象。

（五）民国延续清代之风

民国脱胎于旧制，时间太过短暂，沉香文化完全延续着清代风格，以艺术品雕件最为多见，在雕工、造型、纹饰等诸多方面都墨守成规，鲜见创新。从规模上看，民国沉香在数量上远不及清代，但民国时期的沉香基本上都以野生为主；体积上基本都是以小为主，大型的沉香雕件极少见到；从材质上看，真正优质的材料也不多，像奇楠这等精品更是罕见，多数是一些供医药使用的沉香，料块也不是很大。民国沉香也延续着清代沉香的特征，以传世佳品为主，目前在一些拍卖行的拍品中时能见到。

（六）当代复兴正在加速

沉香在沉寂了一段时间后，于 21 世纪得到迅猛发展。当代沉香数量最为丰富，主要是适逢盛世，世界各国的沉香均可通过进口进入中国，顺利完成了沉香制品在原料上的积累，反观过去一些盛产沉香的国家，其产量则日益减少。在越南，野生沉香树已基本灭绝，想要恢复已经很难，而我国海南等地，尚且保留有部分野生沉香资源。其次是人工种植沉香的出现，在很大程度上减缓了沉香的损耗，即如焚香、药用等对沉香的刚性需求，目前市场上大多以人工种植的沉香作为替代，这在客观上确保了野生沉香得到有效保护。传统观念里的沉香大多应用在沉香雕件、把玩物件等领域，如各种串珠、项链、挂件、佛珠等的数量，一直处于猛增的状态。当代沉香在大小特征上主要分为两类，野生沉香依然坚持以小器为重，而人工沉香已无大件小器之分，主要是根据器型需要进行制作，大小兼备，如大型的山子、摆件等，有的还有几十厘米高，不再局限于以小为美。

五、中国沉香文化的历史脉络

纵观历史就能发现，沉香文化在中国的发展如同山峦起伏，奇峰迭出。早在先秦时期就已初具规模，出现第一道奇峰；随着版图的扩张，南方交州地区（今广东、广西）所产香料大量进入中原，丝绸之路又令西域香料大举涌入中国，由此出现了沉香文化的第二道雄峰。那时的沉香作为朝贡之物,专属贵族上层的特权,民间使用基本是香草或其他香料。就算意外拥有沉香,大多也只是用来熏衣熏被、除臭增香、祛邪除秽。《赵后外传》中就提到汉成帝皇后赵飞燕,时常焚烧香料,以香汤沐浴,给头发涂抹香脂。

佛教传入中国后,沉香迅速成为广大信众追捧的珍品,中国的沉香文化从此呈现出另外一种崭新形式的繁华。大致成书于西汉成帝时的《汉武故事》,就明确载有汉武帝在甘泉宫焚香礼佛之事,其中沉香就是主角。

隋唐时期,国家强盛,佛教兴起,文化昌盛,中国沉香文化又出现了新的一个高峰,此时的用香量猛增,对香品的分类也有详细的规定,用法还异常讲究:厅堂有堂炉、供炉焚香,文房有文炉、琴炉焚香,卧室有卧炉、熏炉焚香,修炼有行炉、压经炉焚香,而且各不相同,各有特色,里里外外,专香专用。

隋朝皇帝个个爱香,好似烧香狂魔。以隋炀帝为最,他的用香极度奢靡,预囤大量沉香,每到除夕之夜,必在殿前架设火山,每座火山焚烧沉香数车,火光高达数丈,几十里之外都能闻到香气,一夜之间就烧掉沉香两百车,房室中不点油纸灯火,而是悬挂120颗宝珠用以照明,其珠光足以媲美白昼。

盛唐的到来,再次将沉香的用量推到新高,大臣家中普遍拥有沉香大件,或以沉香为材建成亭台楼阁。当然,这个时期使用沉香的人士,仍以上层社会居多。

隋唐用香肆意夸张,使本就稀缺的资源更加稀少。到了五代两宋时期,因沉香资源锐减,用香文化不得不变得多元化。和香的使用被迫增多,各类和香配方丰富起来,也非常完善,尽量充分利用。随着原料发生变化,香的使用方法也在相应改变。

宋代开始,"隔火熏香"渐渐代替了直接烧香。这种新的熏香方法,不产生烟气,香气释放更加舒缓,香味醇和更加怡人,油脂释放更加高效,也增添了更多情趣。好似宋代的点茶,隔火熏香需要的器具种类较多,流程繁琐,深得文人雅士青睐,跃居文人墨客书房首事。

这种熏香方式的改变,直接把宋代沉香文化推向了另一座雄峰,也就是从隋唐的极盛发展到了宋代的极雅。那时,还有另外一个明显的进步,就是沉香走进了百姓家庭,沉香文化开始百姓化。这时的诗歌文章对沉香的描写,从权贵、佛事开始转向日常生活和雅风趣事,用香文化逐渐从王侯将相走向了平民百姓。后来,随着和香的普及,香便成为老百姓日常生活的必需品。宋代沉香文化发展的另一大特点,就是出现了大量掺杂香料的茶饼、香皂,甚至于街头小巷都涌现买卖成品香的店铺,说明这时的沉香已经融入了百姓生活的细微深处。

元明时期,沉香的使用愈加方便化和生活化。先是元代出现了方便好用的沉香线香,后是明代出现了小巧简单的宣德香炉。在不少描绘百姓生活的画作中,都可以看到这种香炉,这就意味着中国沉香文化彻底民俗化了。也正是在这个时期,与宗教、王室、文人完全不同的全新沉香文化——百姓沉香文化已然趋近成熟。

清代可以说是沉香文化的集大成者。集各朝各代沉香文化之长,既有汉唐的硕大香具,也有宋明的雅致器物,更加符合大清王朝特有的雍贵浮华。清代开采技术的提升和制香技术的完善,使得各个阶层的用香都达到了历史最高点,从饰品到把玩件,再到日用的线香、塔香,层出不穷。只不过,在沉香文化如此繁荣的背后,却隐藏着对沉香资源的疯狂掠夺,直到鸦片战争揭开中国百年动乱序幕之后,沉香野生资源方才重新获得休养生息的机会,但同时也迎来了沉香文化的百年萧条。

如今,在历经百年磨难后,我们重新面对古老的沉香,重新审视厚重的沉香文化,重新品闻这股传承了数千载传统文化的幽香时,敬仰之情不禁油然而生,同时也不免百感交集,古时那"一香一火"的力量着实神奇,火的使用令人类从兽群中脱离出来,香的使用令中国"家文化"的传递超越千年,使华夏文明从本质上区别于其他文明。也许,中华文明之所以从未中断,其核心秘密就在于这香火传承所带来的长流不息。

六、中国沉香文化在新时代的特征

沉香对中国哲学思想的形成和人文精神的孕育都起到过重要的催化与促进作用,这是其千年魅力之所在。如今,时间的脚步迈进了新的千年,今天的中国沉香文化,也有了新的诠释和新的特征。

首先,更加注重科学发展。很显然,当代中国的沉香文化从一开始就紧扣着时代主题,致力于用科学的手段,实现沉香的可持续开采利用和沉香文化的全面繁荣与发展,坚决拒绝"竭泽而渔"的追逐方式,全面摒弃奢侈滥用的不良风俗；十分注重以科研科学的方式,提高沉香的使用效率,缩短沉香的结香时间,设法实现可重复采香,引导人们追求健康高尚的沉香文化消费。

其次,更加注重方便消费。时代不同了,当代沉香文化的消费既注重方便实用,还注重便携易用。如今人们的生活节奏不断加快,时间碎片化明显,难得有时间专门品香鉴香,这是其一；其二是,现代人四处奔波,早上在上海,下午就在成都,甚至今天在中国,明天就出现在美国,来去匆匆,少有固定的品香场所；再加上现代人的圈子博杂,不像古人那么单纯易处,这必然促进了当代香品香具转向快捷化、便携化,使沉香文化活动能更好地开展、更方便地享用。

再次,更加注重不断创新。新时代的沉香文化是不断创新的动态文化。社会的发展日新月异,特别是互联网飞速发展的当下,加速了虚拟现实的到来,沉香文化只有不断创新才能适应时代的需求,继而蓬勃发展,在坚决继承传统的同时,会更多地考虑跨界多元融合,努力延长沉香的生命力。只有这样,沉香文化才能在新的时代特征下,形成未来历史上一座新的高峰。

最后,更加注重实用开发。当代沉香文化更加注重功用,但强调沉香功用并不代表丢掉传统。沉香的功用很多也很妙。它是"享受中的享受",沉香之所以能迷倒历代权贵,为各阶层集体推崇,主要是因为其香妙不可言；它是"沟通中的沟通",在待人接物中熏闻沉香,能够放松心情,拉近彼此内心,畅谈言欢；它是"文艺中的文艺",不仅历代文人雅客从事文艺创作时都要燃点增益才思,帮助达到天人合一的境界,沉香还能与任何文化艺术相结合,创造出千变万化的艺术珍品；它是"养生中的养生",沉香凝神静心、行气通窍,调节神经中枢紧张、兴奋的状态,对节奏快压力大的当代人来说,不愧是养生中的极品。

在如今这个相对功利的社会,人们几乎每天都要面临各种焦虑、慵懒、浮躁等负面情绪,保持良好的心情,积极向上,充满自信,健康地生活,甚至于回归清净恬静,这是每个人内心深处最大的渴望。高强度、快节奏的生活,让人际关系越来越疏远,人人都在呼唤人性的回归。沉香淡雅平静、超脱宁和的特质,恰好符合现代人这些心理需求。而沉香文化回归,或许正是解决这些问题的最佳方案。

第五节　沉香文化与中国香道

香道,通俗地说,就是指通过呼吸活动,先是享受香气的美好,继而达到凝气安神、养身健体的一种高端优雅的品香经验与方法。从科学的角度来说,香道则是一门关于气味的学问,它是人类在自身的生存与发展过程中所积累的关于一切用香的系列感悟、体验与经验的总结。广义的香道博大精深,并非狭隘地单指祭祀或其他用香。

中国香道历史久远,根基深厚。中华文明五千年香火不断,实则与香道的传承有着极为密切的关系。最为奇特的是,世界五大文明均与香道有着千丝万缕的关系,并有许多暗合之处。古今中外所形成的众多香道流派,各具特色、互为补充,所形成的香道文化,蕴大含深、贯微洞密。而莞香,作为中国香料的极品,人们在使用的过程中还总结出了别具一格的具有普及和适用两大特点的香道,使得莞香香道成为中国香道文化中的特有代表。

中国的香道最迟应形成于宋代,在明代及清初达到了鼎盛,后随着清王朝衰落、西学东渐及民国战乱而走向式微,最后不得不退出贵族和文人的清闲生活;加之历代的过度开采和奢靡浪费,使得中国野生沉香资源不断减少,甚至濒临绝迹,牵连到香道文化也一度销声沉寂。与此同时,近代以来,中华民族命运多舛,香文化的发展也遭受了巨大的冲击,被迫渐次退守到神坛庙宇之内,以至于许多不甚了解的人都误将香文化斥之为封建迷信而要强行扼杀,发展到如今,国内很多人都不知晓有"香道"一词,实在令人扼腕叹息。

一、中国香道的起源

从古典文献记录可以推知,香道实质上起源于人类对香的接触、认识、体验和总结。显然,没有香,就不会有香道。香是客观存在的,是不以人的意志为转移的;而香道,则是人类对香的认识和把握以及运用,既可以为人类支配,又可以为人类服务。香是一种气味,与人类相伴相生;道则是一种高阶的方式方法,是信仰和精神的追求。人类的生命是在呼和吸两个过程中持续诞生并得以延绵不息的,气味则永远与生命无法分离。人类对香味的体验与把握,开始并不自觉。只是在后来,经过多少年、多少代之后,人类才开始将其上升到道的高度来认识和把握。

就中华文明而言,关于香的认识,真正有文字记载的是在殷商时期。那时的甲骨文中就有最早的关于香的文字。"香"字的构造,就是上"禾"下"日"。说明此时的人类,对香的认识已非常深刻,并努力通过文字表述出来,这就是一种文化,也即启蒙阶段的一种香文化。

深入研读《说文解字》之后使可知道,香原本就与谷物有关,与日常生活关系密切。生命和生活、命运和性命等与人类有关的一切,都与香息息相关。而"柴"和"祡"字的出现,则表明人类早就认识到,食物要用火烧烤生出香味来,才能更好地享受美食、养育生命、祭祀天地,以确保生命的健康、繁衍、生存与发展。

就这样,围绕着生命和生活,经过多少代人的不懈努力,人类先后有过许许多多有关香的发现和发明记录,如燃蒿避邪、燔木升烟、香料防腐、香草防臭等,在这些最为普遍的日常生活中,为了更好地生存和发展,所采用的一切方式和方法,就是人类最早最朴实的香道。

后来,随着社会的进一步发展,人类在实际生活中对香又不断有了新的发现、新的发明、新的创造和新的认知,香道的内容、范围和层次也随之不断扩充,以至于无所不包。人类只要活在这个地球上,哪怕发展到再高的阶段,都需要衣食与住行,都需要养生与保健,这就必然深深浅浅地与香道发生着广泛的联系。也正是在这样一个相互交织的过程中,香道从最原始最纯粹的物质生活,逐渐过渡到蕴含着越来越丰富的精神内容。

中华文明历来讲究"香火不断",其含义既包括看得见的香火物质,又包括看不见的香火精神。香看得见、闻得着,但摸不着;香道则是香的更高境界,它虽然看不见,却充满在人类的精神领域,让人安神、辟秽、怡情、健身、愉悦和感悟。

从这个意义上说,香道像极了文学艺术,源于自然而高于自然,是人类在漫长的历史进程中,不断对香的认知和把握所进行的深化与升华,不断对用香的知识和技能所进行的总结与践行。从春秋战国的平常祭祀,到汉代熏香的骤然兴起;从丝绸古路香料的汨汨输入,到隋唐香文化的成熟完备;从宋代士大夫的雅集斗香,到明清民间香药的普遍流行;从王公贵族的庙堂品香,到平民百姓的居所驱秽;乃至在大中华圈内的传统文化中,香从来都是不可或缺的,而且是贯穿始终,一直都起着良好的沟通作用,并逐渐深深地融入人类的精神血液。

可以这么说,香道起源于中华文明,发展在世界各国。《道德经》开篇就说:"道可道,非常道,名可名,非常名。"若要深刻理解和正确把握香道的本质精髓,就应该秉承这样一种意识。否则,我们所理解的香道不会是人类用香的精神升华,反而会堕落成一种奇谈怪论、道听途说的虚假梦呓。

二、中国香道的发展

香道与香文化的发展,从来就是你中有我、我中有你,难以分割。凡是有香存在的地方就有香道,只是表现形式有差异。香道一方面以香料、香炉、香艺等为载体供人类选择应用,另一方面又以形而上的姿态润养着爱香之人的灵魂。香道及香料所发挥出的味觉效果,不仅给人们带来完美的物质享受,更给人们带来高级的精神满足。

在世界范围内,香道的发展与当地文化的发展天然存在血肉相连、共同演进的关系。有的形成后发展了,并达到了高度繁荣,有的枯萎了,中断后直接消失,有的甚至还消亡得了无痕迹,唯独中国的香道文化,不但没有枯萎、没有中断、没有消亡,反而长足发展了、高度繁荣了、广泛开枝散叶了,并在新的世纪里,迎来了新一轮的复兴和发展。

古今香道的本质是一脉相承的,其发展脉络也清晰可见,这在许多香学著作和文化史著中都有据可查。认真梳理古今香道后便可得知,我国香道的发展明显有六个最主要的时期,而且特点十分鲜明。

(一)先秦时期

远古时期被认为是中华民族的童年时期。这一时期的香道,动因非常原始,也非常质朴,无非用香祭告天地,祈求保佑,渴望健康长寿幸福美满。所用香料大多取自草木,以焚烧生烟散味作为祭拜。祡祭为主,禾祭为辅,不拘于形,不限于态。那时没有香炉,亦无等级,天地为炉,四方为壁,柴草为料,以香供天,以烟为灵,老幼咸宜。到了春秋时期,黄河沿岸和长江流域先后出现了冶陶器和青铜器,从此祭祀便拥有了大型器具。这个时期的香道,慢慢产生了庄严的仪式和制度。东汉大文学家蔡邕在

《琴操》中描述道:孔子从卫国返回鲁国途中,在幽谷中见到香兰独茂,不禁喟叹:"兰,当为王者香,今乃独茂,与众草为伍!"于是停车抚琴,吟成《猗兰操》。虽然孔子颂咏的不是沉香,但他以物寄情,物神相交,确立了品香与儒家精神的内在联系,奠定了品香的基本文化内涵,可视之为中华香道文化的发端。来到战国时期,香道日渐成熟,慢慢成为人们的生活日常,佩香戴草变成时尚。屈原在《离骚》中所记香草即为那个时期人们所熟悉的香料,或用以做成佩件佩戴,或用来煮成汤液洗浴,或用香草制品燃点熏烧,这便是那个时期典型的香道。这一时期,从士大夫到寻常百姓,形成了佩戴香囊、插戴香草、焚香熏衣的风俗,衣冠芳馥在东晋南朝士大夫中蔚然风行。先秦时期关于香的使用和香道的萌发,扎扎实实地为后世香道的发展开动了引擎。

(二)两汉时期

历经香炉的流行和香料的普及后,汉代的香道蓬勃发展,成为贵族的生活必需,并且迅速从初始的祭祀神灵,更多地转向日常享用。宴饮迎客、熏衣熏被、净室安寝、祛秽养生,既显得时尚又非常实用,文化气息越来越浓,精神考究崭露头角。两汉时期香道的特点就是焚香流行。汉武帝特别喜爱用香,特意命工匠精心设计制作出了千古一绝的博山炉,专供焚香,坐享仙境,并一发不可收,使得博山炉成为后世香道长久尊奉的香炉典范。所有出土的青铜和陶器中,用于焚香的博山炉器型轻盈挺拔,炉盖仙峰层叠。焚香时,轻烟袅袅似雾从空谷中缭绕腾起,情景交融的特殊意境,令后人不由得佩服汉代先民天马行空、浪漫丰富的超常想象力。到了西汉,外来香料大量输入中原,贵族愈加重视健康养生,但凡用香必与养生有关,并用不同的香料研发不同的配伍,再经过一整套香道程序,生产出不同香味和功能的香品。也正是在这一时期,中华香道得到了空前的提升。到了魏晋南北朝,民间流行熏衣沐浴,视熏香为雅事。文人高士,隐于林泉,焚香操琴,过着高品质的生活,成为上流社会的时尚风向标。相传"竹林七贤"中的嵇康,精于操琴,也是一位精于香道的高手。

(三)隋唐时期

此期国力强大、社会进步,人们生活富庶、思想活跃,对香的认识又有了很大的发展,香道逐渐走向了成熟,并规范出了一套完整的用香体系。

鉴香、品香也已达到了"道"的更高境界。陕西扶风法门寺地宫中出土的银香熏,上面的刻纹华丽精致,巧思妙制,令人惊叹。同时还出土了若干描金的沉香山子,说明沉香在当时十分贵重,深为皇家等上流阶层所珍惜。这些器物曾经见证了大唐香道的诸法具备和成熟。与此同时,唐代国门大开,外国居民增多,社会需求多元化,香料种类多样化,追求层次延伸化,使用人群大众化,香道因之呈现井喷式多态化发展态势。此期的香道继承了西汉时期的香道精神,重在修炼、净心、怡情、感悟。唐代思想开放,对待外来文化先是包容后是敬重,最终还上升到国家礼仪层面,促使香道文化进一步规范并顺势融进中华文化的主流。薰香环节一套精致的行香礼仪,成为宫廷盛典朝见、文人雅士聚会和寺院敬用香仪的必备程序。前来朝见唐皇的外国节度使和遣唐使,经受此等奇特的香道陶冶后,大有感触,大为惊叹,因而留心练习,用心感受,然后带回本国。日本、韩国、越南、泰国等华人圈中,最先接受并积极传承中华这一盛世香道。之后,鉴真和尚率弟子东渡日本,带去了香料和香道,亲自示范传授,使得中华香道在日本落地生根,传承至今。

(四)两宋时期

香道发展至宋代更为鼎盛。香道文化从高堂寺院走进寻常百姓家,用香呈平民化趋势遍及社会上上下下。宫廷宴会、婚礼庆典、闺阁书室、酒楼茶房、生老病死等场所都要用香,都很讲究用香,且都非常注重用香仪式和行香规范。文人墨客引领时尚,雅集成风,每逢雅集,必焚香唱和,踏板行歌,留下了许多与唐诗比肩媲美的不朽词句。其中最具代表性的人物有苏东坡、黄庭坚、李清照等,他们的咏香诗、词、赋,为后世香道立下了不朽丰碑。名贯古今的《清明上河图》留下"刘氏沉檀拣香铺"的生动画面,至今都令人浮想联翩,证明宋代的焚香和品香,再也不是皇家贵胄的专利,而是完美地完成了社会化和大众化的华丽转变。宋徽宗赵佶毕生追求淡泊静穆的境界,这恰好与香道的精神相契合。宋代五大名窑同样深受影响,存世器物中就有大量仿古钟鼎的精美香炉。因此,宋徽宗赵佶所创作的《听琴图》,描绘的正是一位文士,端坐松下,轻弄琴弦,傍身香几放置有一具精致的鼎式香炉,但见青烟一缕袅袅升起,清风徐来,斜着飘向文士,悠悠然,其意境之唯美,正是宋徽宗真实心境的写照。同时,此期的诗人墨客也留下了大量品香、颂香的优美诗章,如"棐几砚涵鸲鹆眼,古衾香斫鹧鸪斑""长安市里人如海,寄静庵中日似年。梦中小炉花影转,小炉犹有睡时香"等,都有力地说明宋代香道繁荣已到了巅峰。这一时期香道的特点:一是香料极大丰富,质地可靠,层次分明,货真价实,琳琅满目。二是官民共有共享,各阶层都能用香,不分贵贱,无论老幼。三是香具制作精美,各式各样,新颖别致,层出不穷。四是香道理论成熟,出现诸如《香谱》《陈氏香谱》等著作。五是香道技巧与技艺趋于完善。如何将香料效用发挥到最好、怎样将合成香料用以养生、香道如何走向艺术化等香道问题,在书中都可以找到答案,使得香道更合乎大众精神需求。六是品香器具精美。出现了大量官烧陶瓷香炉,发明了很多与香道精神相应的香印,集中体现了那个年代人们普遍的审美追求。

(五)元明时期

元朝历史较短,且多动乱,中华香道在此期间处于衰落状态。及至明代,和平安定的局面再现,繁华如梦。文人营建香斋、静室以及收藏宣德炉成为时尚。不过,同唐宋相比,发展不是很大。但明代却有两件大事可圈可点:一是香料的加工制作技术臻于成熟,大规模生产和销售线香,将香道变得简易化了。普通人家不必再花过多的时间和精力即可在家供香。用香知识也非常普及,什么节令用什么香,什么香防治什么病,百姓人家都略知一二。二是与香有关的典籍著作数量大增,尤以周嘉胄著的《香乘》内容最为丰富,详细记载了香的种类、来源、用途及香品制作方法。还有一部旷古绝今的药书问世,影响极其深远,这就是李时珍著的《本草纲目》。它除了记载草药的性能和用途外,对十多种香的使用和制作方法亦有简明实用的记录。品香之风在元明时期依旧盛行不绝,皇宫后院、道观禅寺、孺子书斋、百姓厅堂,时常轻烟缕缕,各阶层的人均视焚香、品香为高雅之事。此时的焚香炉具,无论铸铜或陶瓷,品类繁多,钟鼎瑞兽,造型极尽工巧。著名的宣德炉就是皇家采用泰国珍贵风磨铜料经反复精炼铸成,被后世香客奉为焚香炉具极品,受到历代文人墨客的器重,万金难求。

(六)清朝时期

清代对香道的高度重视值得大书一笔。这个时期,从皇家到平民,祭祖活动空前盛行,用香祭祖、祝祷成为生活常态,而焚香、净心则是文人的精神良药。光《红楼梦》就把清朝时代的生活画卷描绘得淋漓尽致,也把有清一代所有的香道、香料、香方、香诗及其风俗愿景描绘得淋漓尽致。书中提到的用香方法,很多至今还在民间流行,特别是用香方防疫治病的事例在民间比比皆是。清末学者屈大均在《广东新语》里就对岭南地区的各种香料作过详细的记录,特别是有关莞香的资料,成为当今研究莞香及其文化的宝贵文献。清代香道最为突出的是,香炉作为香道的载体,在花样、制作、材料和推陈出新的速度方面,都大大超过了前人。康乾盛世时期,行香在日常生活中尤为普遍,以至于炉、瓶、盒三件一组的书斋供案以及香案、香几成为文房清玩的典型陈设,时人争相攀比,能有必有。

(七)清亡之后

近代香道与现代化进程遥相对应。香道随着时局的动荡变迁,起起落落,由繁变简,由多到少,直至后来短暂的中断。香道一方面被看作是糜烂生活的象征遭到清除,另一方面又因程序过于繁杂而被尽量简化。随着清王朝的没落与民国政府的异动,社会战乱频发,加之西方文化入侵,香道渐次式微,以致"奄奄一息",人民群众的精神生活被迫滑向委顿空疏,香席文化的仪式与诗词乐舞等纯粹的艺术形式,与现实生活格格不入,香道最终不得不淡出大众视野。中国百余年来动荡的近代史,风雨交加,苦难深重,对中华香道文化来说,既是一部风雨飘摇、不堪回首的挣扎史,也是一部反复跌宕、凤凰涅槃的洗礼史。大浪淘沙,真金犹在,只是被太大的风沙淹没在红尘之下,没来得及苏醒又被当作反动没落的封建残余严遭封禁,铸就了一段中华香道极为不堪的痛心史,也是中华香道最为黯然的断代史,至今依然遍布暗伤。所幸,进入 21 世纪,在大力传承弘扬中华优秀传统文化的浪潮下,中华香道不再蒙尘无光,不再东躲西藏,而是大大方方地被有心人重新认识,全力接续,从而展露出了复苏的千年曙光。

三、文人对中国香道文化的推动作用

闻香品道,意趣深远。香道其实一直都是优雅人士品味生活、人生的高尚追求。中国的香道文化源远流长,早在两千多年前的汉朝,就出现用香配衣的记载,魏晋南北朝,用香料沐浴熏衣已然成为上层社会主要的品味情趣。再经过唐宋时期的不断升华,香道的内涵便从古代的熏体、沐

浴、配衣等,迅速发展成为通过鼻嗅、眼观、手触等形式,对名贵香料进行全身心的感悟与鉴赏,并习惯配以各种庄严优雅的形式,深情地感悟生活,款款地领略美好香味。香道以呼吸香气为受纳之道,却以心灵感触为收获之理,使得在品香的过程中,生命里的种种美好纷纷绽放,来自大自然的芳香和纯天然的韵味,令人沉浸在与自然亲密相接之中,毫无间隙地感受着自然造化之神奇,敬畏自然,感悟苍生,升华魂灵。这样看来,香道的意义就远远超越了沉檀龙麝等名贵香料本身,人们通过香料这些载体,通过焚烧等方式,祛除世俗浊气,吸入世外香魂,既能修养身心,又能提升情操,在庸碌市侩的生活中,不忘制造芳香世界,抽身享受人生至美。

中国香道文化,在西汉时期首次出现了跨越式的发展。尽管以汉武帝为代表的上层统治者起到了积极的主导作用,王公贵族对香的极力推崇也起到了很大的带动作用,但香在后世之所以能发展到具有丰富的文化内涵和高度的艺术品质,则完全归功于历代文人的争相参与。总结起来,古代文人对中国香文化的发展所起的巨大推动作用,大致可以分为以下四个方面。

一是早在萌芽状态,文人就广泛介入香文化,多方合力推动。翻阅春秋战国时期的史志典籍,大量文献都反映了古代文人对香的推崇。大诗人屈原就在《离骚》中咏叹"扈江离与辟芷兮,纫秋兰以为佩";"朝饮木兰之坠露兮,夕餐秋菊之落英";"户服艾以盈要兮,谓幽兰其不可佩"。东汉名臣蔡邕还在《琴操》中,特意描述了孔子在幽谷中见到香兰独茂时忍不住发声喟叹。虽然春秋战国时期,南方的木本香料尚未大量传入北方,日常所用香料大部分还是香草香木,但那时的文人群体对香的情感,已勃然兴起,并得到了酣畅淋漓的宣泄。

二是中国文人历来都视焚香为雅事,并与个人品位紧密关联。古代文人认为,任何人对香的喜爱都是形而上的,都是出自人的本性的。宋代理学大师朱熹曾在《香界》中写道:"幽兴年来莫与同,滋兰聊欲泛光风。真成佛国香云界,不数淮山桂树丛。花气无边熏欲醉,灵氛一点静还通。何须楚客纫秋佩,坐卧经行住此中。"这说明,古代文人对香所持的态度普遍是高度肯定,既界定了香作为"雅洁文化"与"精英文化"的品质,又把香纳入日常生活的范畴,促使香文化不再局限于祭祀等范畴之内,而是逐渐走向普罗大众,这对香道文化的普及与发展至关重要。

三是古代文人普遍参与香品鉴别、香具制作和焚香改善之中。文人大量参与香事文化的结果，就是很多文人先后都变成了制香高手，深有讲究。随便翻阅香道历史，就能如数家珍，如王维、陆游、苏东坡、黄庭坚、李商隐等。苏东坡还写文章作了专门的记述："子由生日，以檀香观音像及新合印香银篆盘为寿。"单是文人们亲自研制的"梅花香"配方，就有数十种之多，并流传至今。最关键的是，文人们普遍参与烧香活动，常常能烧出情趣、烧出意境、烧出历史佳话，最终竟烧出了旷世大学问。

四是文人阶层集体崇尚用香，在全社会营造了良好的用香氛围。熏衣自魏晋时期开始流行以来，文人就习惯把爱香当作一种美名，把用香视为一种美德，把品香当作一种境界，而这一风潮在唐宋时期更为强烈。结果，即使不爱玩香品香的人，也常常会附庸风雅，展现出对用香的倍加尊敬和大加赞赏。毫无疑问，文人的这种集体尚香行为，积极影响并带动了全社会各阶层的用香风气，从达官贵人到黎民百姓，处处都要用香，即使是接传圣旨和科举考试也要专设香案。

四、莞香香道的复兴历程

南宋时期，许多文人和朝廷官员被贬，南下汇聚到岭南，如丁谓、韩愈、苏轼等，他们带来了先进的中原文化，包括焚香、品香等习俗，后来发展到将品香与品茶、听琴、赏画等结合在一起，在唐宋文人雅士中，形成了一股高雅的流行风尚。

苏轼非常善于发现新鲜事物，时常写下诗文记录身心内外之事。除了脍炙人口的"日啖荔枝三百颗，不辞长作岭南人"等千古名诗之外，还写过"每晚一炉香，胜过当皇上"等蕞尔佳句。只不过前者影响极大，妇孺皆知，后者写的是品香，普通人能懂的不多，因而知道的也少，更不清楚岭南人为何会与香道结缘。

莞香是明清两代上贡香料中最好的香料之一。正因为莞香是香料中的极品，又非常稀少，所以从朝廷到地方，从王公贵族到州县官员，个个都变相巧取，层层又变本加厉，不但供不应求，而且到了"苛政猛于虎"的惨境，直接导致了后来"以香代税"的离奇事件。尤其是皇宫征用的贡香，很长时间里都令百姓不堪重负。东莞莞香生产规模毕竟有限，但上下官吏却妄自多要，稍有不从，香农就会遭受鞭笞刑罚，甚至时有香农因完不成任务而被活活打死。噩讯传开,香农们个个惊恐异常,生怕惹火烧身,纷纷将自家香树毁掉。眼见横祸无常,周边百姓不敢再种莞香。如此一来,莞香在短时间内锐减,香道大受挫败,直到后来竟在乡间趋近消亡,加之清末海禁严苛,直接造成香业与香道在全国断代百年有余,直到新中国经济社会全面向好之后,才慢慢开始复苏。

所幸,以东莞香道为代表的岭南香道,在其他地方民间血脉尚存。据说,东莞有个名叫李用的人,曾前往日本讲学,把东莞香道传授给了不少日本学生。李用去世后,日本学生便漂洋过海不远万里将他的遗体送回故里,一路上用中国莞香祭奠老师,又用日本音乐伴随左右。这便是东莞至今依然存在的两种民俗:一是给去世老人烧香祭拜,二是聆听类似哀乐的"过洋乐"。

新中国成立以后的几十年里,香道在民间犹似风中之烛,顽强地流传着。改革开放之后,随着中日文化交流活跃,人们才发现岭南香道居然在日本一直良好地传承,不仅有李用传播的香道,还有鉴真传授的香道,更有唐代留学生带去的香道。而且,在东南亚各国,如越南、新加坡、马来西亚等,至今仍有不少人在致力于香道的传承。

21世纪初,日本一位香道大师问道而来,要和中国切磋香道。但遗憾的是,彼时中国香道仍然处于蛰伏状态,睡眼惺忪,无人出场,甚至连香道是什么都不清楚。倒是前来大陆投资的台湾同胞从容登场,一比高下,赢下满场喝彩。

其实,莞香香道,不仅代表着岭南香道,也代表着中国香道。它不仅代表着中华文化温柔敦厚和尚礼崇德的传统,也代表了中国传统文化精华中的精华。中华民族讲究香火不断,更讲究精神传承,而莞香香道所秉承的"香德",恰是中华美德的集中体现。香德也就是香之功德。以香养身,以香养生,以香防病,以香驱腥,以香散闷,以香可雅心,以香可行道,以香表敬意等。不但北宋大诗人黄庭坚曾写《香十德》称赞过香道的好处,明代收藏家周嘉胄也曾说过:"霜里佩黄金者,不贵于枕上黑甜;马首拥红尘者,不乐于炉中碧篆。"

可见,香虽细微,却集文化、艺术、医疗、养生、日用等诸多功能于一体,可充分体味"一色一香无非中道"的道理。香之十德和中国国学中经典的道德如出一辙,其中的仁、义、礼、智、信、温、良、恭、俭、让,都包含着中华民族传统美德的精髓。因而几千年来，好的香品都被视为生活妙物，四时常用，家居常备。

香道自古多流派，而今依然。香道能够受到无数香友的热爱，根本原因在于它简单易学、味正情浓，既不守一域、不限一时，又开放包容、海纳百川。这些年来，东莞香道在自身传承的同时，一直在向其他流派学习，善于取长补短，逐渐形成了适应现代生活的新香道。比如以新款香炉代替旧式香炉，以线香片香代替香块香碎，以盘香代替焖香等。各类香道场所也在不断创新，以便更加适应当代人的生活习惯，比如卧室、客厅、办公室等。只要对香心存爱好、内有追求，随时都可以方便地享受到香道带来的高雅和温馨。

五、香道是一门生活美学

香是人类历史长河中极富美感又最为璀璨的一瞥光影。芬芳清香，自鼻根直达身心，能激活人体最真实的感受。阵阵清香，浮荡空中，引人迈向天籁般的空灵意境，唤醒心底最柔软的幽深记忆。古人读书向来反对"玩物丧志"，明确君子不能"役于物"。但玩香却是例外，并在中华文库中留下了许许多多宝贵的诗词。香可以怡情养性，因此读书作文可以香为伴，静心凝神；琴棋书画可以香作伴，增其儒雅。

香，不仅芳香养鼻、颐养身心，还可祛秽疗疾、养神养生。香道，就是通过眼观、手触、鼻嗅等品香的形式，对名贵香料进行全身心的鉴赏和感悟，并在略带表演性的程序中，坚守令人愉悦的规矩秩序，使人在那种久违的仪式感中追慕前贤、感悟今天，享受友情、珍爱生命，与大自然融于美妙无比的寂静之中。

香道既是一门生活艺术，更是一种美学修养。香道在本质上是一种对美的崇拜，每次品香都是一次精神上的满足。香道又是一种形而上的艺术，以嗅觉感知世界的方式，感受香的唯美意境，因而又是一种形而上的精神享受。学习香道，修习的不仅是诸类香品的气息，更是内心对美的鉴赏和升华。闻香如此，观烟亦如是，袅袅青烟，变幻无穷，一会儿收，一会儿散，一会儿紧，一会儿松，有时折转抑扬，有时回旋流连，变化之微妙，韵味之奇特，非个中人难解个中味。

一炉香，几缕烟，既可静思养性，又可洞察缥缈，两相交融，美不胜收。

静观缕缕青烟,或冉冉而上,或缭绕而行,时而澎湃摇曳,如坠五里深渊;时而形单孤拔,如入绝壁卓然。潜心畅享鼻根之香气,或馥郁清新,或雅致醇厚,千变万化,如梦如幻,一如众生实相,皆是存在于虚无中的飘忽不定。

一炉香,多重境,既能引人进入变幻莫测的香境,又能营造从未有过的幻境。闭合双眼,即能感知一花一世界;睁开眼,又能感悟一叶一菩提。不同的香,营造的香境也不相同。有些如空旷草原,青草悠悠,清风阵阵;有些如午后花房,花香幽幽,阳光暖暖;有些如空谷幽兰,小溪潺潺,清风徐徐;有些如窖藏美酒,醇美醑畅,荡气回肠。

闻过沉香,方知香之内涵美。沉香最令人深爱的,必是它的香韵。香韵是来自大自然的气息,其甜如蜜,凉如薄荷,清如晨风,犹似天香,百花齐放,闻所未闻。无论身处闹市,还是独处静幽,闻一缕清香,瞬间移步换景,宛如置身空灵之境,又似登上明镜之后,从此世间再无繁琐与尘埃。

香道讲究静观不语,需要随着袅袅升起的轻烟,静静参悟人生的真谛。香不仅是品玩之物,更是一场个人的修行,追逐仪式感,讲求程序美。习香是修身与养心的过程,也是正念、觉悟的开端。它让人明白生命总有遗憾,不能尽善尽美,但一定能在某些领域有所建树、成就完美,从而坦然面对无常人生。

香道之妙,在于它能构建出一个"清、静、和、寂"的世界,香道不只在于养生,它能够让人在喧嚣和繁华中放慢节奏,了解生活、观察自己,这些正是都市人所缺失的。南怀瑾大师说过:"大度看世界,技在手、能在身、思在脑,从容过生活。"

综上所述,中华香道是:立身,改善生活、健身养生;修性,守礼束行、磨炼心性;明德,开启心智、提升德行;悟道,领悟人生、关爱社会。因此,中国香道的精髓就是"立身、修性、明德、悟道"。

第六节 沉香文化与医药医学

被誉为"香中之魁"的沉香,药用价值极高,因而在我国传统中药中又拥有"香中国老"的称号。沉香是我国沿用历史最为悠久的珍贵中药材,不但具有广谱抗菌消炎的功能,还具有行气镇痛、温中止呕、纳气平喘等功效,是治疗胃寒、胸闷、腹胀、肾虚、气喘及风湿关节炎的特效药,备受历代医家所珍视。

在中医常用的 800 多种药材中,用到香类药材的共计有 100 多种,它们的共同特点是,能"通经开窍、祛邪扶正、芳香燥湿、疗疾养生"。在历代医家的医案中,有关沉香入药治病的记载非常丰富,在沉香与其他药物的配伍上,也积累了丰富的经验,治疗范围拓展到许多种疾病。现代医学研究表明,沉香在治疗呼吸系统疾病、消化系统疾病、神经系统疾病、心脑血管疾病以及妇科、儿科、外科、五官科和皮肤科等方面的疾病上都有显著疗效,在抗肿瘤、抗风湿以及美容养生等方面都有较好的效果。

一、传统医药中的香药

客观上,大多数香料都有药用价值。中国药学家在很早的时候就发现了香料植物,并积极将其运用到临床实践中,先后取得过非常满意的效果。成书于秦汉时期的《神农本草经》,作为中医四大经典著作之一,对此前的药学实践进行了系统的总结,明确记录了 30 多种香料的药用价值。汉代马王堆墓出土的医书《五十二病方》也记录了 20 多种香料。在中药学上,自古就有"香药同源"的说法,说明芳香植物普遍具有显著的医疗效用。古代盛行的"合香",就是建立在中药理论"君臣佐使"的配伍方法之上而研制成功的。

香料植物在中医中药上的运用,主要是根据香料植物具有解表、通窍、化湿等特点。典型的例子,就是艾叶燃烧后的香气,能迅速将伴有热力的药物成分传导进入人的肌体,既能有效治疗许多偶发疾病,在临床实践中,对慢性疾病也能发挥积极的作用。

古往今来,以香药为主的单方、验方、方剂数以万计。至今常用的仍数不胜数,如藿香正气水、十香止痛丸、九制香附丸、麝香止痛膏、香砂平胃散等。还有一类特殊的闻药,依据鼻烟壶原理,可将末香药物直接用于鼻部治疗。2014 年,天津益德成闻药,还被列入国家级非物质文化遗产项目名录,一时间闻名遐迩。

香料在中医药中除了用于治疗,更多的是在预防医学、养生保健中发挥重要作用。众所周知,早在古代,青蒿就已被用来预防瘴疠之气对人体的伤害。2015年,诺贝尔生理学与医学奖得主屠呦呦,就是在古代对青蒿药用描述的启发下,为研发抗疟疾药物青蒿素找到了突破口。同时,古人很早就将紫苏用于祛腥除浊,将冰片、樟脑等用于防虫止蛀,将艾叶、菖蒲用于消毒杀虫。除此之外,白术、当归、黄精、麦冬等香药,也多被用于日常养生。还有,各种芬芳花卉,普遍点缀在中国人的南北园林中,自成一派独具特色的盆景、花艺等园艺文化。

其实,业界人士皆知的是,中药理论特别讲究"道地药材",这正是香文化的重要基础。不同环境长出的香材有所不同,其用途和价值也可能天差地别。自古人们就明白,天地五运六气对药性会产生微妙的影响。同样是沉香树,我国广东、云南、海南和越南、菲律宾、马来西亚所生长的沉香树,结出的沉香就有很大差异。尤其是海南沉香,因其独特的海岛生长环境而与众不同。也正是中国所独具的时间变化和空间环境的多样性,造就了中国药用香料资源的丰富性。

中医中药的奇特之处在于,它并非单纯的一种以生理学为基础的医学,更多的是一种指向健康观、生命观的系统性文化。研究中医中药中的香药,必须从传统文化的整体架构出发,弄清香药与中国人医学观、生命观之间的内在关联。此外,中国还有丰富的少数民族医药文化和民间医药文化,如藏医药、黎医药、苗医药、回医药、壮医药、傣医药等宏大深奥的医药知识体系,都有着极为丰富的香药医疗知识。2017年,中国向联合国教科文组织申报的"人类非物质文化遗产代表作"就是"藏医药浴法",这是一种典型的香药浴疗方法。

实质上,香药文化远远超出了狭义的医学范畴,广泛涉及了中国文化对生命、对宇宙的探索、认知和实践,不仅博大精深、积厚流光,而且兼容并济、包罗万象。

二、中国香药发展史

一切文化现象,本质上都来源于生活。中国用香最初的萌芽,实质就是来源于生活中的驱虫和除味,以及对祖先与神灵的思念、祭拜。从表象上来看,驱虫除味只不过是改善生活或环境的一种手段,原始祭祀似乎也只是精神寄托的雏形和迷信表达的形式。因此,中国用香最本质的原始动力,应该还是香料入药能防疫治病、普济苍生。

先秦时期,焚香主要是祭祀和医疗,开始出现使用香药治疗和预防疾病以及驱除蚊虫,并从祭祀用香向日常用香过渡。此时期焚香已渗透到人们的日常生活中,由王公贵族逐步流传到士大夫和普通官吏。

春秋战国时期,在祭祀用香和生活用香并行发展的同时,以"养性"论为代表的"香气养性"观念初露端倪。沉香进入中国人的生活,最早也是以药材的形式出现。西汉中期,武帝派张骞出使西域,开启了中原地区与中亚及南亚各国在经济与文化上的密切往来。这时,产自域外的香药,如沉香、安息香、苏合香等,纷纷输入中国,这便出现了"杂熏诸香"的合香之法。

早于汉武帝时期,熏香就已在南方广大地区大举流行,原因主要是为了防治瘴疠之气。后来,在漫长的生活中,人们发现一种野生树木燃烧时不但能散发出奇香,而且这种香味的烟气还能消除瘴气。于是,久经瘴气之苦的人们十分惊喜,奔走相告,倍加珍爱并大加推广,在房前屋后、山岗坡地都有意识地种植,以备不时之需。这说明,我国南方地区,早在此前就已经关注到对香药的利用了。

魏晋南北朝时期,沉香作为药材已被普遍使用。此时期的古人,逐渐意识到沉香作为一种中药材的珍贵性,其药用价值开始备受重视,当时很多古籍都有药用沉香的记载。晋代嵇含编纂的《南方草木状》多有"蜜香"(沉香)特性的描述。南朝医学家陶弘景还认为沉香可"疗恶核毒肿"。只因沉香资源珍贵,市面上稀缺,虽然一直未能在医药中大范围推广,却早已出现过大批专门用于治病养生的药香。

这一时期虽然局势不稳、民心动荡,却意外地扩大了对外交流。在《南州异物志》《南方草木状》等本草典籍中,所记述的香药品类业已极大丰富,具有"理诸气调中,补五脏"功能的沉香,作为药物被正式载入汉末药学著作《名医别录》中。著名史学家范晔于430年前后编撰的《和香方》被认为是我国第一部香类专著,在其自序中清晰地述及"麝本多忌,过分必害;沉实易和,盈斤无伤;陵藿虚燥,詹唐黏湿……又枣膏昏钝,甲煎浅俗,非唯无助于馨烈,乃当弥增于尤疾也"。说明此时期人们对各类香药的特性与用法已经有了更加细微的考量。

正是这一时期,经济迅速发展,宗教逐渐兴盛,贸易日益扩大,周边诸国的许多香料随着丝路古道不间断涌入中国,沉香、鸡舌香、苏合香、艾纳香、青木香等药香相继融入中原香文化,中国香文化由此快速发展,驶向高峰。

宋元时期,文化的繁荣和经济的发达,进一步大幅带动了香料的进出口业务,专门运输香料的香船往来繁忙,更多品类的沉香、檀香、乳香等香药,通过海上贸易进入中国,成为源源不断的香文化与香道艺术的重要载体。香文化也因此迅猛发展到了鼎盛时期,首次惊现了"宝马雕车香满路"的奢华场面。此期,商品经济蓬勃发展,香药市场需求日盛,香药店铺崭露头角,香药应用更加完善,越来越多的人开始有机会接触香料。除了名贵香药外,香品已成为寻常商品。而传统用香的盛行和养生观念的兴起,则直接促成了香道的形成。香道的盛行,又使得香料在医药方面的应用取得了长足的进步。宋代大科学家沈括撰写的《梦溪笔谈》,以及苏轼与沈括合著的《苏沈内翰良方》等著作,内中就有很多关于香药的专门记载。

明清时期,政府肃清倭寇,开放海禁,再次极大地拉动了全社会对香料的需求。在用香方式上,明清两代不但涌现了丸香、饼香、印香、龙桂香、聚仙香等香品,在香方调和上更添了一份养生之气。作为"香中阁老"的沉香,被用于调和各种香药的药性。在功能上,这一时期的沉香,主要是从传统的药用、熏香逐渐向艺术品过渡,但药用愈加深入且普遍。

香料最早是作为药材使用的,而且是药材中重要的成分。成书于盛清时期的《红楼梦》,里面就有很多明清上层社会有关香药的记载。在第七回中,就有冷香丸的配料,说明冷香丸不但需要春夏秋冬四季的花蕊,还要与末药一起研磨,才能制作出此等奇药。在第九十七回中,贾宝玉因婚变突然旧病复发,"只得满屋点起安息香来",说明安息香有良好的安神效果,对安抚贾宝玉的情绪大有好处。此外,香料入药在宫廷中也非常普遍。清宫药房将香料作为配料入药,一般用于修合成药使用,如乾隆三十七年,就记有"查药房所领沉香因无分晰项款,讯据该处官员等禀称,查上年原由广储司茶库领过沉香三斤"。而乾清宫的《续入库贮陈设油露药材等项档案》就记载被列入药材的香料有沉香、东莞香、白檀香、龙涎香、紫降香、安息香等香料,多达20余种。

民国时期,沉香虽在数量上远不及清代,但此时期沉香基本以野生沉香为主。从材质上看,真正优质的不多,多数是一些药用的沉香,用料也不是很大，主要是作为中药使用。

当代沉香迅猛发展，数量最为庞大丰富，主要是从世界各国进口，本土野生沉香几乎灭绝。现有的沉香主要是满足焚香、药用等一些刚性需求。目前市场上大多数中药店里用的沉香都是人工种植的。

三、沉香与医药的关系

沉香自古以来既是一种珍稀的上等香料，更是一味重要的名贵中药，这主要是因为沉香的药理功效较强，天然野生沉香本身具有极高的药用价值。因此，沉香的药理功效决定了它在医药界拥有非常重要的地位。

(一)沉香医药典籍

沉香作为中药瑰宝，在中国有着十分悠久的历史。南朝医药名家陶弘景在《名医别录》中记载："沉香、熏陆香、鸡舌香、藿香、詹糖香、枫香，并微温。"并明确将沉香列为上品，堪称沉香入药第一人。我国历代医学名家都对沉香治病有过记载，在中国古代医药典籍中，描述沉香药效的也数不胜数，如《大明本草》称："(沉香)调中补五脏，益精壮阳，暖腰膝，止转筋、吐泻、冷气。"之后，各代医学名家先后对沉香有过精准的描述，如《日华子诸家本草》就记载有："(沉)能调中，补五脏，益精壮阳，暖腰膝，去邪气。止转筋、吐泻、冷气，破症癖，(治)冷风麻痹，骨节不任，湿风皮肤痒，心腹痛，气痢。"此外，《本草经集注》《珍珠囊》《本草纲目》《药品化义》《雷公炮炙药性解》《本草新编》《本草思辨录》《得配本草》《本草备要》《医林纂要探源》《本草分经》等，都有过对沉香药效的记载。在1963年出版的《中华人民共和国药典》里也清楚地收录有沉香。

(二)沉香入药治病

沉香几乎是一种万能药。《本草纲目》中记载沉香"宁神、静气、通窍、理顺、温中、固精"。在我国岭南地区，民间至今还保留着"喝煮过沉香的水来治疗胃肠疾病"的偏方；在我国北方，人们习惯先将沉香打成粉，然后将其混在其他药物中制成药丸，早晚口服，可用以降低血压和治疗心脑血管疾病。至于沉香有无毒副作用，目前尚无绝对定论。但在沉香上下几千年的药用史中，从无任何一部医书记录过沉香的毒副作用或沉香使用禁忌。如此说来，沉香要么是没有毒副作用，要么是从来就没被发现过有毒副作用。但事物从来没有绝对,沉香虽好,也要适度,再好的东西过量也非善事。

中医大夫常将沉香组方用于消化、呼吸、风湿、痛风、肿瘤等疾病的治疗。据不完全统计,在中药典籍及其他专业书籍中,含沉香方剂的配方共查询到 1163 个,分属于 795 个方剂名下,分散于 193 本古今中外的中医药图书中。其中,收录含有沉香的中药方剂配方最多的是宋朝太医院编写的《圣济总录》,共收集配方 151 个;其次是宋朝另一部重要官修医书《太平圣惠方》,共收集含沉香的配方 111 个。

目前,以沉香组方配伍的中成药多达 160 多种,如沉香化滞丸、沉香化气丸、沉香温胃丸、沉香四磨汤、八味沉香片、沉香舒气丸、沉香永寿丸、十香暖脐膏、女胜金丹、益气养血补酒、温经颗粒、沉香化气胶囊、清心沉香八味散等。中药方剂中约有 300 种用到沉香药材,如沉附膏、乌沉汤、沉香归附散、沉香顺气丸、沉香鳖甲丹等。

从文献记载可知,公元 10 世纪之前,沉香就已作为重要的中药被广泛应用。据不完全统计,在《中国药典》和《部颁标准》中,含有沉香的中成药和民族药多达 100 余种,尤以藏药应用的较多,包括十香返生丸、十香止痛丸、十五味沉香丸、八味沉香散、八味清心沉香散等。

沉香有理气、止痛、温中、补肾等作用,国家基本药物中很多都要用到沉香,如同仁堂 70% 的药物都含有沉香,主要是起到"药引子"的作用。因为沉香能增强药性,"遇热而热,遇温而温,遇寒而寒",功效神奇。以前农村缺医少药,无钱请"先生",只能问"老爷",经常有人因肠胃不适去"拜老爷"求药,从"老爷"身上刮下一些粉末来,吃后即能康复。这其实并非"老爷"在显灵,而是因为"老爷"是沉香做的,因为沉香本来就对调理肠胃有非常显著的功效。

沉香几乎是所有急救药品的主要成分。人若突然昏迷,一用急救药就能苏醒,这在很大程度上归功于沉香的神奇疗效。日常熟知的救心丹、活络丸、喇叭丸等,都是添加有沉香的急救药物。外出时,只要对当地环境不适应,焚烧一点沉香就能帮助抵抗过敏症状,迅速适应下来。事实上,如遇身体不适,经常有人会直接推荐用沉香养疗。

沉香在传统中医学(藏医学)和印度传统医学中的应用已有几千年的历史,在药用、精油、香料等方面市场需求巨大。在印度草医学中,沉香被用于治疗多种精神疾病。

(三)沉香的医药学原理

现代医学研究结果发现,沉香可用于治疗消化、呼吸、心脑血管疾病,在外科、妇科、儿科、男科、神经科、五官科、皮肤科以及抗风湿、抗肿瘤、抗癌症、助戒毒等方面都有大量临床应用。沉香还是很好的镇痛药,且对胃痛、胃癌有特效。

以水煎形式,沉香可用于健胃、润肠、通便、退热、利尿、抗癌、兴奋、催情、安胎、诱导月经等,还可以治疗痛风、风湿、呕吐、腹泻、哮喘、瘫痪、耳疾、肝病、皮肤病、支气管炎、毒蛇咬伤、毒蝎叮刺、肠功能紊乱等。

沉香的香味通窍安神,可快速开启人体经脉能量,调整身体气运血行,调节人体内分泌,疏通人体内脏机能,能够加强心、肝、肾、肺功能,帮助睡眠、美容养颜、消弭胀气、排尽宿便、去除油脂等。据记载,自秦代开始,我国古代宫廷达官贵人就常用沉香熏香以养身静气。俗话说的"燎沉香、消溽暑",就是因为沉香可镇静安神、缓解压力、消除疲劳、帮助睡眠,使人心平气和、神清气爽,这对现代忙碌而焦虑的都市人来说,是一个不可多得的妙物。

现代药理研究结果显示,沉香香味源于挥发油,沉香挥发油具有明显的中枢镇静效应。沉香香气成分中的沉香螺旋醇有一定的安定作用。沉香白木香酸能起到一定的催眠麻醉和镇痛作用。沉香雅槛蓝醇能作用于小鼠神经中枢。这些都说明,沉香的香气成分能镇定安神。

沉香精油具有良好的灭菌功效,因其含有可抑制真菌活动的成分,有利于预防大型活动中疾病的传染与扩散。沉香精油是经过蒸馏萃取后提炼而成的精华,对人体有多重功效,如舒缓压力、调理身心、改善气场、安眠抗郁和促进身体新陈代谢等,可用来熏香、沐浴、按摩或直接涂抹。

沉香散发的香气可以说是植物的一种"精气",它是植物器官或组织在自然状态下释放的气态有机物。现代植物学研究测定,植物精气主要成分为芳香性碳水化合物,对人体有防病、治病、保健等功效。不同树种精气含量不同,功效也不相同。国外一些地区盛行"斯巴"精油按摩,就是植物精气应用实例。古老的香味疗法就是利用沉香燃烧后产生的清凉香味,快速激发人体经脉能量,调整人体气运血行,令人心宁志定,放松紧张情绪,辅助入眠,提升记忆力和注意力。

沉香临床应用极为广泛,如治疗胃痛、肠易激综合征、功能性消化不良、胆汁反流性胃炎等。此外,更多的报道显示,沉香复方在痛经、癃闭、疝气、冠心病、胆囊炎、胰腺炎、前列腺痛、输尿管结石、尿道综合征、粘连性肠梗阻、肺心病急性发作、视网膜静脉阻塞等方面疗效显著。另外,沉香也是极好的防腐剂,占人常用来防腐处理肉类食材。可见,沉香的药理作用和临床应用范围非常广泛,其开发应用前景十分广阔。

(四)沉香的药理作用

沉香作为一种珍贵的香料,药用价值极高,无论是《黄帝内经》还是《本草纲目》等古代医学名典中,对沉香的药用价值以及使用方法都做过详细阐述。

《本草纲目》对沉香的药理作用是这样记载的:"香之等凡三:曰沉,曰栈,曰黄熟是也。沉香入水即沉,其品凡四:曰熟结……曰生结……曰脱落……曰虫漏……主治:风水毒肿,去恶气。主心腹痛,霍乱中恶,邪鬼疰气,清人神,并宜酒煮服之……诸疮肿,宜入膏中。"可见,沉香从古至今都是珍稀药材,就连大文豪苏东坡都曾赞叹不已。

现代中医认为,沉香具有松肌、助阳、发散等多种功效,对脾胃疾病、精冷不孕、便溏肾亏等均有不错的预防治疗作用。具体来说,沉香主要有以下十大药理作用。

1.行气止痛平喘

沉香具有行气止痛、纳气平喘等功效,可用于降气温中、降逆调中、暖肾纳气、温肾暖精、壮阳除痹、胸腹胀闷疼痛、胃寒呕吐呃逆、肾虚气逆喘急等病症。主要通过调整平衡人体内气的运行,达到治疗或保健的目的。

2.抑制中枢神经

沉香对中枢神经系统具有显著的抑制作用,可用于平静人的思想和心神。很多治疗神经强迫症、神经衰弱症、精神分裂症、精神官能症的药物中都含有沉香。

3.抑制结核杆菌

沉香煎剂对人型结核杆菌有明显抑制作用,对伤寒及福氏痢疾杆菌,抗菌效能强。

4.祛疤祛斑止烫

沉香精油对皮肤烧伤烫伤、止血止痛有显著的恢复促进效果,不但可用于皮肤按摩,还有祛疤祛斑的功效。

5.调节消化系统

沉香能够抑制肠胃平滑,促进肠胃蠕动,对胃病的治疗有一定的作用。沉香气香行散,能降又能升,具有行气温中降逆、暖肾纳气平喘的功效。主治气逆喘息、呕吐呃逆、脘腹胀痛、腰膝虚冷、大肠虚秘、小便气淋等。

6.缓解失眠抑郁

用沉香熏香品香,可很好地放松精神、缓解压力,因为沉香含有丰富的沉香螺旋酶,对人体中枢神经有镇定与催眠的作用,有助于睡眠。

7.镇静消炎杀菌

沉香镇静消炎的作用非常显著。古代打仗之前,将领头目都会准备大量上好的沉香,受伤时可当麻醉药使用,用以缓解疼痛、消炎灭菌、护佑健康。

8.降压降脂降糖

沉香降压降血脂、抗缺氧功效明显,日本药物救心丸中就含有奇楠沉香的成分。沉香中也含有降血糖的成分,对于降低人体血糖含量功效很不错。

9.抗衰老止咳喘

沉香有一定的抗氧化作用,古代常用作美容美颜的沉香药方,用于延缓衰老、美肤活血、消除黑斑,还有治疗头屑、止咳平喘、缓解咽喉不适等作用。

10.治疗便溏肾亏

沉香对肠胃不适、肾亏肾虚等也有不错的功效,《本草纲目》谓之能治"上热下寒,气逆喘急,大肠虚闭,小便气淋,男子精冷"。

四、沉香文化与养生保健

在历史演进过程中,传统香道文化与我国中医药学产生过深度的碰撞交融,以香入药、用香沐浴、香料熏烧、焚香祭祀、香品品鉴等方式,蕴含着丰富而宝贵的中医养生保健思想。

(一)古典文献中的沉香养生保健

稍微对沉香药用价值有所了解的人,很容易就能接受沉香养生健身的道理。中国传统养生原理,主要受《黄帝内经》和道家养生心法的影响。《黄帝内经》养生的宗旨在于"阴阳平衡、五行调和、气运顺畅";而道家养生在《黄帝内经》的基础上发展出了"天人合一"的理论,推崇"道法自然",并将养生具体细化到对"精气神"的修炼,最终达到"精充、气足、神旺"的最佳状态,从而达到"延年益寿、远离百病、身心愉悦"的目的。

至于沉香与"精气神"到底有什么样的关系,古代权威医学典籍《本草纲目》的结论是"调中,补五脏,益精壮阳""益气和神",已充分说明沉香对"精气神"三者的作用,并从药理上证明了沉香的养生功效。另外,沉香天然可以改善室内空气质量、驱除周围蚊虫病菌,这在客观上也营造了一个有利于养生的好环境。

我国古代很早就非常重视香的养生疗病功能。先秦时,人们就有用菖蒲、艾叶洗澡防病的习俗,而且一直流传至今。每年五月还有以兰汤沐浴的风俗礼仪。如在《大戴礼记·夏小正》中就有"五月蓄兰,为沐浴";《楚辞·九歌·云中君》也有云:"浴兰汤兮沐芳,华采衣兮若英",意思是,沐浴在芳香的兰汤中,将我华丽的衣服装点得像花一样缤纷鲜艳。由此可以看出,古人香疗养生不但以虔诚隆重的心态面对,而且还非常注重仪式感。

有关沉香养生功效的文献也很多。李时珍在《本草纲目》中指出了沉香在中医体系中对人体各种疾病的具体疗效,对人体的肠胃、呼吸、肾脏等各个方面都大有裨益。《本草备要》称:"诸木皆浮,而沉香独沉,故能下气而坠痰涎。能降亦能升,气香入脾,故能理诸气而调中。其色黑、体阳,故入右肾命门,暖精助阳。行气不伤气,温中不助火。治心腹疼痛,噤口毒痢,癥癖邪恶,冷风麻痹,气痢气淋。色黑、沉水者良。香甜者性平,辛辣者热。入汤剂,磨汁用;入丸散,纸裹置怀中,待燥碾之。"《医林纂要》则载有:"坚肾,补命门,温中,燥脾湿,泻心,降逆气,凡一切不调之气皆能调之,并治噤口毒痢及邪恶冷风寒痹。"养生若从养命的角度来说,首先重在对身体的调理,《医林纂要》认为沉香具有调气的作用,"凡一切不调之气皆能调之",对保健身体有良好的效果。《本经逢源》也指出:"沉水香性温,秉南方纯阳之性,专于化气,诸气郁结不伸者宜之。温而不燥,行而不泄,扶脾达肾,摄火归源。"内中对沉香性状的概括精准独到,认为沉香是纯阳之性,对人体的保健和调理则是一种温和的滋补与疏导。

(二)沉香文化中的养生保健思想

前人站在历史的高度,将沉香的养生保健思想归纳为香药疗疾以养身、日常熏香以养心、惯常行香以养神等,对人体分别可起到辟秽洁身、调和身心、防疾治病等作用。

1.香药疗疾养身

作为药材治疗疾病,是香料最早的用途。因此,香料入药在我国不但历史悠久,而且经验丰富独到。人们将香料或直接入药饮服,或装入袋中佩挂,或用以煎汤沐浴等,目的都是疗愈身体、祛除疾病。中医观念认为,在潮湿环境中,湿邪较重、阳气微弱,容易引发阴湿之邪,诱发多种疾病,甚至会暴发某种传染性"疫气"。千百年来,人们从生活中不断总结出使用各种具有芳香燥湿、杀毒祛疫的香料,熏染衣物、熏蒸居所,不仅可以燥湿除邪、祛疫杀毒,还可以有效避免和防止传染性疾病的发生。佩戴中药香囊防病疗疾,本身富含中医养生和治疗疾病的思想。将芳香药物按照中医"四性五味"进行适当的配伍和炮制后,装入精美的香包囊袋中,佩挂在身体特定部位,通过药物挥发出的独特气味渗透进入人体,可达到辟秽通络、调畅气机、祛寒燥湿等目的。香药沐浴是将香料煎汤,或将芳香类的中药及花卉植物放入水中进行沐浴和熏蒸,从而达到通经活络、祛湿杀毒、美容养颜、强身健体的功效。

2.日常熏香养心

中医养生学认为,精神情志养生在于通过调摄精神情志、提升道德修养、营造良好休养生息环境等方法达到调养身心、未病先防的目的。在熏香的过程中,香气不但可以净化环境,还能对人体起到镇定心神、安抚情绪的作用,从而达到形神兼养、护养正气的目的。明清时期,用香熏衣熏被、净化居所十分流行,文人墨客将其与诗词歌赋、琴棋书画等高雅情趣相关联,并上升为修身养性、宁静心神的情致追求,使得传统香道文化与百姓日常健康紧密依存。他们不仅玩香、斗香、咏香、合香、品香,还与儒家的"静坐静思"相结合,通过香来消除杂念、愉悦心境、定心凝神,达到"入静"的天人合一状态,借此颐养身心、陶冶性情、修养德性。熏香养心的核心,既包含了中华民族的传统美德,还能集美学艺术、文化生活、医疗日用等多种功能于一身,处处体现出"一色一香无非中道"的中庸思想。因此,日常熏衣用香和文人雅事用香,对后世中医香疗养生思想和文化产生过非常深远的影响。

3.惯常行香养神

纵观整个人类发展史,香在人类信仰中一直都占有非常重要的地位。香不仅具有芬芳、医疗等天然属性,还能引发人体感官产生某种条件反射。人类初始用香,目的比较质朴,希冀通达神灵,诉陈心愿,认为行香可将俗世与仙界沟通;外来文化用香,目的是祛除烦恼、增加智慧。作为高端修行的一种,这两者在中医养生学中对于精神情志的休憩调摄都具有重要的意义。人类初始用香不仅期望能在身心上实现净化,还可作为"通神"的存在,寄托解秽祛邪、思念已逝亲人等善良愿望。外来文化则在日常修行和活动仪轨中广泛使用香料,不仅可以净身疗疾、沐浴香体,还能使人的精神和心绪保持入静的状态,达到"心无挂碍"的境界。人们习惯用香来佐证修行者的次第品阶,将香与"禅"相融,提倡"香禅"一味,开启修行者智慧。所以说,外来文化在中国落地生根后,不仅挖掘了沉香的医疗、洁净等作用,同时还将其用于一些重要的场合,营造缥缈超脱的氛围,使人能定性宁心,生起出离之心,香的境界也便升华到闻香证悟、涅槃无量的高阶层次。

(三)沉香养生保健的五大功能

粗略梳理各种观点,关于沉香的养生保健,至少可以包括以下五大方面。

1.理气调中

沉香香气典雅,主辛散疏通,入肾脾胃经,抗菌效能强,是一种温性药物,对胃冷胃寒、风寒湿痹有祛除作用,不仅是行气最上等的药材,还能起到通关开窍、畅通气脉、养生治病等功效。对此,《本草备要》《大明本草》等古籍医书中都有类似的记述。

2.内服外用

沉香可熏燃,也可研成粉末内服外用。外用可治疗外伤,也可镇痛;内服以沉香片、沉香粉冲泡饮用,皆为传统的养生妙方,具有活血行气、补养气血的功效;女性常食能调经补血、驻颜美容,主治气血两亏、面色萎黄、头晕目眩、月经不调等病症。

3.美容养颜

中医古籍《普济方》记载,沉香具有活血化瘀、消除黑斑、去除油脂的美容功效,适合油性皮肤、易长青春痘的人群。沉香不仅可使皮肤润泽、舒适,还可去除顽固性瘢痕,极微量的沉香粉末,就可使香水和脂粉的味道保留持久。

4.养心安神

沉香还能清热祛风、凉血通脉,对心脏病引起的心跳气短、心神不安、神经衰弱、失眠多梦、昏倒迷失知觉等,有辅助治疗作用。

5.舒压解郁

泡个粗盐袋、喝碗酸枣仁汤、闻闻沉香熏味,都具有安神、解郁的功效,可令容颜白嫩、皮肤细滑、皱纹减少,保持精神愉悦,令人由内及外焕发出美满自在的光彩。

最后,特别值得一提的是,在养生保健方面,沉香茶自古就备受欢迎。沉香茶具有通经脉、安气神之功效,气若不顺或心浮不定时,品一杯沉香茶,体会它在体内的运行,其气上扬,对脑部和上半身有明显的功效,给人的体验也非常奇妙。沉香茶还具有良好的抗癌效果。沉香茶在《本草备药》《本草纲目》中的记载是:调节内分泌平衡、清除体内垃圾、补肾助阳增强性功能、刺激大脑皮质使脑细胞活化等。经常饮用沉香茶,可使人睡眠香甜、精力充沛、耳聪目明、青春长驻。

第七节　沉香文化与民俗生活

一说起香,人们第一时间想到的或许就是祭祀敬拜,习惯性地认为只有这些场合才会用香,但其实,香在古代人的生活中有着极为广泛的用途。在民间,围绕着用香,先后流行过许许多多的风尚和习俗。从最早的驱虫避疫,到后来的悬佩健身;从美学的涂香抹香,到养生的饮用洗浴;从尊贵的赏赐礼物,到实用的计时用香,反映的都是古人对这种域外来物的重视以及对精致雅趣的追求。

据相关考证,中国的用香习俗发端于先秦,成形在秦汉,成长于六朝,成熟在隋唐。发展到宋代,中国的用香习俗已成为全社会非常流行的时尚文化,以至于富贵人家还常设有"四司六局",用以专门管理香料与香具。而作为香料之王的沉香,自古就在中国传统文化中扮演着极为特殊的角色,曾经还是行走在上层社会的高贵象征。沉香的存在,不仅能增进健康快乐，还能增添生活气息，也折射出中国千百年来的民俗民风。

很早以前，沉香仅供王公贵族使用，所用品质皆为上等。自唐代开始，沉香逐渐普及到百姓中，沉香的使用在民间由此也发生了极大的变化。上层社会使用沉香追求的是品位，民间百姓使用沉香追求的是生活。但无论是权贵用香，还是民间用香，都形成过多姿多彩的用香风尚和熏香习俗。正因如此，沉香的价值在历史上一再被发挥到了极致，也使得沉香文化得以高潮迭起、代代相传。

一、沉香道

在古代中国，先民很早就把博大精深的沉香文化应用到日常生活中。一炷沉香、两杯清茶、三五知己，聚会一道，闻香、品茗、弹琴、作画，案前燃香助兴，众友品评意境，好一幅清雅高洁的生活画面。即使在洗澡清洁之时，古时很多地方都有用沉香沐浴的习俗。因此早在唐代，"沉香道"就已非常盛行，宋元时期更是风靡神州。

在华夏民族漫长的发展历史上，沉香的身影几乎遍布了整个社会生活，所形成的沉香民俗文化也丰富多彩、特色鲜明、内涵深刻，既属于普遍的物质范畴，又属于高阶的精神范畴。从人类最原始的生老病死，到人类最基本的衣食住行；从追溯远古先民茹毛饮血的基础生活，到反思当今社会赖以生存的客观环境；从民间普遍盛行的祭祖拜神，到上下集体思慕的精神家园，都与沉香有着千丝万缕的联系，并且都可以将沉香的文化体系概括到"沉香道"这个统一的概念上来。中国的沉香道从来就和华夏民族与客观自然和谐共处的智慧结晶难解难分，完美地展现出了大自然神奇之美与人性化沉香之韵的传承历史，并以绚丽多彩的民俗文化形式，传承着祖辈的惊喜、智慧、参悟和酣享，以至于先民在有意无意中不断地延伸着祖祖辈辈经久不灭的情怀和梦想。

稍微翻阅历史就能发现，沉香道在中国传统优秀文化宝库中同样占有非常重要的地位。沉香之所以成为"道"，就因为几千年以来，大自然高级芳香持续作用在人类的物质生活领域和精神生活世界，且延续至今从未因朝代更迭和社会变迁而彻底消亡过。它在凝聚民族情感、传承历史文化、协同公共意识、再现社会生活风貌等方面所展现出的足够强大的生命特征,正是"道"的博大精深之处。

华夏文明从初创到现今,持续塑造中华民族内在灵魂和民族特色的,正是中国先民不断与自然和谐相处的民俗文化史。深入研究之后不难明白,中国的沉香文化在自然万象中所形成的沉香道体系,大体都遵循着老子《道德经》中"人法地,地法天,天法道,道法自然"的精神法则。

"中国沉香道"是一个既古老又全新的概念。据确切的考证资料,中国沉香道源于岐黄故里的医药文化,而甘肃庆阳便是它最初的发源地。中国的沉香文化灿若星河,自发形成了一个完整的文化体系,均可一并纳入"道"这个统一的范畴之中。

在中国,沉香道的历史发展脉络十分清晰。汉代之前,沉香的文化风俗,以汤沐沉香、礼仪沉香为主,致使汉魏六朝博山式的沉香熏燃风气盛行一时。隋唐五代,沉香的熏燃风气更盛,加上东西文明的激烈碰撞融合,更加丰富了各种形式的行香之法。宋元时期,品香与斗茶、插花、挂画,被推为上流社会怡情养性的优雅生活。整个明代,沉香学又与理学等相继结合,发展成"坐沉香"与"课沉香",成为勘验学问之类的一门功课。清代康乾盛世,行香更加深入日常生活,炉、瓶、盒三件一组的书斋供案,以及沉香案、沉香几等相继发展成为文房清玩的典型陈设,昭示着沉香道在清代风正劲足、蒸蒸日上。直到后来,随着国势的衰弱以及西方文化的入侵,沉香道才迅速退出贵族阶层的生活。到如今,已极少有人知晓什么是"沉香道"了,这令业界忧心忡忡,担心终有一天其会湮没在历史的风尘中。

《尚书》记载了夏、商、周三代的历史,里面谈及沉香精神领域的内容简明扼要,这就是"至治馨香,感于神明""黍稷非馨,明德惟馨"。明末小说家董若雨所著的《非烟香记》中则有"振灵香屑,是能熏蒸草木,发扬芬芳""振灵之香成,则四海内外百草木之有香气者,皆可以入蒸香之鬲矣!振草木之灵,化而为香,故曰振灵"的记载。而在更多的古典文献中,中国古人对于沉香香气的阐释,基本都超越了物质和官能两大层面;国外古希伯来人则更为重视沉香,历史也更为悠久,使得沉香完全超越了纯粹的官能享受,并跃升成为一种神圣的精神象征,其中之奥妙意境,颇为令人神往。

二、沉香与烧香民俗

烧香,历来是中国民俗生活中的一件大事,遍布于大江南北,传承于长城内外,深入到全民族的精神信仰里,流传在整个中华文化圈的精神血液中。

(一)烧香的民俗特点

民俗文化里的香,作为一种生活情调要烧,所谓对月焚香,对花焚香,对美人焚香,清幽雅韵,妙不可言;作为一种门第身份要烧,所谓沉水熏陆,宴客斗香,以显豪奢华贵。虔敬时要烧,焚香弹琴,焚香读书;肃杀时也要烧,辟邪祛妖,去秽除腥。总结来看,中国的烧香文化,有三个特点最为引人注目。

一是普遍性。不仅汉人烧香,少数民族绝大多数也烧香,从南到北,从东到西,整个华人圈几乎无处不烧香。

二是久远性。现存文献《诗经》《尚书》都有记载,推断其烧香起源必早于《诗经》时代,即最迟都在西周。

三是普及性。就是说,无论做什么都要烧香:对祖宗要烧,对天地要烧,对信奉的对象要烧;对动物要烧,对植物要烧,对山川河流要烧,对日月星辰要烧;庙里烧,家中烧,祠堂烧;过节要烧,闲暇要烧;有事要烧,无事也要烧。烧本身就是事,而且还会上瘾,称为"香癖"。

(二)烧香的历史分野

烧香的历史,以汉武帝为界,前面为初始期。其间,所烧之香主要是柴草、玉帛、牲体、香蒿、粟稷等几种。烧香的作用,只为祭祀,别无他用;烧香的行为,由国家掌控,祭司执行。《诗·周颂·维清》载:"维清缉熙,文王之典。肇禋,迄用有成,维周之祯。""文王受命始祭天。"明确地说明,祭祀始于周文王。具体祭法是,将牺牲和玉帛置于柴上,燃柴升烟,以表告天。

第一期:初始期。此期香事的特点,一是香品原始,多为未经加工的自然物,并非后世意义上的"香料";二是自然生火,不用器具(有如后世"香炉");三是专用于祭祀,国家行使,烧香尚未民间化和生活化。明代周嘉胄在《香乘》中引丁谓《天香传》曰:"香之为用,从上古矣。所以奉神明,可以达蠲洁。三代禋祀，首唯馨之荐，而沉水熏陆无闻也。其用甚重，采制粗略。"

第二期：引进期。从汉武帝到三国期间。汉武帝对中国香事的发展贡献非常大。一是武帝奉仙，为求长生，凡神必敬，突破了以往"香祭祭天"的藩篱。二是武帝时期香品日渐实用化，如置椒房储宠妃、郎官奏事口衔舌香等，摆脱了香必用祭的旧规，烧香得以进入日常生活。三是武帝大规模开边，这一点尤其重要。此期西域出产的正宗"香料"大量传入中原。宋人吴曾在《能改斋漫录》中称："又按汉武故事亦云，毗邪王杀休屠王，以其众来降。得其金人之神，置甘泉宫。金人者，皆长丈余，其祭不用牛羊，唯烧香礼拜。然则烧香自汉已然矣。"此外，武帝还曾特意遣使至安息国，这在《香乘》卷二引《汉书》中有明确记载："安息国去洛阳二万五千里，北至康居，其香乃树皮胶，烧之通神明，辟众恶。"这里的树皮胶指的就是树脂，属于真正的香料。正因为有了这些真正的香料，武帝时期的香事才能格外繁盛，后世野史笔记也屡屡为之叫绝。诸如焚"月支神香"解除长安瘟疫、爇"百和之香"以候王母降临等，令人思绪万千、心潮澎湃。

香事繁盛，香具也便应运而生。很快，中国第一具香炉脱颖而出，并一举奠定了千年霸主地位，这就是"博山炉"。传说上面还有刘向的铭文："嘉此王气，崭岩若山。上贯太华，承以铜盘。中有兰绮，朱火青烟。"从此，香品与香炉并驾齐驱，相配相伴，鸾凤和鸣一般，共同将中国香文化推进到新的阶段。不过，从武帝引入西域香料到东汉三国的这 300 多年时间，香的使用一直都局限在宫廷内府和上层贵族之中，极为名贵，寻常百姓难得一见。

第三期，普及期。香的普及和大众化，已是隋唐以后的事了。普及的原因，一是"西域香"被"南香（两广、海南）"取代。因为南香大量涌入，价格普遍降低，为香的普及提供了足够的物质前提。二是自中国六朝以来获得了更大的发展，那时主要的两大信仰地位至尊。从此，用香盛行，风气向好，拂过神州万里，直接推动用香走向大众生活。及至宋代，烧香风俗，上下一统，就连士人拜祭孔子也要烧香，以示敬重。

与此同时，香与美也融为一体，大量诗文吟香诵烟，比较典型而且非常著名的有北宋诗人陈去非的《焚香》："明窗延静书，默坐消尘缘。即将无限意，寓此一炷烟。当时戒定慧，妙供均人天。我岂不清口，于今醒心然。炉香袅孤碧，云缕飞数千。悠然凌空去，缥缈随风还。世事有过现，熏性无变迁。应如水中月，波定还自丸。"诗中的意境大异于从前，空灵至极，无限心境情怀，寄寓在一炷香烟之中，人生的喜怒哀乐乃至形而上的追问与探求，均能在此找到出路。世间万事万物都在变，但人的"熏性"却不曾改，一如既往地孤碧悠然，就像那水中的圆月，波起随之荡漾，但波定却能自圆。于是乎，也就难怪世事变迁而熏性不改了。

（三）沉香文化里的香俗

香不仅是神圣的媒介，也是日常生活中的常备用品。民间围绕着用香，运用自身的智慧，不断衍生出了许多极富地方特色的民俗文化。从最原始的驱邪避疫，到现代社会的驱虫保健；从表达最朴实的敬畏自然，到表达普通人的情爱思念；从家家户户的居室清洁，到亲朋好友的宴饮娱乐，无处不有香的魅影。以香料为核心的化妆品所催生出的美妆文化，更是民俗文化里的一大分支，从未中断。早在 20 世纪 70 年代，郑尊法就有《香料及化妆品》等研究著述，其繁荣和受宠由此可见一斑。

中国人在许多重要的节日里都要用香，所形成的民俗文化自然极为浓郁。春节祭祖要进香，常用盘香、线香、竹篾香；清明扫墓要上香，还特别讲究燃点支数；端午节更是一个充满香烟的节日，从门口悬挂艾叶、菖蒲，到身上佩戴香囊、香包，都是香文化的精彩体现；中秋佳节更要举杯邀月，一道分享用桂花制作的桂花露、桂花酒、桂花糕等，不胜枚举。甚至于祭月吃饼也要上香，借着袅袅青烟寄表情怀，乃至把"海上生明月，天涯共此时"演绎得高潮迭起，即便已酣畅淋漓，仍然是意犹未尽。

自古而今，祖先祭拜就是中国民俗信仰中最为核心的价值要素，祭祖必上香，否则便是对祖先的亵渎，大不敬。香火、香烟不仅是沟通祖灵的神圣媒介，也是家族兴旺的祥瑞吉兆。曾经，"延续香火"是千百年来中国人深入骨髓的观念，虽然这在现代人眼里可能很难想象，但当年却是刻骨铭心的存在。宋代大鸿儒朱熹专门编写过《家礼》一书，内中详细阐述了祭祖礼制的实践规则，文字中明确记录了祭祖仪式要备齐香案、香炉、香盒、香匙、火炉，样样齐全方可，各种仪式的主要环节都要焚香。而在中国人的周年生活细节中，香所扮演的重要角色，更关乎仪式背后的文化合法性，并深深承载着家风家训和家族文化，甚至深藏着家国情怀。

在表达爱情、亲情、祝福和思念的时候，中国人往往喜欢选择香囊作为信物。香囊和香包，饱含着人们对美好情感的珍视，继而又衍生出很有民俗特色的香包文化。香包又称荷包、香囊、佩帏等。发展到后来，还会按照剪纸图样，在丝绸上绣出各色精美图案，缝出各种精彩造型。香包内填充物还特别讲究，有香料、丝棉、信物等，寓意不一，因人因事而异，但都昂扬向上、深情款款，包括了幸福、平安、吉祥、爱情、心愿，既可禳灾避邪、祛病健身、长命百岁，也可寓意延年益寿、求子乞财、多子多福。而今在甘肃庆阳，每逢端阳节还会举办"庆阳香包民俗文化节"。可喜的是，2006年庆阳香包绣制被列入第一批国家级非物质文化遗产名录，足见其地位之珍贵。

香料同时还是饮食文化的重要组成部分。民风民俗从来少不了民间的饮食文化。中国的烹饪体系非常讲究，常用的香料也非常多，比如八角、茴香、桂皮、苏叶、丁香、芫荽、薄荷、白芷、黄芪、陈皮、甘草、胡椒、草果、肉豆蔻等。香料对中国各大菜系的口味有着至关重要的影响，有时甚至重要到对菜品口味起到决定性的作用，否则，就失去了其固有的特色而难以下咽和传承。比如傣族的香茅草烤鱼、川菜中的麻婆豆腐、蒙古族的手把肉、粤菜里的陈皮鸭等，都是因香料而称绝的。另外，许多调味秘方，更是仰赖香料的调配和运用，成为宫廷秘籍般的不朽传承，比如傣族的撒撒、回族的十三香等。因此，要是研究饮食民俗，必定绕不开香料这一要素，沉香则是其中举足轻重者之一。

三、明清时期的香俗文化

谈及明清时期民俗生活里的沉香文化，涉及的内容非常广泛，包括祭祀用香、日常熏香、佩戴用香、陈设用香、赏赐香品、香药和计时等，基本涵盖了明清时代贵族家庭用香的各个方面。

曹雪芹所写《红楼梦》，是一部中国古代文学作品的巅峰之作，从某种程度上来说，完全就是明清时期社会生活的全面写照，其中的种种场景，均可视为明清时期贵族之家奢侈生活的真实缩影。因为明清时期沉香文化已经发展到了顶峰，之后不久，便迅速由盛而衰。在《红楼梦》中，对沉香相关的民俗文化，不但描写得较多，还非常详细，涉及香料、香具、香药以及种种用香文化，完美地展示了明清时期社会上层的用香习俗和香席礼仪。

(一)民俗文化里的熏香

前面说过,熏香,就是将香料加热,使其散发出美好的香气,这在当时是最常见、也是最主要的用香方式。在《红楼梦》中,很容易发现一些普遍的熏香方式,如用香熏屋、日常熏香和熏衣熏被等。

1.熏冲居所

旧时中国的居住环境不像当今优越。为了改善居住环境,熏香就是一项典型的净化措施。久而久之,用香熏屋的习惯就演变成了一种传统。对此,《红楼梦》里多有记载,如在第八十回中就有:"知道二爷今日必来,三五日里头就拿香熏的了。"由此不难理解,当时像贾府那样的贵族之家,不但有居室熏香的传统,而且还会用来表达对高贵身份的敬重。而在《红楼梦》第四十一回里,刘姥姥错进了宝玉房间,袭人着急得不行,为了掩盖被刘姥姥沾染的气味,"忙将当地大鼎内贮了三四把百合香,仍用罩子罩上"。这不仅说明,百合香气味较浓,能冲淡其他味道,而且在宝玉的房间里,所用的香具还是鼎式香炉,更为重要的是,宝玉房间里居然备有大量的名香,可随时使用。

2.日常熏香

明清时期,贵族家庭居室大多常年熏燃着各种名贵香料。这一点在《红楼梦》中同样有大量的记述。第十八回中写道:"大观园内帐舞蟠龙,帘飞彩凤……鼎焚百合之香……又有销金提炉,焚着御香。"从这里可以看出,明清时期的贵族人家,通常是在鼎式香炉内焚烧百合香,而销金提炉中焚燃的则是御香。放在大殿堂的通常是大型香炉,其中适合焚烧百合香,而放在小居所的通常是小型提炉,里面一般是熏燃小型香饼或香丸。在《红楼梦》第五十三回中,还专门提道:"旁边设一几,几上设炉瓶三事,焚着御赐百合宫香。"这里是典型的"炉瓶三事",最符合明清时期社会用香的特色,是使用频率最高的香具组合,不仅是常用的熏香器具,也作为富贵人家室内重要的陈列摆设。但从文中的描述来看,这里贾府的小居室中所用香具一般都较小。再如第二十七回,黛玉回头叫紫鹃:"把屋子里收拾了,下一扇纱屉,看那大燕子回来,把帘子放了下来,拿狮子倚住,烧了香,就把炉子罩上。"这里文中所描述的,是林黛玉在大观园居室内的情景,里面摆放在窗户边的是狮子熏香,用于烧香。像狮子这种动物造型的香熏,在明清时期家庭居室内非常普遍,也非常实用盛行。不过，除了狮子造型外，常见的还有貔貅、麒麟、凤凰、香鸭、大雁和甪端等。

此外，明清时期还有一道常见的风景，就是贵族家庭日常取暖最常用的手炉和火盆，内中大多燃有不同香品，这种场景在《红楼梦》中同样随处可见。如第十九回中"（袭人）向荷包内取出两个梅花香饼儿来，又将自己的手炉掀开焚上，仍盖好，放于宝玉怀内"。由此可以看出，宝玉取暖所用的是手炉，内中燃点的则是梅花香饼。该梅花香饼或是呈梅花形，又或者是因加入了梅花而制成的香饼。但无论是哪种，都足以证明当时贵族生活日常用香十分讲究。另外，《红楼梦》在第五十三回中又描述道："当地火盆内焚着松柏香、百合香。"这不但说明当时焚香非常普遍，而且同民间焚烧木柴或木炭相比，贾府火盆中熏燃的则是松柏香、百合香等名贵香料，这其实就是典型的身份和地位的象征。

3. 熏衣熏被

和以往的朝代相似，明清时期，女子喜欢用香料熏蒸衣物或被褥，使其富有香气，给人温馨之感。在《红楼梦》第八回中，宝玉靠近宝钗，但觉阵阵异香，不知何味，便问道："姐姐熏的是何香？我竟从未闻过。"宝钗笑说："我最怕熏香，好好的衣服，熏得烟燎火气的。"说明当时不但用香熏衣非常盛行，盛行到宝玉闻到了香味就自认为是熏香。至于熏衣熏被所用的香具，明清时期见得最多的是熏笼，也就是在笼下设一香炉，将衣被附在笼上，便可增添衣被香气。关于熏笼的描写，《红楼梦》中也随处可见，在第五十一回中，晴雯在熏笼上围坐，麝月笑道："你今儿别装小姐了，我劝你也动一动儿。"在第五十二回中，宝钗、黛玉等四人集体团坐在潇湘馆熏笼上叙家常，怡红院的宝玉则命令将熏笼抬至暖阁前，麝月则在熏笼上睡觉。说明古时的熏笼，大小不等，大的很大，可以睡人，不仅可以取暖，也可增加衣服香气，是明清时期女子闺房中必备的器具。

（二）民俗文化中的佩香

明清时期，贵族之家的用香方式，除了燃点外，还常将香料放在器皿中，令其散发出香气。这些器皿主要有香囊、香包、香袋、香球等。使用时，将香料或香品放置于内，或置于室内，或随身佩戴。随身佩戴的以香袋、香囊、香包等为主，室内陈设的则以香盒、香球等为主。

佩香在《红楼梦》中时常可见。在第十七回中，黛玉以为宝玉所佩的自己给他做的香袋被下人抢走了，非常生气，由着性子愤愤地就"将前日宝玉嘱咐他做而没做完之香袋，拿起剪子就铰"。可见，当时贵族公子随身佩戴的有香袋、香包、荷包等物品。因香袋自古就被看作是传情之物，宝玉认真珍藏着黛玉所赠香袋，就是向黛玉表明自己的坚贞心意。而在第十九回中，对佩香的描写则更为真切。宝玉突然闻到一股幽香，竟是由黛玉袖中发出，令人醉魂酥骨。宝玉一把拉住黛玉的衣袖，非要瞧瞧笼的是何物。说明当时女子佩香多藏在衣袖间，而佩戴所用的香具通常是香球、香袋等。同时，文中还提到的"香饼子、香球子、香袋子的香"，这些都是明清佩香习俗的重要组成部分。这一时期，很少见到单一香料的使用，更多的是使用各类合成香料。合香时，会充分考虑到各种香料的属性，融众香之长为一体，即所谓"合香之法，贵于使众香咸为一体"。而香饼，则是将不同香料合香后做成饼状，常见为圆形、方形，可随身佩戴，也可用来熏香。

香袋是随身携带盛放香料的器物，功能类似荷包。古人很早就有随身佩香的习惯，在反映周代历史的《礼·内则》中载有："衿缨皆佩容臭。"郑玄的注解是："容臭，香物也。助其形容之饰，以缨系之。"此处的配饰就是香袋。清代香袋制作十分精美，形状多种多样，多见长方形、双钱形、多角形、如意头形，器物造型有如意形、花篮形、银锭形，植物造型有瓜果、葫芦、石榴、桃子、荷花等，时常还可见到人物造型，主要是著名的人物。香袋主体多以纺织物或其他材质制成，上下大多贯穿有丝带，以利佩戴，方便取佩。

香球，就是球形香熏。在中国漫长的香文化史上，球形香熏历来为香家所重视，以陕西法门寺出土的唐代银香囊最为经典。宋代就有"袖翻锦纹出香球"的雅俗。明清时期，香球多为居室、闺房中的雅器。《金瓶梅》中也有描写"潘金莲就舒进手去被窝里，摸见熏被的银香球"的一幕，此处香球正是香熏的一种。明代学者田艺蘅在《留青日札》中记载有香球的详细情况："今镀金香球如浑天仪然，其中三层关楗，轻重适均，圆转不已，置之被中而火不覆灭，其外花卉玲珑，而篆烟四出，真闺房之雅器也。"特别值得一提的是，故宫博物院现今还收藏有清康熙时期的掐丝珐琅缠枝莲纹球形香熏，这种香球有加座，明显异于唐宋盛行的香球。

类似的香具还有闻名遐迩的香盒，在明清时期多用作"炉瓶三事"的组合件之一，也常被当作把玩件使用。《红楼梦》第二十七回中，描写探春托宝玉外出采买物品，里面就有"像你上回买的那柳枝儿编的小篮子儿，真竹子根挖的香盒儿"。这里的"香盒儿"就是香盒，专门用来盛放香料，兼具合香功能。从古人告别单熏草香开始，香盒便承担了存储香料的角色。在西汉南越王墓中，还发现有盛放香料的香盒，后来香盒逐渐为群众喜爱，成为存放香料的必备器具。发展到清代，香盒经过两千多年的演变，早已成为贵族雅士生活中必不可少的器具。

（三）民俗文化中的陈设

明清贵族家庭非常讲究家居陈设，香具就是其中非常重要的一类，而且必不可少，通常昭示着主人的身份和品位。《红楼梦》第三回中有这样的描述："两边设一对梅花式洋漆小几，左边几上文王鼎，匙箸香盒。"说明室内陈设有文王鼎式炉一组，以及搭配用的匙箸与香盒，均为熏香器具。第四十回中还有"一个上面放着炉瓶一份，攒盒一个"。这都说明"炉瓶三事"在当时的贵族家庭中非常流行。

不过，香具陈设在宫廷中则更为普遍。清宫《陈设档》中，就广泛记载有养心殿明间、后殿和西暖阁的香具陈设情况。从现有的资料信息可以确定：养心殿大小房间均有香具陈设，且各个房间不止一件。像养心殿这样的香具陈设，几乎遍布清宫各大宫殿，布局也大同小异。在养心殿陈设的香具中，多以"炉瓶三事"呈现。大型宫殿陈设体形较大的香具，而后宫香具造型上多见小巧精美，取材多选用玉或瓷，这与其居室环境和个人喜好密切相关。

（四）民俗文化中的礼物与赏赐

香料作为贵族所垄断的珍品，历来还被赋予额外的价值、地位和尊严。清朝历代皇帝都有将沉香赏赐给臣下大员或藩部王公的习惯，雍正时期的名臣鄂尔泰，曾多次收到过皇帝赏赐的贵重沉香。《红楼梦》中也多有关于香料赏赐或作为礼物的记载，在第十五回中，"此系圣上所赐苓香念珠一串，权为贺敬之礼"，说的是北静王当时送给宝玉的见面礼为苓香珠，那是皇帝赏赐给北静王的礼物。而在第二十八回中，端阳节宫中赏赐品中，"大奶奶、二奶奶他两个是每人两匹纱、两匹罗、两个香袋儿、两个锭子药"。锭子药是宫廷制作的香药，多用于避暑或防治疾病。清代宫廷有端阳节赏赐香袋和锭子药的传统,在乾隆朝的宫廷,曾经一次"做各式香袋一千二百个。赏用黄缎香袋二百七十个,红缎圆香袋二百个,白绫圆香袋二百七十个"。一次就做上千个赏赐香袋,说明排场异常浩大,也异常奢侈。曹雪芹家族作为皇帝的家奴近臣,就曾得到过很多这样的赏赐。

除宫廷例行赏赐外,在一些特定节日里也少不了相应赏赐,在《红楼梦》第七十一回中,就记载元春给贾母祝寿时"送出金寿星一尊、沉香拐一支、伽楠珠一串、福寿香一盒"。贾府上下也会循例置办一些香料作为礼物,在第二十四回中,凤姐就置办了端阳节的礼用香料,故而才有贾芸求舅舅帮衬冰片、麝香那一幕。

(五)民俗文化中的计时用香

前面讲过,在中国古代,人们很早就懂得用香来计时。宋代洪刍所撰《香谱》,为今存最为完整的北宋香药谱录类著作,其中就有"百刻香"条款:"近世尚奇者作香篆,其文准十二时辰,分一百刻,凡燃一昼夜乃已。"生动地说明了这种香篆具备严格的计时功能。而且,古代中国关于计时香的称谓也很多,有香篆、香印、更香等,不一而足。

明清时期,计时香愈发兴盛。《红楼梦》第二十二回中还有关于更香的谜语让大家竞猜:"朝罢谁携两袖烟,琴边衾里总无缘。晓筹不用鸡人报,午夜无烦侍女添。焦首朝朝还暮暮,煎心日日复年年。光阴荏苒须当惜,风雨阴晴任变迁。"可见更香在当时有多么流行。除了这种计时的更香,更多的是作为时间节点器在大量使用,如在第三十七回中:"迎春又命丫鬟点了一支'梦甜香'。原来这'梦甜香'只有三寸来长,有灯草粗细,以其易烬,故以此为限。如香烬未成,便要受罚。"这里就是把香当作一种计时工具,以便很好地掌握时间节点。正因为如此,民间也才有"一炷香的时间""几炷香的工夫"的说法。在清代宫廷,曾普遍使用过更香计时,因为每个宫殿、园囿都有领取和使用更香的详细记录。例如在《钦定大清会典》中就记载有"圆明园、畅春园每月用更香二十四束""神武门更香,由户部支领"。清高宗弘历皇帝还在《初冬夜瀛台涵元殿作》诗中吟诵"香篆迤斜烟,灯花落余影",说明在那个年代,初冬之夜,香篆、灯烛等都是伴读必备之具,情意暖暖,宜人宜景,好不惬意。

第八节　沉香文化与雕刻艺术

　　沉香雕刻艺术与沉香文化相伴而生。沉香作为一种名贵香料和药材,历史上一直被权贵阶层所控制,使得沉香文化和沉香雕刻艺术长期盛行但局限于上层社会。但是时光易逝,没有真正的永恒,只有不断的流变,谁也想不到,千年之后,沉香会逐渐变成老百姓也可以随时享用的香品,沉香雕刻艺术也能走进大众生活。

　　在中国古代,伴随着香文化的兴起,人们在焚香的同时,有意无意中都在利用香料进行雕刻之类的艺术创作。早在隋唐时期,沉香就被王公贵族大量用在建筑及家具的雕刻装饰上,像沉香亭、沉香阁、沉香柱、沉香床等大件构造上,通常都有专门的精美雕饰,也出现过像沉香山子之类的小件雕刻品,气势恢宏且意境深远。到了明清时期,沉香雕刻在皇室贡品中开始有了较大的发展,但这一时期,沉香产量却出现大规模萎缩,材料非常难得,人们转而重视文房器物等小件的沉香雕刻,大多在笔筒、笔架、笔洗、臂搁、沉香山子等器物上雕刻。与此同时,还出现了大量独立的雕刻样式,特别是人物、动物、喷泉、园林等的圆雕,发展特别迅速。在整个沉香雕刻艺术发展过程中,除了将沉香制成各型雕件陈设于皇宫王府之外,还时常可见人们将沉香雕成各类物件把玩于手心,或将沉香做成各种吊坠佩戴于身上。

　　沉香文化既可以怡情养性,又可以拓展思绪,因此,古往今来的木雕艺术家,不断借沉香表达着丰富的个人情怀和精神理想,不断借沉香追求完美的艺术胜境。沉香雕刻作为一种别样的艺术形式,体现了一种与众不同的精神文化,其独特的香味、特有的质地、天然的纹理等,令其拥有异乎寻常的价值,为其成为顶级雕刻良材奠定了天然的基础。在沉香文化经历过汪洋恣意的历史发展后,沉香雕刻这门艺术形式,从传统的创作艺术中分化得越来越细致,结果便形成了自己特有的雕刻艺术语言和形态风格,且自成体系,自带乾坤。

一、沉香艺术文化的演变

沉香作为一味名贵的中医药材从来就广为人知，但沉香还是一种名贵的木雕原料，却鲜有人知。它是一种融合了树木自然油脂、具备特殊香气的固态物质，混合了树脂、树胶、挥发油等多种天然成分。沉香木材所映射出的无穷变幻，更展现了自然神奇的无穷奥秘。

前文总结认为，沉香文化是构成中国传统文化的重要元素，是中华民族集体智慧的象征，既凝结了自然大地之灵韵，更映射出文人雅士的高洁心境，表现出的则是一种高尚的精神追求。

中国传统文化讲求修身养性、静虑心灵，沉香恰好是这样一种理想的载体，暗合了人类美好的精神意愿，进而演化出了精彩纷呈的沉香文化。其中，沉香便是传递"修身养性、静虑心灵"这种文化讯息的完美载体。这种载体从最初的自然形状，到后来被不断赋予各种艺术形态，再到后来艺术化香具的广泛使用和沉香艺术化的用心燃点等，如此递进，一步步将沉香艺术文化推向一个个新的高地。

沉香文化早在秦汉时期就已初具规模，那时专属贵族阶级享用。随着域外文化东传，沉香在外来文化与沉香文化之间构建出一种紧密的相互关系，在这个紧密联系的过程中，充满着艺术的交流、艺术的碰撞，乃至艺术的升华。隋唐时期，国家实力大增，沉香文化也达到了新的高度，上层社会对沉香的热情格外高涨。宋代以"隔火熏香"取代了前朝的"直接燃香"，一改过往的奢靡无度，使得沉香燃点更具艺术气息。隔火熏香显著的优点就是不会产生大量的烟气，只会缓慢释放美妙的香气，散发出的温润气息，能为周围环境增添美好的情思，深受文人雅客称道，全面提升了宋代文化的雅致氛围和艺术感染力。元明时期，沉香的运用更为普遍，尤其是在饱含精湛艺术的宣德炉应运而生并被广泛使用之后，沉香文化艺术化不断加速，非常普遍。整个清代，积极综合了沉香所有的优越特性，使沉香文化进一步得到了飞速发展，社会各阶层对沉香的使用分外频繁，沉香艺术文化的发展，也达到了空前的高度。

可以毫不夸张地说，沉香文化的发展历史，也是沉香艺术的发展历史，沉香文化的整个发展过程，都充满着艺术家对艺术美学和艺术胜境的不懈追求。

二、沉香雕刻艺术的形成与发展

香始用于上古时期，或熏之以香料，或用之以食材，或饰之以妆容，或饰之以居所，所有这些用途，都或多或少地包含了艺术文化的讲究。自汉代以来，随着海陆两种形式的商贸路线相继开辟，远方的各种香料，渐渐成为中国大量可见的日常用品。其中，尤以沉香深得民众喜爱，人们不禁被它的芳香所吸引。而且，很多重大活动中的庄严仪式，都是在沉香的燃熏中铺排开的。梁武帝曾以沉香祭天，"南郊明堂用沉香，取天之质，阳所宜也。北郊用上和香，以地于人亲，宜夹杂馥，即合诸香为之。梁武帝祭天，始用沉香，古未有也"。这是古典文献首次记载的正规地将沉香礼奉仪式大规模运用到儒家祭祀典礼之中，从此，沉香便开始了它经典传奇般的旅程。再者，沉香本身所蕴含的魅力，与传统文人的文化审美情趣遥相呼应，使得沉香文化不断朝着艺术化方向发展。因此，沉香从受用之初，就已成为一种流行风尚，一种精神象征，更是一种艺术文化。

自从沉香进入文人视线中，文人的文化生活忽然广博开朗，对诸多艺术形式的需求也应声起航。各式各样的雕刻器物，在文人的艺术世界里凝聚翻飞，对雕刻材料和形态的不懈追求越发多种多样，沉香即是其一。沉香，因为材料的稀缺，注定无法像竹木贝石，甚至无法像象牙龟背那样，成为大众化的雕刻对象。汉唐时期的雕刻情景于今难以追溯，但自明代之后，以沉香为材的雕刻日趋稀有，可谓寥寥无几，难觅其踪。即使藏品资源极大丰富壮观的清宫，具体到沉香雕刻一栏，与其无比丰盛的沉香收藏相比，也实在不可同日而语。没有别的原因，不过是因为沉香的雕刻材料太过珍贵稀少罢了。

众所周知，大清一朝历经康乾盛世百年有余，天下珍奇异品搜罗净尽，沉香自然难逃尊掌。经由周边邻邦与臣下子民的进贡，加之宫廷亲自前往民间采购，清宫历来都贮有数量可观的沉香。只不过，这个数量是相对的，此消彼长，进进出出。特别是沉香作为内廷常用的名贵香料，清宫各处皆在消耗使用，如祭祀燃点、月例分发、熏香药用等。因此，用于制作器物与雕刻的沉香材料少之又少。史料明确记载，清宫造办处曾交给杨维占一块沉香材料，杨维占以"香山九老"为题，将其雕刻成一件工艺精品，材料与工艺极佳，深得乾隆喜爱，并即兴题写诗文。杨维占因此也获得了特别的恩赐,并被允许在作品上留款,堪称千古殊荣。要知道,能在宫廷里的新作品上留款,在当时不仅是一种恩典,对后世也是一则极为珍贵的史料。就是这件"香山九老"沉香雕刻,一度被收为乾清宫头等作品。"香山九老"中的白居易,当时已 74 岁高龄,却是九老当中年纪最小的一位。他们这九个人,当年常在香山龙门寺中宴游酬唱,在洛阳城中久被传诵。杨维占借用沉香描绘了当年的一幕盛况,而这一题材的选择,主要还是为了将损耗降到最低。从施刀到成品,整块材料几无损耗。可见当年,虽然身在清宫的皇家,对沉香材料的珍惜,都早已到了无以复加的程度。

但也许是艺术追求无止境,也许是材料珍贵无可比,事实上,千百年来,就是到了近代,沉香雕刻依然未能发展成为一种专门的艺术。在沉香的艺术雕刻史中,它一般只是依附在竹木雕刻的简史之列,凤毛麟角,甚至有些时候都不曾被提及。

尽管如此,沉香在历史上却从未真正脱离过主流生活,还尽显王者风范。它一直都是贵族、文人、仕女等的宠爱首选。隋炀帝每年都在宫殿用沉香砌起几十个小山堆,混杂其他香料,以火焚烧,所用沉香多达 200 余车。如此奢侈浪费,使社稷财富、国家希望,统统都在大火中付之一炬,亡国之恨悄然飘散在这奢靡的芳香之中。不过,帝王靡风,难以效法,余等富贵之家,玩味沉香,多借香囊、香炉之用,装饰起居、品味生活,虽无帝王奢华,却有生活点缀,令无数痴男怨女生活在无尽的浪漫畅想之中。

沉香的稀缺性决定了它使用的局限性。尽管进入唐代,国家空前强盛,但沉香的使用仍然局限在上流社会。特别是在宫廷与文人的影响下,沉香自始至终都承载着一种颇为厚重的文化要义。尤其是文人,对沉香文化的兴盛发展起到了决定性的推动作用。如果说南北朝之际沉香文化还处在萌芽阶段,那么到了唐代,沉香文化则处于生根发芽时期。恰恰就是在这个发芽生长的过程中,沉香文化经历了盛唐文化的开放与扩张。正是在这种盛大的文化包容里,伴随着沉香艺术,沉香文化茁壮成长,呼呼地长成一棵迷幻满布的参天大树。

到了宋代,这株参天大树继续被宋代文人频繁浇灌,精心培土,并以最华丽的姿态,迅速长成枝繁叶茂的遮天大树。宋代虽然没有唐代的显赫武功,但文治昭彰,经济发达,远远超过了前朝,文人的地位有了质的飞跃。这些变化都为沉香文化和沉香艺术进一步发展奠定了宝贵的基础,其中最明显的体现就是沉香贸易不断扩大，来源广拓，品类变多，大有滚滚而来之势。特别是广东、海南等地沉香的开发与利用，令沉香的使用达到了相对的供给平衡，沉香文化和沉香艺术也因此在"自由自在"的飞速发展中得到了升华。结果，王公贵族，文人雅士，所有的日常生活，沉香不绝，文化不息，艺术不断，烟火不灭，扎扎实实地向前推动着沉香文化演绎出一种种风俗习惯、一道道香事仪式、一件件艺术精品。

从某种程度上来说，文化就是艺术，艺术就是文化。文人雅士的加入，大大影响了沉香文化的走势，反过来，沉香文化的发展又大大影响着文人雅士的精神追求，这种高层级的精神追求进而又大大地驱动着文化艺术化的发展，最终使得文人雅士的生活越来越与沉香密不可分。结果是，各种沉香文化的含义与外延不断被总结，不断被升华，又不断被赋予各种高贵的艺术内涵，比如"鹤骨龙筋"的文人风骨、"木寂香生"的人生忧乐、"引人入道"的转觉逍遥等，使得沉香不再单纯是嗅觉上的品位享受，而是精神上的熨帖归宿。宋人不但从日常沉香文化生活中提升了高雅情趣，又为后世学人奠定了风雅基调。沉香文化的这些醒目特征，受到了宋代文人的集体瞩目，并被及时以特定的文化形式固定下来，最终集中在宋代文化里，以丰富的情感与艺术形式喷涌呈现，广泛地根植在华夏历史文化的血脉之内。就这样，在群星璀璨的宋代，沉香文化的特征，深深烙进了文人雅士的思想深处，这恰恰是沉香文化艺术的磅礴力量使然。

正因为大量文人雅士长时间与沉香形影不离，使得沉香文化不断朝向文学艺术演进，唐宋文人对沉香的描绘和歌咏，浩如烟海、灿若繁星。在他们的精神世界里，沉香是取之不尽的文化要素，也是用之不竭的文学题材，更是高洁品质的不朽来源。

然而，沉香雕刻艺术毕竟与文学艺术有所不同，受制于客观环境，沉香雕刻件难以长久保存。因此，传世至今的唐宋沉香雕刻，几乎不复存在。但是，若能穿越回到唐风宋月，人必定会被彼时沉香雕刻的富丽堂皇深深震撼。早在中唐时代，还兴起过一种特殊的工艺品：将整块香料雕刻成山峦形状，再加以精致的描金装饰，放置盘中，以供观赏，作为华堂上的摆设，任其生香。据《旧唐书》记载，唐敬宗时期，波斯商人就进贡过沉香亭子材料，唐初宰相宗楚客还以沉香粉做过泥壁，杨贵妃兄长杨国忠又以沉香为材建造香阁。这些都是唐代沉香雕刻艺术在当年豪华霸气的生动写照。

除了大块料使用沉香铺排陈设外,沉香经常会被用在一些固定形状的雕刻上。在唐代,出现过一种特殊的工艺品——用沉香饰成"香山子",类似小山形状,可见当时沉香应用规模之大。特别是在五代时期,高丽的王大世,用千斤沉香,塑成类似衡岳七十二峰的假山。史料记载,此件巨型山子,吴越王钱俶曾以黄金五百两诚意求之,但始终未能如愿。到了北宋,苏辙 60 岁生日,苏轼也给弟弟寄送了一件沉香雕刻的假山作为寿礼。除了雕刻为山子外,更多的雕刻形象还出现在造像上,如《香乘》就记录有"沉香翁""沉香观音像"等,都是用沉香为材施行的精湛艺术雕刻,均为沉香较早时期的大型雕刻。这些大型雕刻,今天当然不存于世,但幸运的是,在陕西法门寺出土的文物中,居然见到了沉香山子的踪迹,上面甚至还残存着曾经的描金装饰,可见当时沉香的奢华到了何等程度。

由于自身的独特性质,沉香自古就被众多艺术家视为创作精品的绝佳原料。艺术家对沉香材料反复进行巧妙构思、认真梳理,将其审美特征与实用特性融会贯通,又将文人的理想追求与沉香的自然灵性,深深嵌入细致的雕琢过程中,由此逐渐建构出高雅的艺术语言,并逐步向沉香雕刻艺术文化发展。

三、沉香雕刻价值的判断

沉香对雕刻技艺要求极高,其难度远远大于其他任何材料,沉香凝聚有油质和木质两种特征,质地很不均匀,外表和内里的油脂走向不好掌握,不易下刀,容易被废,因此好的沉香木雕极为稀奇珍贵。

(一)要求高水平的雕刻技艺

精湛高超的雕刻技艺不仅意味着可以雕刻出栩栩如生、壮美大气的沉香雕件,也意味着可以将沉香的价值发挥到最大,还不浪费一分一毫碎片。这也就是名家雕出的沉香雕件,其价格总是要比同等品质的沉香雕件高出许多的原因。所以评判一个沉香雕件的价值,雕工技艺不可或缺。

(二)要求高品质的沉香材料

要判断沉香雕件的价值,高品质沉香原料非常重要。沉香雕件等级的分类均由所选沉香原料的品质决定,沉香原料品质越好,雕件等级就越高,其价值也就越高。而沉香的品质主要由油脂含量和味道决定,奇楠油脂含量非常高,而且味道一流,令许多普通沉香望尘莫及,这也是奇楠雕件极受欢迎的根本原因。

(三)要求高厚重的历史年代

历史久远性在影响沉香雕件的因素里同样扮演着非常重要的角色。一件同等品质的雕品,唐代的总比清代的价值高,而且还可能高出许多倍,甚至出现过品质上即使唐代的低于清代的,但其价值依然比清代的雕件高出许多的情况。这是因为,年代越久远的沉香,具有的历史价值越高,其自身价值自然也就相应地被烘托抬高。

四、沉香木雕艺术技法

(一)沉香木雕最根本的前提条件

加倍爱惜沉香木原料的肌理,是沉香木雕雕刻技法中最根本的前提条件。在确定能最大限度阻止沉香原料被损耗的基础上,再考虑继续展开下一步的创作。也就是说,沉香木雕艺术,早在沉香雕刻行为实施之前就已经开始了,而且是在构思几乎完全可行的情况下,才会慎重地施刀往下雕刻,这一点对沉香雕刻家来说非常苛刻。要想完美地做到这一点,雕刻家就必须事先重点考虑以何种方式、何种主题,才能将沉香木的材质特性和形状形态充分而完美地诠释出来。这个问题值得每一位木雕艺术家反复认真深入思考。因为沉香木材异常珍贵,需要以精细的构思布局与细致的技艺手法,才能对其实施保护性的表达和发挥;需要在表现主题与材质特性之间进行充分的磨合和塑造,以达到木料的性状与作品的意蕴能在相互交融、相得益彰中展现最佳效果;必须将沉香的自然意蕴做到最大限度的保留,这是因为沉香的外部肌理带有天然的韵味和表现力,本身就是能够传达艺术理念的最佳依托媒介;更要力争将留皮(一种致力于呈现材质原生之美的雕刻方法)、顺丝(不借助现代任何工具,完全致力于顺应沉香自然纹理而进行的雕凿技法)等各种塑造方法与诸类雕刻技艺,如圆雕、半圆雕、高浮雕、低浮雕、镂空雕等交叉应用,灵活轮动,互为补充,以加强表现对象的内在情韵和精神情感,在最大限度保留原料之余,将雕刻中的技与艺灵活贯通、相辅相成,以达到出神入化的境地。

(二)沉香木雕最重要的塑造方式

历代雕刻家认为,沉香木雕最为重要的塑造方式是"因物象形"以及"七分天然,三分雕刻"。以沉香木的基本特征为基础,通过一系列的精巧构思以及对时空的精心营造,可以将沉香材料的本质属性呈现得更为灵动精妙,材料的潜质更能得到恰到好处的呈现。同时,沉香雕刻作品还可以营造出种种基于传统表现手法的新颖观感,为观众带来想象各异的心理冲击与审美感悟。沉香材料又天然具备坚硬的韧性,这种天然的特殊质地,常常会给沉香雕刻带来更大的难度,所以,往往需要应用雕刀顺势进行"减法"式雕刻,极力将沉香的肌理效果,通过本身的自然韵律自然再现,巧妙地在材料特质之中,更多地体现出个人的想象和思想的主张,不断调整整件作品的立体效果和艺术韵味,使其艺术价值最大化。

(三)沉香木雕最理想的创作题材

纵览古今沉香木雕之后,便能发现一个突出特点,就是沉香木雕的创作内容并不宽泛,最重要也是最常见的创作内容,大体是以传统受尊崇的人物为题材。但不可否认的是,以沉香木为原材料的大型造像,透露出异样的精神品质,往往是追求悠远脱俗的韵致能萦绕在作品之中,空灵微妙的意境又能将沉香造像的形神巧妙地烘托渲染,沉香的凝神之气更能在悄然之间引领观众思绪轻舞飞扬,令人顿生欢喜,心驰神往,并与禅境互为暗合,直至高洁恒久的冥思境界。"至诚馨香,交于神明",沉香木雕造像所追求的正是这种极致的效果,蕴含有传统文化的意蕴气象与丰富多变的雕塑技艺,易于在沉香木所营造的雕塑空间中,使造像的空灵俊逸与高雅风范相互融通、相映生辉,在有限的空间结构中塑造出无限的思绪感观,使其显现出简约不乱、似是而非的朦胧审美意境。沉香艺术雕刻家,往往试图从整体的视角凸显局部的细节,甚至不惜调用夸张的手法,务求逼真生动,将重点人物的真性神放置于纵深变幻的构图布局之中,并适时添上某些富有新意的雕凿手法和跳跃性的灵感情思。沉香木雕在强调中国传统雕塑中的绘画性观感的同时,又能从容地使雕塑感与空间感相互映衬、互为补充,表现出个人对无限深远、静穆悠然的禅学意境的用心追求。一个娴熟老到的沉香雕刻家,能将对大足石刻、龙门石窟、云冈石窟等中国历代造像的体会与所学技艺相互结合、豁然贯通,努力将祥和、飘逸、深邃、悠然之气呈现在沉香木雕之中,为收藏家或观众带来睿智圆融的美学体验,帮助他们洗脱尘世烦恼,尽享心灵净滤的美妙过程,获得直指本心、自在无碍的至高精神享受。

(四)沉香造像核心思想是结香的机缘巧合

沉香木雕向来是以沉香为材料塑造传统焦点人物,核心是要结合沉香天然结香的机缘巧合,着重强调阐释其神采与内蕴的完美交融,在与材料不断交流的过程中,力求营建出独特的关于材质内涵、个人情思以及主题思想这三者之间的心灵对话。任何一位雕刻高手,始终会在严格遵循中国传统造型法则的前提下,将沉香木材的天然特征与传统文化的内涵意境构筑成共融共通的关系,使二者相互衬托、彼此呼应,焕发出各自的神采意蕴,甚至能达到天衣无缝的"默契",顺势构建出各种神秘而空灵的内在秩序。在沉香木雕创作中,尤其需要突出塑造人物衣纹细节、面部表情及其举手投足,将其内心对传统文化的深度理解,通过一个个重点人物,化作一刀刀专注传神的雕凿技艺,秉承前人造像的严谨态度,在衣纹的转折迂回中构建出人物行云流水般的精神内蕴和思绪幻变;融入个人感悟的情思意志,在细腻的表情刻画中表现出人物深邃丰富的精神特征和悲悯情怀,譬如在重点人物的形象塑造中,展现出各种开阔的胸怀与睿智的内心;在广泛流传的形象塑造中,展现出种种优雅的情态与慈悲的善念;当代的沉香木雕艺术中,还会将东方意趣与时代精神相互结合,使作品既拥有圣洁的神性又具备亲和的人性,还能展现出新时代的精神风尚。

(五)沉香木雕最成功的标志在于构思立意

任何一件成功的沉香木雕,都能令藏家或观众在观赏时由衷地产生对美好境界的向往和追慕,并能深刻地意识到传统文化的本真要义,无论是威严还是慈爱,甚至是活泼与俏皮,都能令人心生敬仰,心向往之。从古代开始,外来文化所深蕴的悲悯内涵,深深被国人吸纳之后,普遍形成的并不是消极的避世之思,而是心无挂碍的真实自在,还有对妄想与执着的舍弃。沉香作为彰显至高精神韵致的雕塑媒介,其淳朴脱俗的天然属性是构成其珍贵价值的必要元素,木雕艺术家在创作中要不断发掘和感悟沉香潜在的特性,认真思考,充分发挥,开拓哲学意趣模式,秉承传统审美原则,融入个人艺术语言,最终将自然的韵味与艺术的灵性,成功地合二为一。真正成功的沉香雕刻艺术应该是这样:重点表现构思立意,严加保护材料细微,不在于精镂细琢,不在"细"字上争胜,而在于追求意和神,要朴中隐雅,浅里藏深,无里还有,自然中可得情趣,粗犷中遇见纯情,无声中听闻惊雷。

(六)沉香木雕最主要的雕刻技法

沉香雕刻是以沉香木料为对象,以其基本特征为基础,采取各种巧妙构思营造空间,将材料本质属性精巧呈现,既恰到好处地表现出材料的潜质和外形,又锦上添花地融进个人的理念和情怀。

1.通雕技法

通雕是由镂刻、浮雕衍生而来的雕刻技法,就是在一块不大的香材上,内外分几层,雕琢出许多形象各异的人物及景致。该方法的主要特点是,能将大容纳性和高表现力体现得最佳,被大量使用在木雕雕刻中。

2.阴雕技法

阴雕技法又称阴雕或沉雕,常用在已经上色髹漆的木雕作品上,就是在雕刻材质表面雕刻形成凹陷,使景观、人物或文字、图案凹于钩边下,低于材质平面。采用这种雕刻技法,能使沉香木雕产生的漆色与木色不同,富有意味,大有中国画的功效。

3.平刀块面雕刻技法

这种技法主要用在凿坯时期,将木雕的轮廓与结构完美切削,充分体现出沉香木雕的传统特色技法,俗称"斧子功"。这种技法具备快、稳、准的特征,通过斧子功后,再运用其他刀法,按照从方到圆的顺序,细腻刻画木雕。

沉香属于一种彰显至高神韵的雕塑媒介,本身具有的淳朴脱俗的属性构成了其核心的珍贵价值。因此,沉香木雕艺术家必须从创作过程中不断发掘和感悟,充分思考,呈现其潜在特性,拓展其形式意趣,实现自然韵味和艺术灵性的完整融合。否则,就不仅仅是失败,而是一种浪费。

五、传统文化视域下的沉香木雕艺术

(一)沉香文化与传统艺术

沉香神秘奇异的香味蓄积有千百年的天地灵气。但大多数沉香常态下几乎闻不到香味,只有在熏燃时才香气浓郁,并能盖过其他气味。沉香的香味在空气中能留存很长时间,而且极其微妙。不同的沉香点燃后会有数百种不同的香气,变幻莫测又浑然天成。正因为沉香有着如此多神秘的优异特质,所以一直被用作思念或沟通往世亲人的媒介工具。中国古人祭祀天地都有一个重要的仪式,就是在灵台上焚香,借一缕缕清香之烟,与上苍对晤,向祖先倾诉,表达个体心愿。而这些香味,多由沉香而出。

世界各大主要传统文化,均公认沉香为稀世珍宝。但在我国传统文化视域下,沉香木雕出奇一致地体现出了人们对于美好生活的念想,因而具有特殊重要的文化含义。中国本土传统文化中,所见与之相关的大量沉香木雕艺术作品,基本都含有重要的传统文化元素。从流传下来的作品来看,沉香木雕多以明代和清代中前期的为主,其中又以沉香原料制成的笔筒、笔插、笔搁、如意、炉瓶等居多,工艺精细,均与中国各大传统文化有着千丝万缕的联系。

沉香被传统文化所推崇,以其为材料所制作的有关题材的作品,都带有浓厚的传统艺术特征。不过,沉香木雕所体现的传统文化特色,很多都已走向民俗化了,并非完全是在宣扬某一方面的传统精神,却深受广大民众喜欢,如八仙图案、十八罗汉等题材,都是在表现民间对生活的一种向往和热爱。

(二)传统文化与沉香木雕

沉香木雕所雕刻的念珠、造像等都是极为珍贵的器具。明清两代留下了大量沉香木雕的焦点人物造像,在拍卖会上都拍出了很高的价格。2012 年 7 月 22 日,在中贸圣佳拍卖会上,一件清康熙沉香木雕四臂观音像估价为 90 万~100 万元,最终以 253 万元成交。2012 年 11 月 2 日,在北京盈时拍卖举办的专场拍卖中,一件重 75 克的"越南芽庄沉水奇楠罗汉雕件"以 230 万元成交,可见,沉香雕刻的物件受到人们何等的重视。

有工艺美术大师就直言："在充分研究一块沉香木料之后,只有将原料用到极致才算是现代沉香雕刻艺术。"还有一位佚名的沉香雕刻师,以沉香木雕刻了一件《十八罗汉》,就源于深受传统文化的影响。整件作品不大,大部分保留原样,追求朴实无华的状态和大象无形的效果,仅在中间一段雕出十八罗汉的造型,同时结合山石树木和云纹流水,既生动有趣,又不乏精神情怀。

值得注意的是,崇德崇福寺塔内曾发现一件明代彩绘木雕镶象牙脸王母像,即为沉香木所雕刻。这尊造像上的王母,头梳高髻,前额高耸,两眼向下凝视;身穿交领,广袖过膝,肩部披帛曳地,腰围长裙,系有腰带;上身向左微倾,双手捧物于胸前,双足呈八字形,立于方形壶门式木座上;浑身遍布彩绘,身材苗条,衣纹粗犷遒劲。其脸上镶贴象牙,施有彩绘,较为鲜见,将王母面部衬托得格外娇嫩细腻,为明代沉香木雕艺术的扛鼎之作。这尊造像底座上还雕刻有康熙二十五年(1686)曹大春朱书,记叙了该木件雕刻的来历。整件作品气象万千,活灵活现,既体现了人物的高贵大气,又展现了雕刻技法的出神入化,确实是价值连城的稀世珍品。

不过,在中国的沉香雕刻中,更多见的是八仙图案。北京故宫所藏的一件沉香木雕八仙纹如意,通体雕满了寿星和八仙组成的图案。如意首雕有长髯凸额的寿星,一手托如意,一手持仙桃,屈膝盘腿端坐正中。八仙之中的汉钟离、韩湘子相伴两旁,柄中部刻着吕洞宾、铁拐李,柄下方有曹国舅、张果老、何仙姑、蓝采和。柄上还浮雕以四个圆角方框,框内分别刻有阳文楷体"万""福""攸""同"四个字,而且柄尾还系有"寿"字红丝结和"万"字黄丝穗。还有一些沉香木雕中的八仙则以另外一种高超的方式体现,其上并不雕出八仙人物,而是以其手中所持的法器加以表现,又称"暗八仙",令人暗暗叫绝。清乾隆年间雕刻的一件伽楠香木浮雕双龙八宝云蝠纹箱便是这样。整件作品精选上等沉香材料雕制而成,呈规整的长方形,以天盖地式,用料宽裕,显其得天独厚之处,该件器物构思新颖、雕工精湛、刀法娴熟,器盒顶面雕刻的纹样即为暗八仙云纹。

现存的一些沉香木雕作品中,还有少量涉及域外文化内容,如清乾隆年间的一件沉香雕云蝠纹斋戒牌就是这样。此戒牌呈长方形,以云蝠纹为主要纹饰,背刻满文,与"斋戒"二字相互辉映,形态小巧,雕刻风格独特,雕工精致,这在沉香木雕中,亦不愧是一件不可多得的极品。

第九节　沉香文化与宫廷生活

在古代,沉香一直是特权阶层的专享之物,特别是在历代宫廷中,沉香几乎成为必备的首选珍品。以中国清代为例,在沉香清宫被广泛使用,宫廷沉香文化也便应运而生,极为繁荣。沉香在清宫的主要来源,包括周边各邻邦及两广各地官员的进贡,而清宫内设机构如广储司,也有官员定期采买,及时补充,从不断货。广储司下设的茶库和户部下属的颜料库,是宫廷中两大重要的沉香贮存和保管机构。不过,养心殿的造办处库房也保管有少许沉香,主要是备不时之需。现有资料和研究证明,沉香不仅广泛使用于清宫生活的各个方面,而且在提取、使用和最终处理等方面,也形成了一套完备的制度体系。由宫廷沉香使用所衍生出的沉香文化,是清宫香文化极具代表的一个大类,它不仅囊括了精美华丽的香料包装,更体现在各类奢华的燃香器具,以及各种用香形式的层出不穷和用香场合的严格规制之中。清宫在沉香使用上,还特意根据其特性的不同展开了细致的分类管理,既承袭了前代的好用传统,又包含有当朝的适时创新,从而形成了清代宫廷独特而丰富的沉香文化。清代有关沉香的文献资料非常丰富,特别是在《奏销档》和《清宫内务府造办处档案总汇》中,相关记载颇多,从中可以看出,沉香文化和宫廷生活难解难分,几乎达到了如影随形的地步。不过,沉香文化在清代得以达到新的高峰,自然有其内在必然的道理。

一、清代宫廷对沉香的认知

(一)清宫文献中的沉香与沉香木

至今,查阅大量的清宫档案发现,在各类大大小小的文献中,都直接将"沉香木"记为"沉香"。但事实上,沉香木并不等同于沉香。沉香木指的是沉香树的躯干或侧枝,而沉香则是指沉香树分泌出的树脂,经人工开采获得,或者是香树腐烂之后剩下的残余。清初诗文泰斗王士禛在《香祖笔记》中描述说："香树生海南黎峒，叶如冬青，凡叶黄则香，结香或在根株，或在枝干。"

清代的《广东通志》曾对沉香木和沉香做过十分明确的界定，翻译过来的意思是：沉香木，岭南各地都有，近海的地方更多。叶似冬青，大香树几个人才能合抱，木性虚韧。当地村民有的用来搭建茅庐，有的用来构造桥梁，还有的用来制作饭甑。能结出上好沉香的，100棵树里找不出一两棵。大概是有水才能结出好香来，而且多结在折断的枝条或枯死的树干中，或成水沉，或成煎沉，或成黄熟，由枯死香树结成的称作"木盘香"。但极品沉香，只有海南各地才有，俗称"角沉"，需从活树中获取，适合焚烧；而黄沉，则是从枯树中获取的沉香，适合用来做药；从树皮处结出的香，称为"青桂"，香气特别清雅，要是长久地埋在土中后，再削刮处理所剩下的精华，则被称为"龙鳞"。

从这些文献记载可见，沉香木取自沉香树主体干枝，属于木材，而沉香则是沉香树分泌出的油脂物，非木材质地，而且会因时间的长短或结香方式的不同产生品质上的差异。沉香木本身体积较大，可用来制作一些诸如沉香山子、沉香花插之类的较大器型物件，而沉香则用于燃烧、入药或制作一些朝珠之类的小巧什件。两者性质大不相同，用途也大相径庭，价值则各有洞天。

(二)清宫文化熟知的生结与熟结

沉香历来炙手可热，古往今来潜心研究沉香的名流不计其数。古代很多学者都对沉香进行过分类，主要是按照沉水深度和自身香气来展开评判。宋人丁谓在《天香传》中将沉香品质顺序定为：黄蜡沉、角沉、栈香和黄熟香，这早已为广大学者一致认同。但清代学者王士禛在总结前人观点的基础上，在《香祖笔记》中对不同品质的沉香再次进行了详细阐述，大意是：品质最好的为黄沉，也称"铁骨"。如果从土中取出带有泥巴、颜色发黑，且坚硬能沉于水的沉香，其价格可翻三倍。树腹中结出的沉香，如同松脂液一般，若有白木相间其中的，则称作"生沉"，生沉置于水中可下沉，而投入水中半沉半浮的，则称作"飞沉"，都是上等沉香。至于"速香"，则是没等凝结就快速取出的沉香，这种沉香不沉于水，但有奇香。还有一种非常特别的沉香，名叫"花铲"，该香与白木夹杂生长，边生长边结香，须经常整理，铲木而留香。另有一种名叫"土伽楠"的，与沉香并生，其性坚硬,而伽楠天然性软,其气上扬,老人佩戴后很少便溺,又以产自越南的为最好。通常是香树被蚁虫筑穴,蚁虫边吃边排泄浊物,与香树分泌的树脂混合,时间久了便慢慢凝结成坚润的香块。其中,有颜色像鸭头绿的,为上等佳品;还有一种带有虎豹斑的金丝结,内外黄色,价值与鸭头绿同等。

由此可以看出,品质最好、价格最高的,是从泥土中取出的由腐烂香木结成的沉香,其次是在香树腹部或腰部结成的沉香;而占城(今越南中部一带)所产的伽楠香,虽然入水半沉,但品质位列上等,堪与黄沉并论。从结香的时间来看,时间越长,其品质越好;时间较短的生结,香气相对较淡且持续时间短,而诸如黄沉、角沉、伽楠等,历经沧桑岁月后,其香气反而淡雅悠远,持久绵延。

从清代档案的各种记载来看,清宫对沉香的等级认识已非常清晰明了。清代宫廷中,数量最大的是中等沉香,上等沉香数量较为有限。上等沉香中,又以伽楠香最受青睐,伽楠香相关物品于是大量出现在各种重大或重要场合,成为身份和等级的象征。宫廷贡物中,甚至出现过以花铲沉香假冒伽楠香的事情。譬如雍正四年(1726),就记载有"据圆明园来帖内称,员外郎海望持出香一块,重八斤,奉旨着认看,若是平常收在造办处做材料用,钦此。于本日,据袁景邵认看得系花铲沉香假充伽楠等语,记此,支库,现存库"。这就是有力的明证,同时也说明,伽楠香超高的价值竟然高到有人愿意铤而走险造假造到皇宫之中。

(三)清代区分的番沉与土沉

沉香从产地上可分为"番沉香"和"土沉香"两种。产于东南亚、印度等地的沉香,一般被称为"番沉香"。据《岭外代答》记载:"沉香来自诸蕃国者,真腊为上,占城次之。""番沉香"中最具代表性的,当属占城产的伽楠香。伽楠香与我国本土所产沉香最大的不同,在于上等伽楠香较软,富有韧性和黏性,其树脂与油脂含量高于本土沉香,伽楠香入水半沉半浮,香甜感明显。我国海南、两广地区所产的沉香,一般被称为"土沉香"。宋代著名的药物学家寇宗奭在《本草衍义》中指出:"沉之良者,唯在琼、崖等州,俗谓之角沉。"本土沉香以海南产的"落水沉"最为出名。而且,早在唐代,土沉香就已被列为土贡之一,之后历朝历代均依例以土沉香作为土贡。关于"番沉香"和"土沉香"的来源,宋人范成大也曾说过:"沉水香,上品出海南黎峒,亦名土沉香……沉香,出交趾。"他明确指出海南黎峒产的就是土沉香,而交趾产的才是番沉香。但两者本质上同科同属,故统称为沉香。在清宫各大档案记载中,二者也被统称为沉香。

二、清宫沉香的来源

(一)周边各国的交流

清代疆域辽阔,周边国家大多与大清关系密切,盛产沉香的安南、暹罗等国几乎都位列其中。这些周边邻邦,正好都盛产香料,因而在奉表、纳贡等活动中,每次几乎都有数量不等的上好沉香,成为宫廷"番沉香"的主要来源,且数额十分庞大。原因无外乎两点:一是历史上这些国家本身就盛产沉香,遵循古制"任土作贡"的原则,沉香充当贡品非常合适;二是清宫对沉香的需求过大,香料历来就因作为名贵奢侈品而深受宫廷喜爱,沉香尤其不能例外。清廷经常会有意通过各种渠道,向周边各国表达需求,这些国家闻之大喜,乐此不疲地投其所好。结果大量的进贡成为清宫经久不衰的沉香来源。

沉香盛产国如此,一些不产沉香的国家则有样学样,竞相购买当作礼品送达清廷。譬如康熙九年(1670),意大利国王就特意遣使奉表进贡,内中就有不少顶级沉香,目的只为迎合清廷喜好,以图其益。

但在清代后期,因周边各国沉香产量有限且进贡频繁,沉香采摘又过于艰难,后来眼看难以为继,清廷便刻意下旨:"任土作贡,原视物产所宜。""即此外沉香等物,若未能备数,不妨就该国所有,如土纳、绢布均可进奉,不必拘定成例,所谓不唯其物唯其意也。"说明,清宫最希望的是以沉香当作首选贡品,而沉香实在不足之时,则可以用其他物品作为替代,"不看其物,但察其心",主要是看他们的心意罢了。

(二)地方官员的进贡

进贡制度,贯穿了整个中国古代社会,无论朝代如何更迭,都遵循惯例。"贡"原本与赋税有关,只是后来意义逐渐发生了变化,几乎成了臣下或属国向君主进献的专用词。伴随着进贡制度的完善,后来便出现了"九贡"之制,也就是祀贡、嫔贡、历贡、器贡、服贡、游贡、材贡、货贡、物贡这九贡。其中的"物贡",专指地方向中央进献珍贵的土产实物。清乾隆年间编撰的《钦定皇朝文献通考》，就记载有"臣等谨按马端临做土贡考，谓古之土贡，即在赋税之中犹当其租入云耳"。香料就是古代地方频繁向朝廷进献的名贵特产之一，尤其是名贵沉香，专供皇室之用。至于香贡的起源，最早有确切文字记载的见于晋代常璩的《华阳国志·巴志》："鱼铁盐铜，丹漆茶米，皆纳贡之……园有芳蒻香茗。"这里的"香"，大体指的就是茅香之类的香料。

　　清代同样延续了前代"任土作贡"的进贡制度，作为两广及海南地区名贵特产的沉香，每年都要进贡很大数额给宫廷。地方官员有负责采办沉香的例贡，并及时解送至京。史料有记载，清康熙年间，广东布政司每年需要向京城解送沉香已高达 100 斤；清雍正年间，福建布政司每年也需要向京城入贡沉香 100 斤；但清乾隆年间，广东布政司每年向京城解送的沉香竟高达 300 斤。康熙七年(1668)，崖州知州张擢士还因当地沉香例贡过于沉重而愤然上书朝廷，怒道："况琼属十三州县供香百斤，而崖独有十三斤之数。"说的是当时琼州府所属的 13 个州县，年需进贡沉香 100 斤，单是崖州就要进贡 13 斤之多。

　　接到张擢士的上书后，为尽量降低采办沉香给百姓造成的滋扰，乾隆三十一年(1766)曾特地下谕海南地方官："应饬黎峒总管、哨管、黎头，谕令熟黎普行剃发，杜其假冒生黎滋事，每年例办进贡花梨沉香，向系差票赴黎购买，黎头挨村拨夫送官领价，易滋扰累，应将每年额贡晓示，豫发价值派总管、哨管、黎头，分办运赴，免致差役扰累。"据此可以确定，海南黎族生活区是海南沉香的主产区，政府对此区域具有充分的管辖权；采办沉香事宜由地方官员全权负责，每年承担有固定任务，且有专项采办银两，具体负责人是当地的传事差弁，当地的黎人头目则负责协助采买。但影响极坏的是，在沉香采买的过程中，曾发生过许多起恶性事件，地方百姓苦不堪言、怨声载道，皇帝不得不下旨"免致差役扰累"。到了晚清咸丰年间，清政府再次特意裁减了押运沉香贡品的"饭食银"，以便尽量减轻带给百姓的负担。

　　除了土贡沉香外，还有很多非土贡沉香也能进入宫廷。譬如，清代宫廷节庆活动繁多，地方官员会在各类节庆活动的时间节点上，向宫廷进贡数量不等的沉香。而在某些不定期的进贡中，如进京谒见、谢恩、传办等，也时常有不少沉香会流进宫中，只不过，大多是随其他贡品一起流入。

除了两广、福建等主要产地外,一些非沉香产区的官员为了个人私心,专门迎合宫廷所好,也会购买沉香前来进贡。这些进贡的沉香,大多是从市面商铺购买所得。

(三)采买

为了确保沉香常年有足额用量,除了进贡所得沉香外,清宫还会定期派员前往采买。宫里所用沉香,皆由管理香料的广储司茶库司员负责采办收进。此外,一些皇商国客也会伺机为宫廷采办沉香。康熙年间,还出现过因沉香采办过多而特意下旨量用采买的情况,"即如朕内用沉香,每年二百斤,用尚有余,今办解者已过数倍,此等物件俱令查明,量用采买"。但仔细对比后发现,整个清代采买的沉香数量其实并不太多,而且多集中在清前期,清后期因国力衰弱,衰亡加剧,水暖鸭先知,采买的沉香数量每况愈下,一年不如一年。

三、清宫沉香的管理机构

尽管清代宫廷会按惯例大量收贮沉香,但因沉香天然具有有机物的特性,很不容易保存,因此需要人工更精细的保管。宫中专门收贮沉香的三大机构,主要是广储司茶库、户部颜料库和造办处库房。茶库和颜料库重点收贮从周边各国交流、地方例贡及皇商国客采购的沉香,造办处库房主要收贮地方官不定期的进贡以及造办处做活计时便于使用的沉香。茶库和颜料库作为宫廷两大主要的沉香收贮和管理机构,职能大致相似,内存互为补充。

(一)广储司茶库

广储司茶库一直是清代宫中收贮沉香的主要机构。主要文献凭据有如《大清会典》的记载:"茶库,康熙二十八年奏准,于裘缎二库内分设,管收贡茶、人参、金线、绒丝、纸张、香等物。"而且,在《钦定内务府现行则例》中也清晰地记载着:"茶库专司,收存人参、茶叶、香纸、绒线、纸缨、颜料等项。"这都说明,收贮包括沉香在内的重要物品,历来是茶库的基本职责。

清宫茶库主要是负责收贮周边各国交流进入的香料。但清宫茶库的内部管理,先后经历了很多次的变更,明显可分出早期、中期、后期三个阶段。与早期阶段相比,中期茶库人手大幅增加,说明业务量增大,后期又恢复到早期的人员编制。这种人数配置的变化,实质反映的是清朝国力的盛衰。这不难理解,清代初期,因为国家尚不稳定,财力有限,宫廷日用消费较为节俭;随后国力日盛,国家强大,人员陡增,发展到清代中叶,宫廷日常所需供应渐次达到顶峰,沉香等诸多重要物品的消费也随之大增,相应机构和管理人员必然扩充;后期国力衰减,左支右绌,举步维艰,茶库不得不随之"瘦身"。因此,从这个意义上来说,沉香的使与用,其实见证着大清国的弱与强;而清宫沉香文化的盛与衰,其实也算是见证着大清国的兴与亡。

(二)户部颜料库

清宫户部颜料库是收贮沉香的另一重要机构,负有部分保管沉香的责任。在《大清会典》中清楚地记载户部颜料库:"凡各省解到铜、铁、铅、锡、朱砂、黄丹、沉香、降香、黄茶、白蜡、黄蜡、纸、桐油并花梨紫榆等木,均付库收贮。"从大清南方各省进贡来的沉香,大多会收贮进入户部颜料库。库内"应解各物,如库贮足用则停解,不足用则行取,屡年增减无定数"。事实上,有清一代,颜料库所贮沉香数量巨大,但相应地,颜料库的人手也很多。史料明确记载:康熙十六年(1677),规定颜料库属于内监衙门管理,机构内部设有验匠 2 名,库役 28 名,匠役 41 名,总计多达 71 人,规模不可谓不大。而此后的历代,总体情况几无变化。

另有史料记载,乾隆三十八年(1773),茶库官员曾因发放香料迟滞而受到了严厉责罚,最后不得不转向户部颜料库领取。这说明即使在清宫,用香支取都非常严格,不得随意。宫廷若需用香,须得先由皇帝发出旨意,再由专门负责的官员到库房内收取。即使对器物的管理,宫廷都有明确的处制规定,违规者所受处理也十分严厉。

(三)造办处库房

作为不同事务的对接部门,地方官员不定期进贡的沉香很多都直接进入造办处库房。造办处的主要职能是承造大量器物,所用沉香除了少量从茶库提取外,大多是直接从造办处库房领取。关于造办处的大致情况,《大清会典事例》中有记载:"初制,养心殿设造办处,其管理大臣无定额,设监造四人,笔帖式一人。康熙二十九年,增设笔帖式一人。"造办处负责有"成造内廷交造什件",由于建造的都是大型器物,而且数量较大,因此人手历来不少。

造办处库房常年会存放少量沉香以备应时之需。这一点在雍正三年(1725)的档案中记载得非常清楚:"初八日,太监张玉柱、王太平交来伽楠香一块,重十六两七钱,随锦匣,系总督孔毓珣进,传旨:着交造办处,钦此。""二十五日,太监王太平交来沉香二块,重二斤八两,传旨:交造办处收着,钦此。"所有这些沉香,随同贡品一起进入宫廷后,都必须遵照皇帝旨意,直接进入造办处库房。此外,一些宫内即时撤下的沉香,往往也会交给造办处收贮处理;一些勤政殿撤下的沉香,通常也会直接进入养心殿造办处库房。这也说明,养心殿造办处时常也会收贮一定数量的沉香。

四、沉香在清宫中的使用

(一)月例

用香月例在历代宫廷十分普遍,也是清宫使用沉香的重要部分,每月都会定期发给各处沉香,"数目按月具奏,月折一次,一年仍复归奏报销"。皇太后、皇后等人,均享受有额定等级的沉香月例,如资料记载:"慈安皇太后每月用中沉香四两、慈禧皇太后每月用中沉香四两、隆裕皇太后每月用中沉香四两等。"嘉庆时期则有所变动,皇后所用沉香开始入月折内开销,"遵旨查得皇后所用沉香四两向系月例"等。

除后妃以外,一些重要的宫殿内也有月例沉香的明确规定。宣统三年(1911)就有各宫殿所用沉香数额的明晰记载:"奉先殿月例用上等沉香四斤十二两二钱九分,天穹宝殿月例用中等沉香三两,钦安殿月例用中等沉香二两,慈宁宫佛堂月例用中等沉香一钱,慈宁宫东西配殿月例用中等沉香一钱。"由此可见,即使是到了大清末年,国力大减,清廷宫殿沉香用量仍然巨大,而且管理上依然非常精细。

特别是在清朝鼎盛时期,宫廷内沉香用量巨大,曾因不够使用,不得不裁减一些宫殿的额度。资料记载,乾隆三十七年(1772)之前,宫廷有47处宫殿庙宇长年使用沉香,总计超过105斤,裁减后所剩沉香不到70斤。裁减的基本是一些皇家寺院等场所的用香,但像皇太后宫、安佑宫、慈宁宫等处的月例用香则未见裁减。

(二)熏香

燃点历来是沉香最常用的方式,宋代就有燃点"沉水一铢销永昼,蠹书数叶伴残更"的美好诗句。清宫燃用沉香,通常是先将其劈成小丁小块放置在熏炉内,以净化室内气味。如"总管王成交沉香八块,传旨:着辟香丁,钦此"。又有"首领赵进忠交沉香一块,重九十两,传旨:着劈香丁,钦此"。从清宫档案记载来看,除临时制作成的香丁外,各种节日活动之前,往往会提前制作备好一些香丁,如雍正七年(1729)为重阳节"郎中海望员外郎满毗传做备用,沉香方丁八两……记此"。

在清宫内府,除少量直接劈成香丁使用外,更多的用香是以沉香作为主要原料,大量制作合香使用。在《陈氏香谱》中,宋末陈敬就记载了一些有关沉香的合香香方,如"沉香一两,苏和香,右以香投油,封浸百日,熟之"。但清宫内府的合香一般都以沉香为主,配以乳香、麝香等,做成香饼,而在养心殿、皇太后宫内等处使用的沉香月例,一般都用于熏香。在大量流传的清宫绘画中,皇帝及后妃的几案方桌上,往往都能见到小型香炉,如在清人画《慈禧佛装像》轴中,慈禧的身边就放置有精致的仿宣德青铜香炉,炉内正冒着缕缕青烟,慈禧悠然自得,既威严又受用。在这些小香炉中,放置的通常都是沉香之类的高级香料。

(三)入药

沉香是稀有的理气活血药材,有降气除燥、顺气制逆、暖肾养脾、纳气助阳等功效,自古就被用来修合各类成药,如沉香丸、沉香丹、沉香散、沉香膏等。清宫专门设有两处制作成药的机构,这就是御药房和内务府造办处。御药房主要的职责就是负责宫廷所需药材的炮制和各种成药的加工,保障和管理宫廷常规用药。造办处的药作、锭子作等也会配制一些药品。药房中将沉香当作配料入药,一般都用于修合成药,主要是制备帝后日常的丸、丹、膏、散、汤、锭等;造办处的主项是配制锭子药和军前用药,此处配制的平安丸,每年都要用掉大量沉香。文献记载,仅雍正六年(1728),赏赐给征战西北的将领,就用掉平安丸89700丸,数量巨大。

沉香油,顾名思义,就是沉香的液态提炼物,在清宫中较为常见,多用来做药材。《乾清宫·续入库贮陈设油露药材等项档案》中记载有"沉香油五磁盒,又二罐"。从中可以看出,清廷习惯将沉香油与其他西洋药物并列在内。清代内阁大学士姚元之编著的笔记《竹叶亭杂记》,就记载了当时武英殿露房内的情景:"瓶贮甚多,皆丁香、豆蔻、肉桂油等类,油已成膏,匙匕取之不动。"在这些瓶装的香料油中,就含有大量的沉香油。这里提到的武英殿露房,在清廷宫内是用来存贮西洋药品及花露的场所,这也说明当时的沉香油是被当作西洋药品在使用的。但据文献资料记载,清宫所用的沉香油数量并不多,主要来源于供职武英殿的重要人员或与之相近的官员的不定时进贡。

(四)祭祀

沉香在清宫的另一重大作用,就是广泛用于各大祭祀场所。每年各处的祭祀,都需要用到一定数额的沉香饼、速香块、降真香饼、圆柱沉香、圆柱速香炭饼等。同时,各类供奉场合也会大量使用沉香。清宫奉先殿重建于顺治十三年(1656),是宫廷祭祀皇帝祖先的家庙,遇元旦、冬日、朔望、万寿圣节及国有大庆,都会恭奉沉香于列圣神牌前殿祭享;立春、端阳、重阳及四月八日,于奉先殿后殿陈设香灯。据记载,雍正时期,奉先殿月例祭祀使用的是中等沉香;乾隆时期,奉先殿每日上香则改用上等沉香。奉先殿每年5次告祭祖先用的上等沉香、每年月例使用的上等沉香,以及每年供献用的上等沉香,合计竟达12斤之多。除了这些常规的祭祀外,还会不定期举行一些告祭,从雍正十一年(1733)开始,奉先殿大典祭祀定下了成套上香之仪。这些不定期的祭祀上,所用香品基本都以沉香为主,推断当时奉先殿每年所用沉香都在12斤以上,数量较大。

(五)赏赐

沉香稀有宝贵,好处颇多,自古只限于富贵之家,因而长期成为身份和地位的象征,得之者常常被视为一种荣耀。清代皇帝常常会赏赐一些沉香给臣下或藩部王公,充作联络感情的纽带。上文说过,雍正时期三大名臣之一的鄂尔泰,就有幸享受到皇帝数次赏赐沉香的优渥荣耀。被赏赐的沉香多以器物形式出现,如沉香朝珠、沉香小扳指、伽楠香数珠等。但不论是数珠还是扳指,用这般小型的沉香器物当作赏赐非常合适,不仅方便佩戴,还更具有纪念意义。

(六)做成器物

清宫有大量关于沉香做成器物的记载,反映了当时皇家对沉香的异常喜爱和奢靡无度。相较于沉香木,用沉香制作的器物体积较小,更多是一些把玩器件,原因是沉香太过珍贵。主要分两类:一是实用器件,以数珠、暖手等小型物件为主;二是陈设器物,如炉瓶、底座等,十分精美。

1.实用器物

前面提到,清宫制作的沉香器物,以数珠、暖手等物件居多,其中以朝珠尤甚。如雍正八年(1730)十月二十日,"太监王常贵交来伽楠香一块,重五斤四两,系巡抚鄂必达进,传旨:交造办处做数珠用,钦此!"又如雍正七年(1729)五月初八,"太监王常贵交来伽楠香一块,重二十七两,随锡匣盛,传旨:着做数珠用,钦此!"类似的记载在清宫档案中非常多,从中可以发现:数珠本身质量较小,最重不过三两。同时,清代宫廷制作沉香器物的制度也非常完备,细致到何处取香、制作多少、用过多少、回残香末多少等,均要求有明确的记录。

而暖手的整个制作过程,大体都是按照皇帝个人的喜好进行。如相关文献就记载有:"乾隆十四年正月初九日……太监胡世杰传旨:着照伽楠香莺熊暖手再做一件,如香不足用将造办处收贮伽楠香内选用,钦此!"另有文献还记载"十二日,怡亲王交蜜蜡鸳鸯暖手一件,二等伽楠香一块,重四斤六两,王谕将此伽楠香照蜜蜡鸳鸯样式做暖手二件,剩余伽楠香应作何物酌量用,遵此!"这些都为暖手的制作提供了非常翔实的可靠史料。

2.陈设器物

宫中有时还会将沉香做成一些陈设器物,最多的便是"炉瓶三事";有时也会用沉香做成陈设器物的配件,如匙、箸、瓶、壶等。但从尺寸来看,匙、箸、瓶的体积应该都比较小,十分秀雅小巧,适合在室内陈设。在《清宫陈设档》中,还有许多关于宫殿陈设沉香器物的记载,如养心殿西暖阁则有雕漆二层长方匣一件、燕喜堂陈设有沉香双扁豆一件、头层内盛沉香手串一盘等。沉香大量做成配件以备陈设的典型记载有:"乾隆元年正月十七日,太监毛团交伽楠香一块,青绿古铜铎一件,传旨:青绿古铜铎配架,伽楠香配座,钦此。"由此可见,清代乾隆时期,又将整块伽楠香作为陈设物品使用,还专门为其配做了紫檀木的底座。

(七)剩余沉香的处理

1.变价抛售处理

广储司六库所储的大量贡品,每年都会选择性处理掉一部分,集中将宫中消费不完的物品向社会兜售,一来免除变质浪费,二来可以换取现金充作他项开支。清宫沉香的变价专门交由崇文门监督负责。但沉香本身属于奢侈品,非民间常用之物,很多时候变价兜售都不容易实现,百姓几乎无人买得起,最多只看上几眼,啧啧几声,就各自走开。

2. 作为替代品使用

中等沉香剩余量大,变价也很顺畅,因而宫中常常会拿来替代其他香品使用。乾隆三十七年(1772)十月,因剩余沉香未能实现变价处理,乾隆便下旨将其交与广储司抵用圆明园、天穹宝殿等四十二处使用攒香的宫殿。这样做便可以最大限度地发挥沉香的剩余价值。

五、清宫沉香文化达到顶峰

无论是从清宫档案和文献资料的记载来看,还是从清代文学巨著的描述来看,清代宫廷沉香文化的发展都达到了中国古代沉香文化的顶峰,也是古代宫廷沉香文化发展的另一高峰。在继承了历代用香的实用习俗和艺术传统的基础上,无论是从沉香的数量、使用、器具制作、来源规模,还是从相关行香礼仪、规章制度等方面来看,清代宫廷沉香文化都达到了前所未有的高度。

其一,来源上达到了最高峰。从来源上讲,清宫沉香不仅有产自本国的,还有大量来自东南亚等世界各大盛产之地的,这种来源的多元化和持续性,以及数额的巨大,是以往任何朝代都无法比拟的。来源渠道之多,使用数额之大,都达到了新的高度。

其二,管理上达到了最成熟。从管理上说,清宫沉香的管理机构和管理制度都趋近成熟完备,人数配置也各就各位,多而不杂,不论是沉香收贮、日常管理、使用提取,还是最后处理,都形成了一整套完备的规章制度。几个管理机构的职能更加细化,且又相互交叉,但重而不叠,交而不乱,井然有序。

其三,使用上达到了最合理。从使用上看,归功于相关制度的完备与执行,清宫对沉香可谓做到了物尽其用,既大量用于月例、祭祀、熏香、入药和赏赐等,又大量用于各类器物制作、陈列摆设以及行军作战之疗养。整个清代,沉香的使用从早期的较为匮乏,到乾隆时期渐达顶峰,后随国力的衰退日渐减少。从这个意义上说,清宫沉香使用的增减,从一个侧面折射出清代社会的盛衰强弱。

其四,影响上达到了最深远。在中国传统社会,皇权代表一切,国家上层的意识形态、文化传统、生活背景和审美情趣,决定着一个时代任何产品的效用,特别是作为宫廷特殊消费品的品种类型和艺术风格,对整个社会风俗的影响起着决定性的作用。清宫沉香,无论在日常使用方面,还是在器物制作方面,以及在沉香文化的嬗变方面,皇帝的影响都显而易见且极为深刻,由此而不断升华,使得清宫沉香文化不仅达到了中国古代宫廷香文化新的高峰,也对世界和现代沉香文化产生着至为深远的影响。

第十节　沉香文化与名人历史

在众多香品中,沉香从来就位居"沉檀龙麝"四大名香之首,在中国香文化发展的历史长河中,扮演着举足轻重的角色,自古就与达官贵人、文人雅士结下了不解之缘,其中不乏一些流芳百世的书法家、大诗人以及著名的历史人物,他们对中国香文化的发展先后都起到过无可替代的推动作用。

中国香文化的历史由来已久,引领风尚几千年,而穿梭于中国香文化历史脉络之中的沉香,好似一个众星捧月的记录者,忠诚地参与并记录着每个时代特有的香火烟云;后来仿佛又像一位孤独流浪的过客,突然绝尘而去,隐匿坊间百年有余。待到尘埃散尽,谈笑间音容依旧,留下的无穷往事,宛如江南烟雨,引得后人竞相传颂,深情回味间,带着种种沧桑,夜话不朽。其中,就有许多我们所熟悉的历史名人,他们与沉香的际遇与厮守、轶事与传说,历历在目,恍如昨夜。

一、千古巾帼英雄冼夫人与沉香

冼夫人,生于中国南北朝时期,广东电白人,我国杰出历史人物,先后历经了梁、陈、隋三个朝代,毕生致力于维护国家统一和民族团结。从梁代到清朝,冼夫人先后都被朝廷隆重地册封和追谥。新中国成立之后,周恩来总理曾高度赞扬冼夫人是"中国巾帼英雄第一人"。[①]

史料记载，梁武帝特别喜欢冼夫人进贡的沉香，还总结出了一套完整的闻香养生之道。冼夫人的曾孙冯智戴，担任过隋炀帝侍卫军官，曾经常进贡沉香给隋炀帝。一时间，皇宫燃起的沉香，香遍整个京城。到了唐朝，电白沉香便成为朝廷贡香，冼夫人与丈夫及其子孙不断将其发扬光大，并借此向前，奋勇开辟海上丝绸之路，推动沉香、瓷器等中国特产远销南洋各地。

冼夫人冯氏家族与沉香渊源特别深厚。从梁代到唐代，茂名沉香不断与冼夫人冯氏家族浸润交融，好风借力，因而铸就了香飘千年的"隋唐佳话"。据《广东通志》记载："冯融，番禺人……每行部所至，蛮帅焚香具乐，望双旌而拜，迎者相望，辄诚其下曰：冯都老来矣。"

盛唐时期，香风四溢。据宋代李昉等人编著的《太平广记》记载，唐贞观五年（631），唐太宗召见冼夫人之孙、高州首领冯盎。冯盎借机进贡沉香给唐太宗。唐太宗非常喜欢，问冯盎："你家离盛产沉香的地方有多远？"冯盎回答："我家前后左右就产香树，但那些活着的香树没有香味，只有枯死朽烂的香树才有香味。"

冼夫人一生"唯用一好心"、护国佑民，被尊奉为"岭南圣母"而被顶礼膜拜于庙堂高宇。宋元时期的大学者马端临曾在《文献通考》中称"历代祀天用沉香"，儒释道等举行仪式时亦必用沉香，因此沉香又被敬称为"圣香"。一直以来，向冼夫人等圣贤祭拜时，人们都要敬奉由茂名沉香制成的圣香。而这样的圣香，在茂名的年例、冼夫人的信俗等茂名非物质文化遗产活动中，极受尊崇。

二、千古宠妃杨玉环与沉香

杨贵妃在中国历史上家喻户晓，甚至影响过中国历史的发展。杨贵妃本名杨玉环，是唐玄宗的宠妃，因为姿色达到"回眸一笑百媚生，六宫粉黛无颜色"的地步，被后世誉为中国古代四大美女之一。关于沉香的传说众多，其中也少不了千古美人杨贵妃的"参与"。流传千古的名诗"三千宠

---

① 杜卫东：《冼夫人：一代巾帼英雄的绝世风华》，《光明日报》，2022 年 3 月 18 日，https://epa-per. gmw. cn/gmrb/html/2022-03/18/nw. D110000gmrb_20220318_1-13. htm。

爱在一身",说的就是杨贵妃在后宫三千佳丽中超群绝伦,独受唐明皇宠爱长达 16 年! 但问题是,杨贵妃凭什么长期深得唐明皇宠爱呢? 常言道,"没有无缘无故的爱",说明其中肯定有不一般的传奇故事,而这个传奇故事,千百年来一直就在民间广为流传。

世上没有绝对的幸运,杨贵妃也不例外。相传,身为古代四大美女之一的杨贵妃,天生有一种严重的生理缺陷,这就是狐臭。正因为这点不幸,杨贵妃产生过深深的自卑。为了避免皇上闻到狐臭而嫌弃自己,确保自己在后宫中独宠不衰,除去狐臭这等异味便成为杨贵妃心中头等大事。杨贵妃聪慧过人,非常巧妙地向唐玄宗表达了自己酷爱洁净,谎称不敢以不洁之躯体侍奉至尊君主,必须每天以香汤沐浴全身。结果,唐玄宗还专门为杨贵妃修建了华清池,而华清池后来便成为唐代帝王专用的沐浴场所。该地天然有温泉,秦代修筑过"骊山汤",唐玄宗则在此基础上进行扩建,改汤为池,其中的"海棠汤"就专供杨贵妃洗浴。杨贵妃又略通医典,命人特意在"海棠汤"中铺撒一层沉香,经五六十摄氏度的温泉冲泡之后,恰好可将沉香药效发挥到极致,不仅能驱除异常体味,还有养颜美容、延缓衰老的功效。

传说杨贵妃先在"海棠汤"中沐浴,再到"沉香殿"内休息,熏香静处一小段时间,待香气充分渗透肌肤,再等皇帝前来。同时,杨贵妃还会随身携带香味浓郁的沉香荷包,而唐玄宗偏偏最喜欢这个味道。如此这般,两人志趣相投,琴瑟和鸣,加上还有安神定气的香韵环绕相伴,唐玄宗对杨贵妃自然就专宠不衰了。在《全唐诗》的卷五中,专门收录有杨贵妃所作之诗《赠张云容舞》:"罗袖动香香不已,红蕖袅袅秋烟里。轻云岭上乍摇风,嫩柳池边初拂水。"首句的意思是,舞动的衣袖掀起阵阵香风,衣香体香久久不散。这是杨贵妃发自内心的自我描述,从中可见杨贵妃与沉香有多深的渊源。

三、北宋大宰相王安石与沉香

苏东坡和王安石都是北宋时期的大文学家,都对历史的发展产生过巨大影响。但恰恰就是这样两位历史大家,却是水火不容的政敌,导致彼此都在政治仕途上起伏沉浮,伤痕累累。王安石是现江西省抚州市东乡区人,北宋时期政治家、文学家、思想家、改革家,官至宰相,以中国 11 世纪伟大的改革家形象定格在历史上。但作为改革家的王安石，却被认为很失败，而且失败得很孤独。晚年王安石潜心研究经学，与彼时非常著名的一些僧人往来密切，受禅宗思想影响后的王安石，写下了许多禅诗佛偈，时常试图通过扫地焚香来清净身心。

王安石所处的北宋时期，香文化发展正好处在鼎盛阶段，上至朝堂内廷，下至茶坊酒肆，香事频繁，香事繁盛，香风氤氲，文人雅集成风，流行用香。由此，宋代与香有关的诗文成就也达到了一个高峰，而且还有一个突出的特点，这就是越是文坛大家，越喜欢用香，用香活动也大量出现在诗文中。王安石作为"唐宋八大家"之一，欧阳修曾高度称赞他："翰林风月三千首，吏部文章二百年。老去自怜心尚在，后来谁与子争先。"在王安石的传世文集中，不少都与香有关。在这些与香有关的诗文中，透露出王安石晚上睡觉有焚香助眠的习惯，所焚香方还内含有麝香和檀香。上朝奏事时，会口含鸡舌香，清新口气；深秋时节，会闭下阁帘焚香，收拢香气，看香烟袅袅；烦闷不安时，要扫地焚香，破解心魔；宴请会客时，要拿出泡好的郁金香酒劝客多饮；冬日梦醒时，会拥握手炉焚香取暖；潮湿的春日，要焚香熏衣，驱寒除湿等。此外，王安石还非常喜爱梅花，写过许多关于梅花的诗词，对梅花暗香情有独钟。

宋朝香事繁极，堪称前无古人后无来者。宋人生活处处有香，事事焚香，王安石自然也不例外。在王安石晚年远离庙堂的生活中，焚香扮演着极其重要的角色，对于其精神面貌的改变也起到了决定性的作用。王安石变法以失败告终，心情抑郁，时常孤独地骑着毛驴游走，后隐居半山园，潜心经学研究，涂香供敬，充实着受创的心灵。焚香、涂香、品香已是王安石生活的一部分，甚至成为王安石的精神依托。

四、一代香痴黄庭坚与沉香

黄庭坚是北宋著名的文学家，与苏东坡齐名，世称"苏黄"。宋代文人品香，最杰出的代表当属黄庭坚，其有"一代香圣"的美名。黄庭坚爱香成痴，竟自称有"香癖"。和苏东坡一样，黄庭坚对中国香文化的发展做出过巨大贡献，是历代香文化实践的集大成者，他的一生不仅留下了许多香方，还有很多咏香诗词；同时，黄庭坚还是一名制香高手，造诣奇深，很多著名香方比如篆香、婴香、意合香、意可香、深静香、小宗香、百里香、荀令十里香、汉宫香诀等,都有他的贡献。香方中尤以意可香、意合香、小宗香、深静香最为知名,因都与黄庭坚有关,又被称为"黄太史四香"。

黄庭坚爱香、咏香、事香,自我戏称"天资喜文事,如我有香癖"。后人也给予了极高的评价:黄庭坚与香的关系,堪称是宋代文人与香结缘的缩影。黄庭坚所作的所有与香有关的诗词中,最令人熟悉、影响最深的当属《香十德》了。他用最简练的语言,准确地表达了香的作用。《香十德》高度凝练地总结出了香的十大好处:感格鬼神、清净心身、能拂污秽、能觉睡眠、静中成友、尘里偷闲、多而不厌、寡而为足、久藏不朽、常用无碍。《香十德》所体现出的中国香道精神,不仅在国内产生过重大影响,对周边国家也产生过深远影响,甚至至今都还传承在日本本土化香道精神之中。

五、"明末四公子"之冒襄与沉香

"明末四公子"之一、江南名士冒襄,字辟疆,是有明一代的文学殿军。冒襄出生在一个世代仕宦之家,才华横溢,被称为"翩翩浊世之佳公子"。此人顾盼自雄,矫激抗俗,满怀壮志,动辄指点江山,喜谈经世大务。董小宛身为"秦淮八艳",是才艺双馨的绝世佳人。他俩的旷世姻缘,由明末重臣钱谦益刻意撮合。钱谦益出面给小宛赎身,冒氏乍见小宛,秋波流转,神韵天然,当即为之倾倒。

费尽周折,小宛得入冒氏之门,之后,他们徜徉在诗词书画、博物追源之中,将琐碎的日子过得兴致盎然、有滋有味。其中,沉香就是他们甜蜜生活的点睛之笔。他们终日静坐香阁,细细品味名香,其中以莞中女儿香最为受宠,被视为香中绝品。对于沉香,与常人的直接燃点不同,董小宛喜爱隔砂燃香,将品香方式上升到一个诗意和技艺完美结合的境界。这样的意境深深镌刻进了冒襄灵魂深处,以至于后来触景生情的冒襄,忍不住专门写下文学史上非常有名的《影梅庵忆语》长文,堪称明末散文极品。该文记录了冒襄和董小宛相识、相爱,终成眷属的全过程。内中叙写到他们日常生活点滴时,就详尽地展现出冒董二人与沉香结缘殊趣情深。涉及焚香、品香、鉴别品种以及评判品质高低等有关沉香的话题,洋洋洒洒,挥洒自如,如若彼此感触不深、体验不细,断断无法写得如此细致入微。原文较长,广大读者可自行找来细读细品,定能收获到别具一格的惊喜与酣畅。

六、千古才女李清照与沉香

女诗人、女词人写到沉香时,多有"裙钗萦绕沉香魂"的意境,与男性诗人的用意稍有不同。诸如金猊和金兽这类香具,在古代的闺闱绣闼或厅堂书房中拥有极高的地位。围炉熏香、剪灯夜话,在古代女子生活场景中也比较普遍,且温馨有加,情致浓浓。李清照在《醉花阴》中曾直接吟诵:"薄雾浓云愁永昼,瑞脑消金兽。"瑞脑就是瑞香科的香料,也就是沉香。金兽就是金黄色的兽形香炉。意思是在香炉中不断熏烧沉香。通篇叙写的是一派闲愁生活的情景。用"瑞脑销金兽"烘托出一种凄凉寂寥的氛围,表达了作者思念丈夫时孤独与寂寞的心情。由此也可以看出,焚香在当时文化人生活中其实习以为常,既是一种无聊,也是一种雅趣,完全依此人当时的心情而定。

李清照还在《浣溪沙·淡荡春光》中写道:"淡荡春光寒食天,玉炉沉水袅残烟。"其中玉炉就是香炉之美称。沉水就是沉香的别名,沉水之沉香,香品上乘。其时的李清照正是大家闺秀,在作品风格中和个人气质上,表露出来的大体都是文雅高贵之气。她在诗中笔调跳转,表达着思绪万千,写早春时节,抒爱春之情。首先是暖风醉人,室内氤氲氛围原是袅袅香烟,内中透着静谧温馨和淡淡忧愁。玉炉中的沉香残烟尚在,香味还弥漫其间,春光与沉香一道融合,好不清幽浪漫。

李清照在另一首《菩萨蛮》中,以同样相似的心情写沉香:"故乡何处是,忘了除非醉。沉水卧时烧,香消酒未消。"李清照在这首词中,巧妙地将沉香落结在"沉水卧时烧,香消酒未消"。词写罢,情未了,仍然意味绵绵,诗韵漫漫。似断还续,余韵袅袅。睡前燃点的沉香已经烧尽,香气也已消散,时间过了很久,但作者醉得深,酒未醒,香还在。醉深愁更重,思乡愈强烈,乡情比香气更持久。沉香的香氛看似消停,实质与愁思一样绵长,是闺阁中典型的沉香雅韵。

七、末代皇帝溥仪与沉香

在浩瀚无垠的历史长河中,沉香向来备受帝王将相的喜爱,留下的轶事趣闻亦不胜枚举。末代皇帝溥仪就是其中的一个,他特别看重沉香的药用作用。清代帝王都非常讲究养生并经常服用补药,不少人便投其所好,并把向皇帝敬献秘方当作升迁的捷径。地方官员每年都会将大量的名贵沉香进贡到宫廷,现存下来的贡品中仍有大量的犀角、麝香、朱砂、沉香油等。

沉香首先是一味名贵的中药材,古籍医书称其"性味辛、苦、温。入肾、脾、胃三经"。有关沉香治疗男性疾病的内容也广泛见诸中医古籍史料中,如前文提到《本草备要》记载沉香"……其色黑,体阳,故入右肾命门,暖精助阳,行气不伤气,温中不助火"。《本草纲目》也记载沉香能"治上热下寒,气逆喘急,大肠虚闭,小便气淋,男子精冷"。《大明本草》也有沉香能"调中,补五脏,益精壮阳,暖腰膝,去邪气,止转筋、吐泻、冷气"的记载。

大家都知道,末代皇帝溥仪一生未育子女,成为他最大的遗憾。新中国成立后,中央领导曾多次就此问题广邀国内名医为其会诊,但效果并不理想。病历记载大意是:患者 30 年前在任皇帝时,就患有阳痿,一直求医问药,但疗效欠佳。彼时已三次结婚,其妻均未生育。这一诊断记录,明确指出了溥仪的病因。后来,京城数位名老中医也先后专门为其诊断,据说四代祖传世医张荣增还特意献给溥仪两剂妙方,其中的一剂妙方,便用到了沉香,即沉香五两、木香一两、青盐一两、川楝子肉青盐炒三两、枳壳去瓤酒浸后炒三两、韭菜籽酒浸后炒三两,成丸后服用。据说,服用这剂沉香妙方后,溥仪的病情有了明显的好转。溥仪寿长 61 岁,推断服用上述二方的年纪,大约已过 50 周岁,此时的身体机能已大不如青壮年,应该是错过了治疗的最佳时机。因此,尽管溥仪一生五次结婚,最终依然没有一儿半女。

八、其他历史名人与沉香

古往今来,深爱沉香的人不可胜数,而且各有各的喜爱方式,既有黄庭坚那样的香痴,也有苏东坡那样既爱又怜惜的香圣,更有挥霍炫富的狂人,如隋炀帝除夕之夜焚烧沉香数十车、唐明皇兴建沉香亭、杨国忠建造沉香阁、宗楚客涂抹沉香壁等。

(一)西晋大富豪石崇

西汉野史中有一对姐妹花爱香离奇得出名,她们就是赵飞燕和赵合德。但因故事看起来像是虚构的成分较多,疑为后人捕风捉影杜撰而来。

但沉香在西晋时期成为王公贵族的奢侈品却是千真万确的了。据《世说新语》记载,石崇作为西晋时期的"第一大富豪",竟将自家的厕所修建得如同宫殿。他经常命令十几名女仆打扮得艳丽夺目,列队侍候客人如厕。事先还准备好了甲煎粉、沉香水等,以备客人洗手、抹脸所用。这还不够,还将沉香碎屑撒在象牙床上,命令姬妾们从上踩过,若无痕迹,则重以赏赐;若有痕迹,则命节食减重,以达体态轻盈。

(二)四度拜相的蔡京

宋代大书法家蔡京,曾四度担任宋徽宗时期的宰相。据说,他深得皇帝特殊的宠爱,靠的就是一双能写好字的妙手以及一个能将沉香品味臻至妙境的鼻子。他品香的独特之处在于,熏香时不用香笼,而是命人在堂屋旁的屋内熏燃几炉上等沉香,然后突然撤掉帘子,但见香雾如云,四涌而进,大声直呼:香要如此焚烧,才无烟气。

(三)清真居士周邦彦

沉香含蓄优雅的韵味天然契合了文人的审美情趣,宋人喜好从熏燃的香气中寻找灵感。但沉香的稀有,让人们无法再像先前那般靡费,转而从韵味中探寻意境。宋韵之中寻觅沉香的世界,周邦彦堪称第一人。他在《苏幕遮·燎沉香》中开篇就将沉香置于高远无比的精神地位:"燎沉香,消溽暑。"字数寥寥,却乾坤奇大,从中可以看出,沉香的作用在周邦彦眼里何其之大。

(四)北宋大词人晏殊

晏殊曾经担任过很多重要的职务,在历任要职中,拔擢培养过不少才俊后生,如韩琦、欧阳修、范仲淹等,这些都是历史上大名鼎鼎的人物。晏殊有著名的《珠玉词》传世,其中"无可奈何花落去,似曾相识燕归来",成为千古绝唱,震古铄今。他在《浣溪沙》中所写的沉香,作为重要的道具,和心情的怅惘融成一体,闲居慵懒,香炉火灭,绮丽的雅香已然冷散,春风将来没来。沉香于此则成为诗意的焦点,将早梅、寒雪的凉意烘托得很透:"宿酒才醒厌玉卮,水沉香冷懒熏衣,早梅先绽日边枝。"

(五)北宋"小晏"晏几道

北宋时期的文人,多称晏殊为"大晏",晏几道为"小晏"。晏几道是晏殊的第七个儿子,深得其父真传。"小晏"词风浓挚深婉,工于言情,与父齐名,世称"二晏"。他在《蝶恋花》中写沉香:"尽日沉烟香一缕,宿酒醒迟,恼破春情绪。"这一句"尽日沉烟香一缕",说不尽的意境悠悠、道不明的思绪翩翩。成天对着一缕袅袅香烟,出神发呆,可见深院何其寂寥幽冷。尽日枯坐愁闷,唯有借酒浇愁。只有沉香的烟柱和香氛,伴随着"小晏"思绪飞扬。

(六)婉约派魁首秦观

秦观,字少游,北宋大词人,婉约派魁首,深受王安石赏识,擅长描写男女情爱,多见抒发仕途失意,文字工巧精细,情韵兼胜。其词声誉较高,音律谐美,言情婉转,用语哀怨凄黯。秦观有两首词作写到沉香,非常有名。其一《沁园春》写到的沉香是这样的:"念小奁瑶鉴,重匀绛蜡;玉笼金斗,时熨沉香。"这是一首脍炙人口的情词,前一首写到蜜脾香。于雾气重重、睡眼惺忪的黎明,女子站高眺远,引发了感情的波澜,关键是作者巧妙地将蜜脾香和沉香放在同一个环境中来写,蜜脾香是实景,而用沉香寄托人的感情。后一首也一样,说明沉香在秦观眼里拥有分量很重的精神关怀。

(七)诗仙李白与沉香

唐天宝二年(743)春,李白奉旨入宫,目的是为正在沉香亭欣赏牡丹的唐明皇与杨贵妃写诗。"云想衣裳花想容,春风拂槛露华浓。"李白曾在《清平调·其一》中写下了这句脍炙人口的诗,以牡丹花比杨贵妃的艳容,并成为当今电影《妖猫传》的经典台词之一。其实,李白在同一日中,还写下了另外三首《清平调》。秉性浪漫不羁的李白,因实在嘴馋唐玄宗私藏的沉香美酒,便在写完了前两首诗后,提出要以诗换酒,结果,唐明皇欣然答应,写下《清平调·其三》之后的李白,如愿以偿,一饱口福。《清平调·其三》是这样写的:"名花倾国两相欢,长得君王带笑看。解释春风无限恨,沉香亭北倚阑干。"可见沉香在李白的生活中和诗词里,是浪漫的长相伴者。

(八)其他诗词名人与沉香

宋代文人雅士对沉香的热爱,除必要之用外,更多的是品、赏、玩,是精神层面的追求,融入了情趣,高雅醇美,不落俗套。北宋大文学家欧阳修在《一斛珠》中写下:"愁肠恰似沉香篆,千回万转萦还断。"就是借燃点沉香篆烟缭回转萦绕,表露自己内心的郁结与愁苦。诗人出于对沉香的喜爱,推崇一种清香四溢的精神境界,主张在清净悠远的气氛中提升人格风向标,心灵也便随着逍遥袅袅的馨香起伏盘旋,直入天际,无拘无束。"花香人影太匆匆,唯有心香在浮动。"此之谓也。

南宋著名词人吴文英,一生并未做官,奔走多处,潦倒以终。他作品中的沉香,渊源深远,并在他的代表作《莺啼序·春晚感怀》中一览无余,该词大意是:正值晚春节气,情景落寞,残留的寒气令诗人更加嗜酒。不自觉中点燃了沉香,为防止香气外泄,又自觉地关闭了由沉香木制成的窗户。这时燕子飞来,像是诉说春色已淡,再划船游弋湖中时,不料繁华远去,但留一片微茫。兴许是受到沉香木香气的牵引,看着烟雾缭绕吴宫树木,心中不免涌起浓浓的羁思旅情,随风飘荡,化作多愁的柳絮,纷纷扬扬,不知去往何处。

南宋著名女词人朱淑真,是唐宋以来留存作品最多的女作家之一。她在《断肠诗集》卷九《诉愁》中,诉说自己在心情不好之时,沉香总会及时出现,安抚深陷良辰美景中哀愁不拔的她。兽形香炉燃烧着沉香,香柱和香氛把她带回从前的庭院,物是人非,把对当下的不满和不快,更深地沉浸在回忆之中。此时的她,品鉴沉香就相当于拯救自己的精神。

明代陆绍珩在《醉古堂剑扫》卷五《集素》中论及沉香焚熏品闻时,引屠隆所作《香笺》道出沉香之妙:"近世焚香者,不博真味,徒事好名,兼以诸香合成,斗奇争巧,不知沉香出于天然,其优雅冲澹,自有一种不可形容之妙。"他在赞美沉香时,直接点明沉香出于天然,具有难以言表的美妙。

海南沉香早在宋代就已盛行天下,成为文人雅士精神享受的上品。因此,陆游在诗词创作时,极少笼统提及沉香,而是直接点出海南沉香。如陆游《夏日杂题》:"午梦初回理旧琴,竹炉重炷海南沉;茅檐三日萧萧雨,又展芭蕉数尺阴。"

才华横溢的词人,风流自赏,加上幽姿逸韵的美人美景,一切都在沉香神秘的熏燃之中,一点点烘托出流传千古的精致诗词。这在北宋词人方千里的《玲珑四犯》里,更是表述得酣畅淋漓。

九、沉香文化八大典故

沉香文化静水流深,既有由沉香物质衍生而出的物质文化,更有沉香精神滋养而生的精神文化。由古及今,流传着许许多多与沉香精神有关的文化典故。

(一)香茶二道紫阳始

陕西紫阳县南靠巴山、北依秦岭,因道教南派创始人"紫阳真人"张平叔曾在此面壁悟道而得名。作为东汉时期的丝绸之路,地处千年茶马古道上的紫阳,历来是外地茶商的聚集之地,曾经还是连接川陕鄂三省乃至大西北各省茶马古道的始发地。如今,写满故事的紫阳古道虽已尘封在岁月里,马帮也已完全消失,但茶道却早已渗进当地的文化中,铭刻在群众记忆里,早已成为现代人的一种生活方式。

在民间传说里,早在北宋年间,中国道教南宗始祖、浙江天台山道士张伯端,云游到陕西省紫阳县境内后,便停留在该县瓮儿山下潜心修道,开荒种地,播种茶树,研究茶艺,修学茶道,常以海南上等沉水之香相佐,焚香品茗,创新了中国的香道与茶道艺术,他所创制的香道闻名遐迩,至今已遍及世界各地。而他传下来的茶道,便成为今天紫阳地方茶文化的雏形。紫阳县也就因为紫阳真人而得名,成为中国唯一一个用道教名号命名的县份。

(二)醉卧三军赐禁苑

相传唐末咸通五年,也就是公元 864 年,海南黎母山区域发生大规模叛乱,唐懿宗旋即派辛、傅、李、赵四员大将率兵前往平叛,很快就大功告成。当挥师北返的王师经过黎母山下时,忽见该山灵性秀美,气象恢宏,有着非同一般的气势。恰好正值天色向晚,便命部队就地宿营,埋锅做饭,准备饱餐一顿、好睡一场。但突然间,薪草火起,柴木腾燃,火光冲天,随即奇香四溢,悠悠然如梦如幻,四野弥漫,三军将士尽皆陶醉,四员大将无不惊奇,怀疑进入了神山仙境,当即趴在地上叩首膜拜,谢天谢地。回到京城后,赶紧奏明皇帝,唐懿宗当即颁诏,将黎母山方圆三十里统统赐封为皇家禁苑,并命名为李家岭,此地盛产世外奇香。

(三)救心丹源自沉香

提及救心丸,大家都会肃然起敬,不由得认定它是一种近似于神药的药品,市面上还认为日本的速效救心丸是最好的护心药。该药现已被归为保健品类,主要功能是保护心脏。但该药不便宜,由名贵药材制作而成,其中重要的成分就有沉香。有关救心丹的传说,一直在民间广为流传。身为中国道教南宗二祖的石泰,生于北宋末年,以缝纫谋生,自称"素慕真宗,遍游胜境,参传正法,愿以济世为心"。他曾师从紫阳真人张伯端学习金丹大道,命长 137 岁,推测其长寿秘诀大约与爱用沉香有关。石泰常与沉香为伍,行医救人,救活性命无数,从不贪图报答,只求被救治之人,种植杏树一棵,久而久之,便长成了一大片杏树林,后人因此便尊称他为石杏林。后来,石泰的医方传到东瀛,当地人在此基础之上,用沉香研制而成的"救心丹",对心肌梗死等心脏类疾病,效果极佳,这在日本早已是家喻户晓的事了。

(四)薛式闻香成大道

薛式,原名薛道光,内丹名家,道教称为"紫贤真人"。民间传说是,时为僧人的薛式,有一天前往湖北郧县青镇佛寺听讲,巧遇陕西扶风县前来的石泰。石泰时年已 85 岁高龄,却依然黑发红颜,气宇轩昂,就是在夜间还能穿针引线,做针线活。薛式心中十分敬佩,敏锐地察觉到此非常人,当即顶礼焚香,在袅袅沉香妙味中,娓娓举出《悟真篇》的内容虔诚求教。石泰见他诚意甚笃,便简略地对他讲解了大概,薛式听罢如蒙沉香荡涤,豁然开朗,大受启发,平素内心的各种疑团瞬间破解,当即顿首叩拜到石泰门下,由僧入道,最终成为中国道教南宗三祖。至今,在四川阆中一带,还广为流传着薛式擅长做香与灸,并给百姓治病的故事。这一传说推测可信度极高,因为道教南宗四祖陈楠学道薛式后即得外号"陈泥丸",况且民间至今仍有艺人传承着薛式九灸和紫贤香。

(五)陈氏泥丸香济世

陈楠,又名陈泥丸,南宋高道,今广东博罗人,以箍桶为业,道教南宗四祖,自云"道光禅师薛紫贤,付我归根复命篇"。师从三祖薛式学习而后入道。宋徽宗政和年间,陈楠被擢举为道录院事,后归隐罗浮山。若干年后,又定居到长沙,开创了南宗"清修派",成为南宗第四代传人。道教经典南五祖宝诰中称泥丸翠虚真人。陈楠擅长以泥土拌沉香粉末掺符水,捏成小泥丸治病救人,效果非常好。时人大感其恩德,颂称他为"陈泥丸",流传至今。陈泥丸还擅长济人利物,深受群众敬爱。但陈楠生来随性,平时衣衫褴褛,整天蓬头垢面,终日饮酒烂醉,吟诗咏歌作文,能出口成章，又深通文理，但苦于普通百姓不解其意。

（六）五祖携香兴南宗

南宋年间，海南史上首位著名诗书画家白玉蟾在文笔峰畔诞生。白玉蟾本名葛长庚，后因母亲改嫁，改姓白，取名玉蟾。有宋以来，谈道者无不推白玉蟾为正宗。史载白玉蟾雄于诗文、善于书画，是中国岭南地区有墨迹传世的首位书法家。据《海琼玉蟾先生事实》载，白玉蟾的母亲临产前曾梦见自己吃了像蟾蜍一样的东西，因而给儿子取名玉蟾。白玉蟾幼年时，经常到文笔峰放羊采药，嬉戏玩耍，看人下棋，求仙悟道，留下了仙人洞、仙人酒杯等许多遗迹。23 岁时，白玉蟾便只身渡海前往大陆，一心师从中国道教南宗四祖陈楠，尽得道术后，遵从师命创立道教南宗宗派，成为中国道教南宗五祖。当年白玉蟾离开海南时，随身携带的唯一物件就是一尊沉香木雕塑的观音像。他云游天下，扶弱济贫，踏遍南宋江山。嘉定年间，被召入宫，为皇帝讲道，被封为"紫清明道真人"，并被敕封为国师，全力振兴道教南宗教团。传说白玉蟾最终回到了出生地，在海南文笔峰畔伴随着沉香氤氲清新的美好香氛作别尘世。

（七）文宗遣香娶青梅

海南历史上从未出过皇帝，却有一位皇帝曾被流放到琼崖，也是历史上唯一被贬到海南的"准皇帝"，他就是元文宗图帖睦尔。元朝至治元年（1321），年仅 20 岁的王子图帖睦尔在宫廷内斗中失利，不得不谪居海南。其间，凄惶无助的图帖睦尔远离纷争，寄情山水，并爱上了文笔峰畔的一位姑娘，姑娘名叫青梅。在求爱遭拒后，图帖睦尔吟叹自嘲道："自笑当年志气豪，手攀银杏弄金桃。滇南地僻无佳果，问着青梅价亦高。"后来，安定南坚峒的峒王官，以图帖睦尔亲授的海南沉香如意雕件作为信物，用金三百才将青梅从元帅府中赎出，从而成全了这段千古佳话。喜结良缘的王子与青梅，相偕登上文笔峰，拜谒了蟾仙庙。结果，没过多久，元泰定帝即位，图帖睦尔蒙赦返京，旋即受封为怀王，后又登上帝位，成为元朝第八位皇帝，恰好印证了登峰造极这段传说。元文宗从小就生活在汉区，饱受汉文化熏陶，修养较深，大力提倡汉文化，建奎章阁学士院，开局纂修《经世大典》，倡导程朱理学，在元朝各大皇帝中建树较大。

中华香文化泽被天下，对世界香文化的贡献巨大，尤其是对日本香道文化影响极深。相传,沉香自中国唐朝传入日本后,经千百年的流变,在日本不仅留下了卷帙浩繁的香学典籍,先后还演变出成百上千的香道流派,历经 500 多年,至今依然十分盛行。日本推古天皇为后世沉香及香道在日本的发展奠定了基础。著名的黄熟香"兰奢待",长有 156 厘米,重超 11 公斤,是日本最大的香木,堪称"天下第一名香",现被日本奉作国宝。"兰奢待"很可能是在公元 9 世纪时由中国传到日本的。中国道教南宗五祖白玉蟾,史称诗书画三绝,无论是在精神修炼方面,还是在文学书画方面,所取得的成就,都给道门后人留下了深刻的印象。而道教南宗的香道文化,早已伴随白玉蟾思想文化典籍,共同被日本国家博物馆收藏,如今在日本家喻户晓。元朝刊本的《白玉蟾先生指玄集》,即为南宋白玉蟾编撰,勤有堂刊印,全书 8 卷共 133 页,现就馆藏在日本内阁文库。因此,白玉蟾对日本的影响,无论是在诗、书、画等方面,还是在道教思想和香道文化等方面,均有一席之地。

第十一节　沉香文化与收藏投资

沉香香味非常复杂,单一的某种沉香,加热时会表现出前调、中调和后调三种不同的香味。这种独特的香味在科学高度发达的今天,人工合成依然无法实现,加上沉香的高消耗性和难以再生性,野生优质沉香因极为稀有而尤显珍贵,自古就是收藏家最钟爱的藏品之一。

远在古代,沉香就受到了极为尊贵的礼遇,除香道中品香焚香等各色香品外,沉香收藏家历来对可陈设、佩戴的沉香雕刻艺术品更感兴趣。沉香自从融入宋代上层社会精致雅趣的生活后,宫廷皇室、文人士大夫以及富贵之家,一致追求用沉香制成大型造像、文房器具、佩饰挂件等。再者,沉香因其形状及结构天然具有许多特殊性,市面上可见的多是一些制作精良的小件,而用之雕刻成的大型艺术品则罕见。

沉香,尤其是奇楠,自然界产量极为稀少,而且存世量也越来越少。沉香的珍贵在于焚烧品闻时,烧一克就少一克。也就是说,如今沉香的存世量已远远少于产量,上等沉香的价格大大超过了黄金,甚至是黄金价格的几百倍,难怪沉香的身价由过去的"一片万钱"变成了现今的"一克万钱"。任何物品从来都是"物以稀为贵",沉香也一样,其价格自古就一路上蹿,从未见过大幅走低。换句话说,就是从古至今,沉香的价格根本就没有便宜过。正因为如此,尽管沉香价格一再飞涨,但收藏者仍然孜孜以求、出手豪迈、不见后悔。

一、沉香收藏火热的原因

沉香收藏在国内越来越火,即使在二、三线城市,其收藏的火热程度也不亚于一线城市,而且沉香收藏的热情还在逐渐向更小的城市蔓延。前些年,我国沉香文化刚一复苏,沉香价格就应声大涨,人们本能地将其与高端会所、收藏投资等联系到一起,不认为是日常生活的一部分。不过,最近几年,随着国内物质文化生活水平的迅速提高和怀旧复古情结的日益浓烈,许多人发现,更适合我们精神内心的,其实还是中华民族祖祖辈辈流传至今的传统文化,这促使沉香逐渐回归到大众生活。

(一)从个人收藏的角度看

一是身心休憩本能。随着生活节奏的不断加快,很多人都有身心疲惫之时。压力太大,心情不好,若能"偷得浮生半日闲",抽点时间,好好静坐,喝喝茶、品品香、插插花、听听音乐,让生活节奏放慢下来,让受抑心情舒展开来,既能很好地休养身心,又能发自内心地感悟自省。

二是礼品礼仪所需。沉香向来代表着一种礼节、一种文化。身为礼仪之邦,我国自古就非常讲究以礼待客。在古代,会客不点香,就相当于没礼貌,不懂礼数。我国很多传统文化之所以都推崇沉香,并非敷衍于表面形式,也不一定是想表现虚荣奢侈,而是认为这才是最高贵的礼节。就是在现代,很多人仍然将其当作与人沟通和交往不可多得的商务礼品。

三是大众消费使然。如今,沉香品鉴已在走向大众生活。一件上好的沉香手串、雕刻艺术品,本身就是一件天然的收藏品。只不过,更多的时候,沉香是用来供人品闻、怡情养性的,而且品闻沉香成本也不高。沉香不仅本身是一件奢侈品,而且还承载着一种特色文化,是一种能够让人身心更为健康的媒介。从文化的角度来理解沉香收藏热,一下就能豁然开朗,因为大多数人都玩得起。

因此,沉香收藏投资与文化品鉴越来越火热,其最深层的原因还在于礼仪的传递和身心的休养,是对中华民族礼仪文化和健康养生的理解与重视,使其成为大众生活密不可分的一部分。

(二)从商人投资的角度看

近些年,沉香的价值急剧攀升,即使价格飙升了十几倍,势头仍然很强盛。原因是市场需求的持续膨胀和沉香资源的不可再生性,产生了尖锐的矛盾。相较于传统艺术藏品如瓷器、书画、古玩等,沉香的鉴别更易掌握,投资空间更大,结果疯狂逐利的资本,像是在对本已火爆的沉香市场火上浇油,越烧越旺。毫无疑问,沉香的升值空间很大程度上来源于它的稀有独特,一是天然资源的稀有,二是内涵文化的独特。这正好说明了为什么当今沉香的需求越来越大,收藏和品香的人越来越多,因为不只是沉香的资源越发稀少,更多的是沉香文化越来越紧密地契合了现代人的生活。

近些年来,沉香的各种成交记录也有力地证明,沉香的收藏理念开始出现大幅度转变,不再单一地只注重沉香的质量,而是更加关注沉香相应的文化价值。而沉香收藏理念的急剧转变,主要是因为人们文化素质普遍得到了提高,促使广大收藏者对沉香的欣赏转向了更深层次的追逐和挖掘。

(三)从历史现实的角度看

从历史上看,在战争动荡的年代,人们对沉香的追求愿望并不很强,起码价格上不像现今这样高,最为明显的就是民国时期的沉香并不似今日繁盛。但改革开放之后,人们对沉香的兴趣越来越浓,主要原因是盛世兴收藏。特别是像沉香这类具有深厚文化底蕴的藏品,产量又极为稀少,因而深受藏家追捧。现实情况是,近些年来,股市低迷、楼市不稳,越来越多的人把目光投向了沉香市场,正是在这种背景之下,沉香迅速与资本结缘,成为资本竞相追逐的对象,结果,高品质沉香价格扶摇直上,升值高达数十、数百倍,并且还有继续迅猛发展的明显趋势。

二、沉香因何具有收藏价值

(一)结香概率极小

野生沉香的生成在自然界是个概率极小的事。沉香树必须历经外力致伤、真菌入侵、持续感染、凝固结香等复杂耦合的过程后,才能形成上好的沉香。一是自然界的沉香树受伤的概率较小,若无人为破坏,所受伤害大多就是虫蚀鼠咬、动物抓擦、雷劈野火、山洪泥石流等;二是真菌入侵需要特定的环境,在树体受伤修复的全过程中,要求周边环境具有适宜的温度、湿度等条件,伤口周边恰好又有合适的真菌,菌群再经由伤口表皮入侵树体;三是真菌入侵后,必须沿着香树体内的营养管束往前入侵,还要能持续感染扩散。这期间,若是遭遇山火,空气干燥,长不出真菌,感染扩散会被迫中断;若香树天生强健,有能力直接将真菌消灭干净,那结香过程也会立即中止;或是真菌过于强大,迅速将香树侵染致死,结香又会提前结束。所以说,野生沉香结香概率极小,并不是每棵香树都能结香,也不是每棵香树都能结出很大的香来,由此而导致了沉香的异常稀有,值得收藏。

(二)结香速度极慢

常人也许并不知道,沉香树结香时的外力致伤、真菌入侵、持续感染等过程,都是发生在细胞表层上,而且野生沉香结香,每年仅有毫米可计,微乎其微,出奇缓慢。不难想象,一块拳头般大的沉香,在自然界中形成,少则需要孕育几十年,多则需要几百上千年,因而它是一个极其难以生成的珍品。再者,绝大部分沉香都是充当消耗品留存于世,消耗速度极快,短的不过几分钟工夫,消耗速度远远大于生成速度,导致沉香越来越稀有,价值越来越昂贵,珍藏也越来越火热。

(三)采香非常艰难

沉香树大部分生长在热带雨林,环境非常险恶,病菌横生,毒虫肆虐,瘴气弥漫,若要深入其中,会面临许多不可预测的凶险。沉香的采集过程又非常艰难,想要找到埋藏于土层下的沉香,只能依靠祖辈先人口耳相传的经验。即使在科技非常发达的当下,也只能凭借肉眼做出直观判断,因为科学仪器派不上用场,大型设备也难进驻现场,更何况容易破坏环境,结果只能靠双腿直接进入,依靠人工凭借经验逐步摸排寻获。

(四)沉香天然价高

沉香是一种不确定的机缘产物,既不确定,又需机缘。它需要气候、环境、过程、时间、机缘等各种因素一致巧合才能形成。优质的沉香需要千万年时光才能形成。但最近这两三千年,人类采挖沉香的工作从未间断,势必造成几乎不可再生的沉香资源越来越稀缺。从宋代的"一两黄金一两沉香"到明代"一寸黄金一寸沉香"再到现代的"一克万钱",价格以十倍、百倍,甚至几百倍的速度在飙涨。预测其价格在未来的许多年中,仍然会产生一个个爆发性的增长期。从历史上沉香价格演变的规律可知,早在古代沉香资源就非常稀缺,后又经过了上千年的采集挖掘,到如今,沉香的稀缺程度自然可想而知了,其价格必然就"高不可攀"了。

(五)限制进口物品

沉香自古就是我国的名木,特别是在被列为濒危物种之后,价格更是一路攀升。同时,沉香木及其制品属于限制进境和禁止出境的物品,为国家二级保护植物种类,进口及贸易量趋少,因而越发稀有、价格高企。目前,我国已禁止出口沉香木,但在申报条件具备的前提下,允许通过货运渠道进口沉香木。沉香及其制品必须根据进口报验状态,归入不同商品编码。但无论归入哪一种编码,只要原料是沉香木,都应提供《濒危物种允许进口证明书》。国内的沉香木已经不允许开发了,现在的沉香木大多来自国外,也就是主要依靠进口。因此,沉香价格将会长期因供不应求而居高不下。

三、沉香收藏价值的判定

从收藏的角度来看,一件商品或物件有无价值,均需根据它自身的属性来判断。任何一种商品,本身首先要有使用价值,有了使用价值,才可能进一步抽象成为经济价值。既有使用价值,又有经济价值,便有"奇货可居"的可能。

(一)沉香收藏价值的判定

1.沉香使用价值很高

沉香本身具有高雅、高贵的独特气质。它的香味高居"众香之魁",不但吸引人,而且还有提神醒脑的功效。沉香还是一味名贵的中药材,可用来治疗很多种疾病。正因为沉香本身具有这些宝贵价值,人们才会使用它,用后觉得很不错,才会将它保留或收藏起来,而后不断总结提升、代际传承,及至流传至今,也就注定了沉香的收藏价值非同凡响。

总体来说,沉香的真实价值主要体现在稀有和实用两个方面,但又会因藏品的具体使用方向不同而造成使用价值的差异。因此,对于沉香的真实价值无法做出绝对的判定,有时综合做出的判断价值,远远比不上单一使用所具有的价值。沉香若作为香料收藏,其香气表现的优劣就是其真实价值的主要参考指标;若作为工艺品收藏,那它的质地、纹理、造型以及工艺水平等就是其真实价值的主要参考标准,其香气的优势与价格的走向相应就会被弱化。在香料收藏市场中,香气表现较好的越南沉香和中国沉香价值偏高,但在工艺品市场中,香气表现略差的印尼沉香,其价值反而会表现得更好。因此,在沉香市场中,沉香价值的判断,主要根据个人收藏的动机而定。

2.沉香收藏价值的判定

首先,要认清沉香制品的年代。目前市场上,具有高估值的沉香藏品主要有两大类:一类是名家名作,这个自然毫无疑问;另一类是历史文物,以伽楠沉香为主,这类沉香大部分都历经了漫长时间的反复淘洗。沉香因木质较软而不易保存,能在千百年的历史变迁中完好留传的沉香藏品,不仅本身具有重大的历史文物价值,也意味着它的价值早已被一代又一代的资深藏家共同肯定并倍加珍视。

其次,要了解沉香产区稀缺度。自古"物以稀为贵"。有些沉香制品,虽然缺少历史文化的积淀和洗礼,但因产地和材质本身非常稀缺,同样可在市场上呈现出极高的价值。譬如,我国海南沉香、越南沉香、柬埔寨沉香等,就算是刚从工厂加工出来的珠子,在藏家面前也炙手可热。对于任何一件沉香制品来说,其产区和材质都是它的天然优势,也是它的基础价值。同样是具有100年同等重量的沉香,马拉OK的沉香肯定没有一块加里曼丹的沉香值钱。

再次,要注重沉香的美学价值。爱美之心人皆有之,这一点对沉香雕件的价值判断尤为重要。收藏界有一条铁的规律,就是审美而不审丑,能被世代广泛流传的藏品,多是那些令人赏心悦目的东西。失去美学特征,或许就只有考古价值了,终究不得多见,沉香也一样。一块普通沉香经过艺术家雕刻后,就可能成为精美绝伦的艺术珍品,这就是美术的魅力和价值。有些沉香本身就因为稀少而珍贵,又有美学魅力的加持,则其收藏价值就会一飞升天。但雕工也有好坏之分,需要投资收藏者仔细研判。

最后,要挖掘沉香的人文历史。同样是一块沉香手串,乾隆爷戴过的肯定比当年某位县太爷戴过的价值要高出无穷倍。很多沉香,包括很多其他藏品,之所以能够在市场上拍到令人咋舌的天价,主要是因为与特定的名人相关联。一件作品好不好,还看它是谁创作的或是谁使用过的,或是与某些重大历史文化有过重要交集。这样的藏品,即使不是沉香,它的价值也会让藏家闻风而起,蠢蠢欲动。

(二)沉香收藏要关注的文化价值

1.沉香的艺术文化价值

人们通常所说的艺术性,本质上就是以肉眼直观评定出的美的感受。收藏家收藏藏品,就因为它具有独特的艺术性,或雕工精湛,或造型奇特,或意境深远,拥有深刻的艺术文化内涵。2014 年 5 月 11 日,北京某拍卖行拍出一件超过 3000 万元的沉香"一苇渡江"摆件。能拍出如此惊人的价格,一是靠摆件的品质、重量、香韵,二是靠极高的艺术欣赏价值,三是靠深刻的历史文化内涵。

2.沉香的自然文化价值

毫无疑问,沉香是大自然馈赠给人类的珍宝,沉香的形成过程像极了一个励志感人的故事,先是经历深度的残忍伤害,再经过慢慢愈合的凤凰涅槃,最后破茧化蝶,发生质的蜕变,这样的精神令人敬佩,给人一股昂扬向上的力量。再者,沉香的形成需要几十上百年,天然注定沉香在某种程度上不可再生,其价值自然居高不下。

3.沉香的历史文化价值

仅在中国,沉香的历史就可追溯到汉武帝时期,当时的沉香已逐渐实用化,多被皇家用于日常生活。盛唐时期,沉香被广泛推广到世界各地,因沉香而起的文艺创作日渐繁盛。明清时期,沉香更是广泛见于各种诗词名著,并大量见于各种工艺品中。沉香蕴含着深刻的历史文化,是其价格持续高涨的一个重要原因。譬如 2012 年,清乾隆沉香雕仙山楼阁座屏,竟然拍出了 2070 万元的天价。后来,就连明清时期的沉香,也连连拍出了惊人的价位。

四、沉香收藏投资要注意的几大问题

(一)沉香收藏存在的难点

无论从纵向看,还是从横向看,无论从医药价值看,还是从文化价值看,沉香都有它无可比拟的收藏价值,因此也就顺理成章地成为一大收藏热点。那么,到底又是什么因素,阻碍了沉香成为真正的收藏大牌呢?

第一,世所稀有。自古至今,沉香并不多见,特别是高品质、高等级沉香更是罕见,就算特别想收藏,特别有财力,也未必能找到更多的珍品。

第二,保存不易。常人收藏沉香,习惯放在家中,但沉香怕火,质地不硬,容易受损。而且它本身就是消耗品,存世能力差。

第三,不宜雕刻。沉香是一种混合物,质地疏松,雕刻难度很大,很少有人用沉香雕刻东西,不但很费事,而且成品率低。即使形成成品,也不易保养和保存。

这就是历来沉香类收藏家较书画类、玉石类收藏家少很多的原因。火热归火热,现实归现实,理性归理性,否则,也就不能称其为沉香了。如今,在各大拍卖会上,鲜有大块沉香原料现身,其交易远不及民间活跃。

(二)沉香收藏投资的原则

收藏沉香如果是纯粹为了投资,则一定要注意藏品的交易能力,也就是大家经常说的"可变现能力"。藏家藏品的可变现能力,与藏品的市场关注度、增值幅度、交易手段及其交易质量紧密关联。

若是沉香交易圈狭小,感兴趣的人少,交易手段又匮乏,会严重影响沉香的投资。近些年来,国内沉香市场疯狂发展,沉香交易与沉香变现的问题逐渐有了根本性的改变。但对于沉香玩家来说,建立自己的沉香交易圈和交际圈,是增加沉香变现能力的必由途径,因为除了顶级玩家和顶级藏品可以付诸拍卖手段外,大部分玩家都只能依赖有限的圈子交易来完成沉香变现。在沉香藏品的市场关注度上,总价不高、品质上乘的沉香工艺品及天然摆件,一直都深受市场关注,如手珠、摆件、小型雕件等。

就收藏投资而言,与选择其他藏品一样,购买沉香藏品重点需要考虑以下三点:

其一,量力而行。藏品的购买必须符合自己的经济条件,万万不可因收藏而导致经济紧张,甚至负债累累,危及自己的基本生存。

其二,喜欢为上。选择自己喜欢的藏品为原始动机。收藏首先是兴趣爱好,藏品一定要是自己喜欢的,如果只是听别人说好而自己根本就不喜欢,收藏行为便失去了本质意义。

其三,专门专一。特别忌讳什么都买,"重数量而不重质量"是沉香收藏大忌。哪怕好多年才出手一次,也要选择最具收藏价值的沉香藏品。见什么买什么,没有任何意义。

总之,选择沉香藏品,应首选世上更稀有、品质更高级的藏品。收藏沉香的真正目的是愉悦身心。首先是个人兴趣爱好,其次才是增值保值。如果收藏不快乐,不如别收藏。

(三)值得收藏的沉香等级

1.沉香收藏,并非等级越高越有收藏意义

沉水级以上的沉香历来是罕见的高端藏品,价格昂贵,存量稀少,自然是藏品中不可多得的上等选项。但是,这类产品太过稀少,可遇而不可求,不能列为沉香收藏主项。事实上,很多非沉水的沉香也极具收藏价值。就像收藏书画一样,张大千、徐悲鸿、齐白石的画当然是收藏的绝好选择,但是,价高存世少,紧盯的人太多,不是每个人都能选择的,绝大多数书画收藏家收藏的都是张大千和齐白石等名人以外的作品,道理是一样的。

2.沉香收藏,不一定要收藏价格昂贵的藏品

贵还是便宜,往往是人为决定的,不一定能反映出藏品的真实价值。事实上,经常发生某些藏品被错误估价的现象,造成市场上出现"捡漏"和"宰棒槌"两种极端现象,结果只能各自认命。大家需要更多关注藏品的真实价值而非标价。理论上讲,藏品真实价值越高,收藏价值自然越高。但用作投资的沉香收藏,往往还要讲究其实用性和交易能力。至于个中缘由,个中人自然非常明白。

(四)沉香收藏投资的心态

随着沉香文化的复兴,我国投资收藏界对沉香的追求已日趋激烈,加上沉香物少稀贵,人们习惯将其看作是天地精华的结晶,以至于沉香的价格疯狂上涨,很多人都摩拳擦掌、跃跃欲试。但沉香收藏界的人都很精明,都保持着一颗淡定的心,尽量做到"谋定而后动"。因此,沉香收藏,除了要懂得如何判定沉香的价值外,以下这几点建议也很重要。

1.认清购买渠道

最常见的是转让的方式,其次是亲自到市场上购买,包括古玩市场、拍卖市场和网络市场。一般来说,在大型拍卖会上拍卖的沉香可信度较

高,赝品较少,但成交价是竞价的结果,往往很高,无法代表市场价格,而市场价格虽低,却符合市场规律,只是赝品假货较多,所以须得认清购买渠道。

2.拒绝固执冲动

所谓固执,就是自认为眼力好,连行家的意见都听不进去,结果吃了大亏;所谓冲动,就是看到称心的沉香,就着急要买,不加以冷静思考,生怕漏掉,匆匆掏钱买下后,结果不是买假了就是价格太高。

3.不为鼓舌所动

很多卖假货的沉香贩子,擅长编造很多动人的故事,以强调器物的真实性,最常见的一种是指天发誓,夸口说什么祖上三代都做沉香。这些都不可信,因为沉香在中国回暖不过二三十年,极少有什么祖上三代专业收藏。

4.要有专项主题

沉香产地太多,品类丰富,一般人的财力和精力都非常有限,就算富可敌国,也不可能面面俱到去收藏每个产地的每种沉香,应该有针对性地选择产区、定制品类、设置专项主题加以收藏。

5.做足心理准备

需要警惕的是,目前沉香市场上诚信缺失、以次充好,甚至以假乱真的现象比较严重,最常见的就是把沉香木当作沉香愚弄买家,令人深恶痛绝,但再高明的沉香收藏家都有"走眼"收到赝品的时候,因此要有高价买假货的心理准备。

6.务必量力而行

收藏沉香原本是一种兴趣爱好,但要耗费大量钱财,以选择闲钱投入为上。因为任何艺术品投资都有一定的风险,要量入为出,不可盲目,否则本来是陶冶闲情逸致的事,最后搞得倾家荡产。

总的来说,沉香收藏,既要满足个人的审美要求,也要不断学习,开阔视野,丰富知识。沉香市场历来鱼龙混杂,现今尤为严重,一不小心就上当受骗。因此,建议各位沉香收藏投资者,一定要保持一个良好的心态,千万不要轻易出手,要以买到物有所值的藏品为标准。

(五)沉香价格暴跌的可能性

有一段时间,沉香收藏投资市场一度趋冷,特别是在经历了其他一些领域价格大幅波动之后,很多职业投资者对于收藏市场价格的判定越来越趋理性,绝不轻易出手。事实上,没有什么藏品的价格永远上涨,总有起伏波动之时,只是跌宕程度不同罢了。

首先分析造成藏品市场价格起伏的主要原因,再认真对照分析沉香这一特定藏品未来的价格走势。造成藏品市场价格波动的因素通常有七点:一是社会经济的大环境,二是当时市场的供求关系,三是藏品的实际使用率,四是宏观文化的市场关注度,五是单一产品的市场反应度,六是藏品的存世难度和稀有度,七是未来市场的需求动态。

整体上说,随着香文化的不断发展和推广,国内沉香消费者和沉香收藏者人数正在急速上升,沉香实际正在被大量使用和消耗,进一步造成了沉香的稀少和存世困难,更何况沉香天然就具有很高的医药价值,这一点亘古不变。因此,作为一种迅速复苏的传统消费,香市一旦全面恢复,除非出现特殊因素,如毁灭性的经济萧条或社会动荡,否则,消费者基本不可能轻易放弃沉香。

(六)沉香拍卖行情

沉香,自古就因稀有和奇特而倍显玄幻神秘,如今频频成为拍卖场上的新宠,自然不足为奇。很多专家认为,现今的沉香市场,其价格并未饱和,离天花板还有不小距离,依然存有很大的升值空间。

随着经济的不断发展,以及全社会整体文化素质的不断提高,人们越发重视沉香这种融医药、古玩、文化为一体的藏品。沉香既没有人工雕琢的浮华光艳,也没有珠光宝气的势利市侩,取而代之的是一种大隐隐于市的内敛与淡定,在深沉中渐渐地飘散出自身的幽香和高雅。沉香产量极小自然是引发市场角逐的一大原因,大量资本的涌入,推动着沉香价格一日多变,拍卖行情也水涨船高,导致天价之外,没有最高,只有更高。

沉香木可制熏香,也可做雕刻,但历史上很长一段时期非显贵名流不可享用,沉香在民间的各种传奇色彩亦含此因。唐代朝堂设有香案,百官上朝,须衣衫染香以示崇敬庄重。唐人爱将沉香做成精美绝伦的毛笔、画箱、刀柄等,现今日本正仓院依旧可看到这些宝贵的中国宫廷遗物。到了宋代,宫廷更是普遍使用沉香,各式宴会、庆典皆要焚香助兴。在宋徽宗的绘画作品里,多有品香情景的生动描绘。这些都在不同程度上左右着沉香市场的拍卖行情。

沉香收藏品多为小件。近几年，各大拍卖公司都有沉香雕刻品上拍，但以小件居多。囿于沉香形成的特性，一般优质到收藏级的沉香，很难见到大块香料，所以沉香艺术品多以形体小巧而周转于世。从技法类型上看，沉香藏品多属雕刻品。沉香自古就是特供级稀缺品，为最大限度避免材料浪费，艺术家雕刻之前，均需借鉴类似牙雕和竹雕等雕刻经验来完成创作；从用途上讲，范围极为广阔，从清宫摆件到笔架、笔筒、笔杆、茶具，再到刀柄、挂坠、数珠等，种类繁多，不胜枚举；从时代上看，上拍作品主要集中在明、清、民国及现代这四个时期。但时代只是沉香拍品的因素之一，是否出自名家之手则是影响其价值的重要因素，但原料的品相也很重要，若是稀有土沉香则尤显珍贵。沉香藏品价格攀升极快，尤以超过50克的成器摆件异常珍贵。因为存世量稀少，好的沉香几乎都是以竞价的方式售出。早在2014年5月11日，两件中国本土沉香在上海首次拍卖，全部成交，总价格竟然超过6000万元，高得令人目瞪口呆，可见沉香收藏有多火爆。

五、哪些沉香更具收藏价值？

提起沉香收藏，大家的感觉就是"很烧钱""一般人玩不起"，一克上好的奇楠开价就是几万元，令人望而生畏。但真正入门后就会发现，沉香并没有那么复杂，收藏升值也非难事。最核心的问题，就是要选对产品。那么，哪些沉香更值得收藏呢？

（一）奇楠

奇楠自古就有"三世修得善因缘，今生得闻奇楠香"的美誉，可见它何其受人膜拜。它是沉香中的上品，既是沉香玩家的顶级追求，也是支撑高端沉香市场的一面旗帜。许多年来，奇楠价格一直稳中有升，鲜见回落。奇楠又称棋楠，有绿棋、白棋、紫棋、黑棋之分，其中以越南产品质量最优，其次为菩萨棋、马来棋、柬埔寨棋等。奇怪的是，奇楠如此珍贵，但品质等级却天差地别，因此务必要记住，并不是所有奇楠都值得收藏。

奇楠的收藏最关键要把握好这几点：一是香材选择30～50克之间，实心有肉，且是奇楠原料，越南产奇楠，以日本回流为主，回流料少许有合香味；二是味道干净、无明显合香，以黄皮黑肉最佳；三是雕刻奇楠类以名家大师精品为主；四是纹理要清晰，尤其是奇楠横截面特有的油线必须清晰,若遇到乌黑无任何结构的,则坚决不要碰。

(二)惠安系沉香

惠安系沉香主要以越南芽庄、顺化、富森红土,老挝,柬埔寨和我国海南、香港产的沉香为主。惠安系沉香的共有特征是:上炉有蜜香,味带甜,且持续时间久,非常适合品香。中东土豪特别喜欢惠安系沉香,因为燃烧时味道更好闻。现在市场上流通的惠安系沉香主要来自三个地方,分别是日本、中东和我国台湾。其中,我国台湾的惠安系沉香原材料品质保存相对较好,没有合香味;日本、中东回来的料子有些掺杂有合香味,那股混有精油的香味,闻过让人想吐,需要谨慎。

选择惠安系原料需注意:一是生闻味道干净,无明显合香味;二是上炉清爽悠扬,闻之鼻腔通透、甜味明显、无杂质、香韵持久且富有变化;三是星州系冒充惠安系比比皆是,星州系沉香上炉不能持久,且时间长了有燥气。

(三)海南沉香

海南沉香非常好,但存世量太少,不好收藏,市场上极少见到。如若一定要收藏,基本是用其他产区的沉香精心冒充。海南香又称国香,玩家们都想拥有,也最具收藏价值。目前上好的海南琼脂,克均价比肩奇楠,且每年都在上涨。

收藏把玩海南沉香需注意的是:一是小而精。这是大趋势,大块料在市面上极少流通,大多在资深藏家手中,需要有过硬的渠道和缘分,外加有雄厚的财力。目前想要再找到大块有厚度的海南沉香极其困难,但品质好的树心油、下树几十年的老壳子还常见,但尽量要选味道好、肉稍多、油脂饱满的老料。二是海南沉香油脂线纹理相对较粗,没有惠安系沉香细腻。海南香上炉味道非常清,而且需要静下心来细细地品味,在 50~80℃下,香韵可以持久 5~8 小时,味道与头香一样。

(四)红土

红土是土沉中的一种,其中又以富森红土收藏最火。虽有炒作的原因,但主因还是过于稀缺,尤其是上炉品香或制作线香,绝不逊于奇楠,导致需求旺盛,价格昂贵。好的红土价格堪比奇楠。日本香道玩家直接把奇楠与红土共称"伽罗",而富森红土相关雕刻件或珠子,在各大拍卖行均是顶级雕刻艺术品,地位极高。

红土收藏要注意的是：一是要考虑杂质的多少及腐木土层的含量；二是要防止人造红土，也就是人为把沉香埋在红土壤中，通过控制湿度温度，模拟土沉生存环境，快速结成的土沉香，真的红土是千百年深埋土中醇化所致，独特的香韵根本造不出来；三是以红土冒充奇楠，以印尼红土冒充富森红土。

（五）星州系一线产区

行家都知道，真正的沉香玩家，少不了收藏星州系沉香，因为星州系沉香常见味道较好的块料，尤其是老料，生闻时一点不逊色于惠安系。

星州系沉香收藏要注意的是：一是星州系沉香有文莱、马来、达拉干、加里曼丹等一线产区。生闻味道最直接，文莱的有药香、马来的有花香、达拉干的有乳香、加里曼丹的有果香，都很不错。二是星州系沉香块料大，是车珠或雕刻成挂件的最好选择，且价格不高，大家都能接受。实际上，星州系沉香可与红酸枝媲美，未来升值空间巨大。三是尽量选择明料、老料、牌子料，这样方便出手。若是珠子，以选择纹理清晰、油脂分明、香味纯正者为佳，但最好不要佩戴，免得留下体味，影响他人接手。四是品香用时，惠安系沉香优于星州系，但从开料生产价值来讲，星州系沉香又要优于惠安系。惠安系料子多为空心壳料，不适宜开料，而星州系沉香料大，实心料更适合用于各种车珠与雕刻。

第十二节　沉香鉴定与品评技法

近年来，由于看中了沉香的珍贵稀有及其奇高的收藏价值，大量资本涌入沉香领域，眼看沉香价格一路水涨船高。然而遗憾的是，由于历史几度变迁，香道在中国早就濒临失传，沉香文化在中国断层已久，至今依然存在许多缺憾。但尽管如此，民间的品香、斗香、鉴赏、香道表演等，并未完全绝迹。爱香人士与追香群体适逢大好时机，正在持续挖掘传统文化资源，弥补沉香文化缺失，通过推动特色沉香产业项目与传承沉香历史文化相结合，利用特色商业产品带动沉香文化传承和保护，为传统沉香产业与文化资源的深度对接与融合，打开了一扇又一扇的大门，其中就包括沉香的鉴定及沉香的品评技法等的传承和推广，令人倍感欣慰。

一、如何鉴定沉香？

(一)沉香的鉴定方法

如何鉴定沉香,是很多人第一时间提出的问题,也是非常关键的问题,困扰过许多人。如果根本就不懂鉴别沉香,那后面的品香、评香、收藏、投资等一切与香有关的重要行为,都无从谈起。目前,从大的方面来分,沉香的鉴定主要有以下四种方法。

1. 植物学鉴定

植物学上鉴定沉香,就是从沉香的植物学特征上展开详细的比对鉴别。因为真正的沉香一定是在沉香树上生成的,虽然形成的部位或方式不尽相同,但其植物学特征必然满足沉香树的所有植物学特征。

2. 微生物鉴定

从沉香树上取下的沉香料,内中芳香有机凝脂是在真菌的作用下,经天然生化反应日积月累所生成,而非人力所为。微生物鉴定又分为两种:一种是菌种再培养鉴定。这种方法只限于极少数特别专业的沉香鉴定,不常采用。另一种是结香构成和沉香结构鉴定。主要依赖高倍显微镜,通过视觉来判断沉香的结香是否为自然形成。

3. 化学鉴定

鉴定沉香所含芳香有机物是否达到一定比例,并排除含有其他无关物质。化学鉴定也分为两种:一种是有机物析出鉴定。主要是全部析出沉香中的有机物,再利用光谱分析仪分析其中含有的所有化学物质,并以此作为鉴定的凭据。另一种是发香鉴定。这是一种对沉香加温后所产生的香气进行简易鉴定的方法。这种方法主要是鉴定沉香精油,鉴定沉香在不同温度和不同加热方式下各种香气的表现。

4. 香学鉴定

香学是一门新兴学科,可鉴定沉香散发的芳香气味是否符合沉香香味的系列特征。一方面是鉴定沉香的香气,另一方面是鉴定以上三种鉴定方法所不能鉴定的其他需要鉴定的项目,比如沉香各鉴定项目之间的合理性鉴定等。

由此可见,沉香的鉴定非常复杂,普通消费者不易掌握,但可以掌握其中某些鉴定技巧。不过,真正严格的沉香鉴定非常专业,非专业人士很难掌握,也不具备条件掌握。因此,对于绝大部分沉香爱好者来说,掌握严格的沉香鉴定既不现实,也没必要,专业的事必须得让专业的人去做。对于沉香爱好者,掌握一般的鉴定技巧即可,方法主要是通过大量实物实践,来掌握各种真品和仿品的辨识。除此之外,别无捷径。

沉香鉴定首先要掌握沉香的基本植物学常识以及沉香结香原理,其次就是掌握一些辨识常见假货的方法。掌握植物学常识,就可以分辨出某些根本不是沉香的木材或香料,同时也可以鉴定出某些以其他木材为底料而制作的假冒沉香。掌握具有代表性的如莞香树、海南沉香树、越南沉香树、印尼沉香树、印度沉香树等五大类沉香树,基本就可以。但仅对沉香进行植物学鉴定还不行,还需辅助进行其他鉴定。因为有些造假者会利用沉香树非结香部分或结香不够的部分,也就是经济价值不大的沉香树木材来仿造沉香,愚弄顾客,牟取暴利。而对于这些假货,仅凭借沉香的植物学鉴定是远远不够的。

(二)沉香四判

分清沉香的种类只是认识沉香的初级阶段,真正品鉴沉香,还需拥有足够的评判智慧。

鉴别沉香,民间有一些直观的判断方法,如"沉水法",就是沉香在熟化的过程中其油脂含量会逐步提高,当沉香中树脂的含量超过四分之一时,沉香便会沉入水中。因此,决定沉香等级的一个重要标准,就是其中树脂含量的多寡和纯度。沉水的,称为"水沉";大半沉水的,称为"栈香";入水很浅的,称为"黄熟香"。但光靠"沉水法"也容易出大错,一块上品沉香还要从整体上看其"香、质、形、色",即香味、质地、形态、色泽,也就是"沉香四判"。

沉香作为一种香料,首要的标准就是"香"。某些沉香含油量虽高,也能沉于水,但香味腥烈,或带浓重的酸腐气,若单看质地,不闻香味,就容易发生误判。因此,即使是挑选雕刻精细的沉香艺术品,也要在极不显眼处,用烙铁轻触闻香。此外,不能迷信产地,因为沉香产地还有主产区和次产区之分,每个产区的沉香又有优劣之分,再加上结香过程与气候、土壤、真菌、陈化年份有关,所以识香需要综合"香、质、形、色"做出立体判断。

譬如黄熟香,结香位于香树根部,多因树木生长结束香脂沉淀,结香不够紧实。在土中熟化后,木质部分被分解成为疏松的黄烂状,故此得名。黄熟香因质地疏松不能沉水,但香味品质却较高。产于越南的黄土沉、红土沉和黑土沉,都含有黄熟香,香气醇厚、香甜温细,穿透力特强,品质特好。又如虫漏沉香,多是生香,产于越南的虫漏沉香"鹧鸪斑香",初香甜凉,中段花果香馥郁,尾香乳香味悠长,古人称其"气尤清婉似莲花"。

沉香种类繁多,不能一概而论,民间叫法很多,各种分类侧重点不同,多有交叉,因此,"香、质、形、色"只做品鉴方式的参考,准确区分沉香优劣无法简单地一刀切,最终还是要依靠识香人丰富的经验和阅历。

(三)真假沉香的鉴别

前人丰富的经验表明:假沉香的味道一般很僵、很假、很刺鼻,怎么着都感觉不对,无论从什么角度,只要距离相同,闻到的味道都完全一样,因为它是经由化学造假而来的。而真正的沉香,闻的角度不同,味道就会有浓淡的差异,比如说将沉香放在头顶上,就比放在腹部下要香一点,原因是沉香的气味是向下沉的。最简单的小技巧是,香焚烧之后拿在手上,要是烫手就是假的,真沉香因为本身非木质,焚烧之后无烫手之感。

辨别真假沉香的最佳方法离不开"看、摸、闻、烧"这四种。原料奇缺是沉香产业发展的最大障碍,也是市场上假货横行、行情混乱的根源。但只要掌握正确的方法,便可通过仔细辨别,减少上当受骗的风险。

一是看。香体到手之后,先要仔细观察它的纹路,审视其油路是否清晰、色泽是否雷同。天然沉香无论如何都会有瑕疵,色泽不可能均匀雷同,油量分布也不会完全一致。但人造沉香的油线通常分布模糊,色泽雷同,绝大部分都会做成黑色。

二是摸。依据手感可对真假沉香做出初步判断。沉香是脂木混合体,其油脂含量高于一般实木,质地偏软,摸之手感不像实木坚硬。上好的沉香油脂含量高,手指轻推会有油腻的手感。沉香品质好坏主要看密度,但即使是上好的天然沉香,其密度一般也不会高于水密度的40%。倘若手中沉香有如金属、石头一般坠沉,就要警惕。市场上常有高压制成的"石头沉"赝品,就因密度过大、质地太硬而臭名昭著。

三是闻。这里的闻,是在不加热的情况下轻闻。真沉香在不加热、不加湿的条件下,一般只会散发出淡淡的香气。惠安系沉香香味淡雅,似有若无;星州系沉香香味稍浓,闻之略带厚重感,但不明显。即使是略带药味的沉香,其香气也非常清淡。奇楠香味则比较明显,以甜味和凉味为主。但奇楠香气韵味特殊,闻过难忘,很难作假。真沉香在常温下不会散发出刺激、突兀的香味,但经加工的伪劣品则有。真沉香的香气在任何情况下都不会刺鼻,一旦闻着刺鼻,或药味浓郁,基本可以肯定是内含有人工香精或浸过人造香油的赝品。

四是烧。如果采用上述三个方法还无法辨别真假沉香,那还可以用明火烧或用电熏香炉加热来判别。真沉香放在炉中熏烤时,先是散发出沉香油脂中的香味,绝无木头烤焦的臭味。长时间熏烤后,油脂会慢慢耗尽,此时才会出现沉香木烤焦的煳味。即使遭遇明火,沉香也不会先散发出如木头烧焦般的味道。点燃沉香时,可清晰观察到,接近明火的香体表面的油脂会沸腾,而香体内部的油点会外冒。沉香在燃烧后会产生青白色的烟气,并散发出清新香味。不同产区、不同品质的沉香,燃烧后的香味均有差异,但闻着柔和凉润、令人愉悦。好的沉香空气渗透力极强,燃点一根大约可覆盖四五十平方米的空间。假沉香经不起火烧和加热,其香气一半来自合成香精和酒精,燃烧和加热后,会产生令人作呕的气味,浓烟滚滚,烟雾散乱,有黑炭烟尘飘荡沉浮,弥漫着机油的味道。

(四)沉香艺术品的鉴赏

无论是制作艺术品的沉香,还是制作熏香的沉香,都应以上等熟香为佳。而且材料越珍稀,效果越好,价值也越高。但用于制作艺术品的沉香,在体积空间上有一定的要求,特别是太小了难以下刀,而用于品香的沉香,则更为看重味道更好的材料。

1. 判断沉香艺术品价值的关键

品评一块沉香的优劣,不仅要以重量为标准,还要从香味、质地、产区、色泽、形态等多个角度来评价。若是作为艺术品,则不能单纯以重量作为衡量的标准,而是要更注重其艺术要素,诸如作者的知名度、工艺技法、巧思意境等。就像品评一件瓷器,不是看它有多重,而是看它出自哪个窑,以及它的釉色、器型、开片等。

2. 沉香艺术品真假判别的方法

一般辨别真假沉香,需从气味、油线等入手。通常,沉香造假的方式有两种:一是用类似于沉香肌理的木头做成替代品,多发生在作假的沉水香里；二是将劣质沉香通过染色、充油的方式"优化"造假。近几年出现的压缩沉香,是最具伤害力的劣质沉香,甚至有用无结香的沉香木压缩为沉水的假沉香的情况。

3. 沉香艺术品保存时需要注意的问题

务必要保证适宜的温度和湿度,这一点非常重要。温度以 18～21℃ 最佳,相对湿度保持在 65％～75％。注意通风防潮和防止阳光直射,还应避免跟洗涤用品等含有化学成分的液体接触。

二、如何品评沉香?

沉香优劣的评判,跟品茶一样,要有丰富的实际经验才行,若无亲自品评上品沉香的经验,所有的理论都是坐而论道,好似盲人摸象。

好的香味是决定沉香好坏的前提。前文说过,选择沉香的标准依次是香味、质地、形态、色泽。有的沉香虽然油脂含量高、沉水,但香味带有酸腐和沉闷气,若只重质地不闻香味,必将看走眼。从产地挑选沉香,是最正确的大方向,但并非一成不变,正规产品有上好的烟香味,但次劣产品有时也有难得的好香味。

沉香的香味,主要源自沉香醇,能产生此种香味的树,统计有四科共十多种。四科即瑞香科、樟科、橄榄科、大戟科,因此有不同的沉香品类。在结香的过程中,不同树种因受不同气候、土壤、真菌等的刺激影响,会产生非常复杂的香气变化。这些气味经化学分析后发现,含有沉香醇、沉香脂、沉香呋喃、沉香螺醇、硫芹子烷、二氢沉香呋喃、去甲沉香呋喃、氢化桂皮酸、对甲氧基氢化桂皮酸等很多种化学组分。

总之,不管是生香还是熟香,只要香味浓郁高雅、香甜清妙、变化细腻、持久绵长就都是好香。熟香的香气比生香沉郁细腻,而生香的香气则有熟香所没有的清新壮丽。

(一)沉香的品评诀窍

1. 品香最佳的状态

(1)物我两忘的境界。沉香的魅力,核心在于熏燃时能散发出迷人醉人的香气。事实上,品香活动由来已久,规矩仪式也很多。品香最应该注重的,是精神层面的交流,追求达到自我自在、忘我无我的境界,一如古代文人的"香席"活动。"香席"讲究的是"净心契道、品评审美、励志修文、调和身心"这"品香四德",重视内在心灵的感化和精神世界的感悟,通过品香以达到放松身心、去除烦恼的目的,至于品香形式,大可随性而为,甚至仪式都不一定要有。因此,常有网友总结说,品香的最佳状态,就是得"意"忘"形"。

只不过,品香的状态会因人而异。家庭富足的香友热衷于收集使用古典精美的盛香器具,甚至在品香会中,坚持要用宣德炉熏香。诚然,精美绝伦的盛香器具,固然可以很好地装饰点缀品香环境,增加品闻韵味和视觉享受,营造身心更加完美的处境。但其实真正意义上的品香,这些器具并非必不可少。

(2)香料选择应有讲究。香料对于品鉴的氛围和品闻的境界影响极大,甚至会关系到品评活动的成功与失败。因此,品评时香料选择大有讲究。首先,应尽量选择纯天然的宜人香料。香味生硬呆板的化合香料,稍一久闻就会令人发腻,劣质香料对人体还会产生较大的危害。其次,香料要耐熏耐闻、富有韵味。许多草本、木本香料,初闻十分舒爽,但大多只适合生闻、浅闻,加热后会产生焦味,不宜熏烧,且香味少有变化和韵味,无法让人凝神静心、细致品味,甚至会破坏心情、扰乱意趣。

(3)香主选择至为关键。推选富有经验的香友作为"香主"最为重要。香主全程负责感受不同香品的发香方式、发香时机以及品闻要领,并在香味散发最为合适的时间传递到香友面前。香主适时表达自己对品香的理解,引出与香有关的话题,带领众香友交流互动。香主不仅要具备丰富的香学知识,并对所用品香材料有足够的了解和感悟,还要是一个能言善辩、富有才华的有趣之士。香友们围聚一堂,香主把香传递给大家,依次品闻,畅谈内心,也可将所得感悟泼墨挥毫,相互传阅,彼此馈赠。品香以香雅聚,伴随清高雅致的琴音,品尝优雅别致的香茶,欣赏美妙绝伦的香艺表演,在烟云袅袅升腾之际,彼此从容逍遥,高谈阔论,无拘无束,借机分享人生境遇,思接千载。

2.品香最大的秘诀

品香最大的秘诀就在于挖掘精湛的制香技艺人才。沉香乃上天恩赐,每一块都来之不易,真正的好香,不仅需要遇到道行深厚的伯乐,还需赶上顶级精湛的制香大师,才能将沉香的作用和功效发挥到极致。如何制香,又是一门博大精深的学问。所谓制香,就是将各种香材加工成香制品,根据制成后的形状,分为线形、盘形、塔形等;根据用途,香制品又可分为品闻,熏房室、衣物,或敬奉之用等。时光流转,古风已然不在,机器制作早已代替了传统手工,省去了大量繁复的工序,跳跃性简化成机器上的开关,使得中国传统香文化几乎流失在悄无声息的岁月里。

所幸的是,近些年,随着传统文化的复苏和沉香市场的兴起,香席文化正逐步被挖掘、传承和弘扬。一名技艺精湛的制香师,不仅拥有丰富的香品知识,能调制出温馨恬静、芬香缥缈的香品,还是缠绵蕴藉的中华香文化的传承者和发扬者,他们中任何一位顶级高手,都堪称沉香界的国宝。

制香不仅是一个系统性工程,更讲究制作的工艺。想想突然间跃出了这样一幅制香画面,该有多么美妙:在悠扬的古筝乐声中,一位身穿汉服的女子,在香案之前轻研细磨后,又轻拢慢捻地点燃炉中香粉,香烟随之袅袅,香气弥漫,所到之处,清香袭人。一缕青烟,一室芳香,一份闲适,一份淡然,好一幅甜美唯美的制香画面。

(二)沉香的品评技法

1.不同产地沉香的品评技法

沉香因产地不同而有不同的类别。同样是沉香,味道若是细细品来,个中差异非常之大。

(1)星州系沉香。星洲香属于最为大众化的沉香系列。星洲系沉香最有代表性的两大产区分别是马来西亚和印度尼西亚,而巴布亚、玛尼瑙、达拉干、加雅布拉、苏拉威西等都只是星洲系内的小产区。但星洲系沉香是东南亚华人对集散在新加坡香木的统称,以泰国南部、马来西亚和印度尼西亚所产的"鹰木"为主,其所结沉香外观看似在灰褐色木肉中长有一丝丝的黑线,像极了老鹰的翅羽色,因而得名鹰木。星洲系香材的香韵较为厚重醇和,明显带有甜味,内中还夹杂有细微的辛味或药香。

(2)越南沉香。越南产的富森红土沉香和芽庄沉香,在品质上较星洲香要好许多,其中,红土沉香的味道又比芽庄的味道更胜一筹,更为甘甜悠远。一方面,红土沉香没有芽庄沉香那种丝丝的凉意,但味道甘醇又极具爆发力;另一方面,红土沉香的甘甜与芽庄沉香的甘甜又不尽相同,芽庄沉香通常在淡淡的幽雅中约略带有甜涩,而富森红土沉香的味道则更加醇厚,某些红土沉香还会散发出甘醇的奶香,直入脏腑,爽彻心肺。

（3）印尼沉香。印尼也是沉香的一大产区，其中加里曼丹沉香的香味较为浓重，层次变化极大，产量稀少，是沉香中香味变化最大的一款。由于深受中东各王室贵族的喜爱，印尼沉香的产量虽以加里曼丹岛为最大，但价格极为昂贵。

此外，达拉干和与其类似的玛尼瑙都以独特的香味、稀少的产量而闻名于世。

2. 不同方法闻香的品评技法

特别令人感到神奇的是，沉香的味道竟然可以分出前后几重，包括头香、中段、尾香，焦与不焦之间都有各自不同的香味，变幻莫测，令人叫绝。由此，闻香的方式也便分出了不同种类。

（1）焚香。焚香是最简单、最原始的一种闻香方式，为大多数人所采用，就是直接将香料或香品点燃焚烧。高温燃烧时，沉香的油脂会大量挥发，散发香气，最为简单方便。焚香的品评方式主要适合于线香。因为沉香片、沉香木若是直接被点燃，燃烧温度容易过高且不可控。同时，油脂大量挥发时，木质部会因为燃烧释放出大量二氧化碳和焦木烟味，导致沉香本身的香味和清凉感大为削弱，影响品香体验。

（2）煎香。这是另外一种品评方式，在古代其实与熏香是一回事。但在现代，煎香主要是用电子香炉加热香料，使油脂逐渐挥发而散发香气。这种方式优点很多，不仅没有焚香时放出的二氧化碳和木焦烟气，温度还能自由控制，可将任何香料或香品的最佳香气释放出来。

此外，一些沉香收藏者更注重另外一种健康的品香方式，这就是用沉香片泡茶、养生，畅享更为不一样的悠闲的品香生活。

3. 沉香摆件的品评技法

除了日常点香、品香外，沉香手串、数珠、摆件等器物也离不开"品闻"。沉香手串在把玩时会散发出香味，沉香器物摆放在家中就能散发出阵阵幽香。这其实都源于沉香中的油脂往外挥发。沉香一切的功效和妙用，都源于内中蕴含有丰富的油脂。常温下，沉香中的油脂不易挥发，但人体一有接触，体温便能促进香气散发，这是因为沉香中的油脂沸点不高。在放大镜下，甚至可以看见一粒粒油脂从木纹中滋滋地"冒"出表面。这就是贴身沉香器件最大的妙处。所以，不仅仅是挂件，沉香摆件也会慢慢散发出独特的香味，屋子里如果长时间摆放沉香器物，进进出出都能在不经意间闻到难以忘怀的香味,既能提神醒脑,又可颐养身心。

4.沉香香灰的品评技法

好香燃点后,香灰也会燃烧充分,一触即散,一捏即无,连香灰都带着香味,搓捏过的手指还能留有余香,是去除手指烟熏杂味的上好材料。个中原因就在于香材天然就富有香味,而非后期喷洒香精或掺杂化工香精制造而成的工业香。香灰如果燃烧时间过长,必定添加有助燃剂,看似性价比高,其实是拔苗助长。好香会在所存空间中自然留香,其香灰若能收集起来,可用于制作香篆底粉,或给植物施肥,彻底利用。

(三)沉香线香的使用与品评

在古典香学中,沉香是最常用的合香材料,作为自然馈赠的宝贵资源,既充当日常生活中至为重要的物品,又是中医里"盈而不伤"的纯阳之气,有着优雅神秘的香气特征,令无数皇室、贵胄趋之若鹜。线香,就是所有类型合香中最早也是最普遍的一种香品。

1.沉香线香的使用

居家焚。居家焚香可清净环境,驱邪避秽。

喝茶焚。香与茶自古就是绝妙搭配,泡一壶清茶,焚一炉奇香,邀几位挚友,畅谈人生。

抚琴焚。能集视觉、听觉、嗅觉于一体,余音绕梁,三日不绝。

读书焚。闲时静坐窗前读书,燃一炷香,品着悠悠雅香,读一本好书。

诵经焚。沉香香气可通三界,是最好的诵经香品。

书法焚。焚一炷沉香,幽凉馥郁的香气可安心定神,屏气凝神,平心静气。

2.沉香线香的品评

(1)沉香线香制作原理。初级沉香玩家,大多不是嫌弃品香程序复杂,就是害怕投入成本过高,但又想品闻到味道纯正的沉香香气。这样的话,最好的方法就是选择品闻沉香线香。沉香线香主要是由沉香粉和粘合剂按一定比例配制而成。在配制的过程中,要先加入水使各组分充分混匀,再经制香机出香晒干。用线香品香相对于直接使用沉香粉熏烤,香味纯度会有所降低,香味本身也会有些出入。但品质优越的线香,基本能还原出沉香甜美、柔和的本味。不过,线香粘合剂的选择十分关键,其好坏对线香成品品质影响很大。应尽量降低粘合剂的存留比例,着重提高线香油脂含量,增加香味纯度,减少烟火味。当然,线香中所含沉香粉的油脂含量,也是线香味道是否纯正的重要影响因素。

(2)沉香线香品评技巧。沉香线香燃烧时,往往会扬起一缕白色烟气,基本保留有沉香油脂挥发产生的原始香味,但同熏香比较,其纯正度尚有欠缺。线香基本都有粘合剂燃烧,以及沉香粉末中内含的少量木质部燃烧所产生的某种焦呛鼻味,但这种缺憾不可避免。因此,在品闻线香时,不能过于靠近火头,尤其是沉香的香韵,以距离火头 20～30 厘米处最佳。

品评线香时还需注意:一是要用火焰中部点燃线香,因为火焰焰尖温度过高,容易烤焦沉香,产生焦味。二是刚点燃的瞬间,其香味不纯正,要稍微燃烧一小段时间,沉香天然本味才会挥发出来。有香友提出,沉香燃烧后的香灰是否会折断,是辨别沉香真假优劣的标准。但实不尽然,因为香灰是断是续,既与粘合剂有关,又与香粉的油脂含量有关,而与线香中沉香的优劣真假不一定有关。三是线香本身就有味道,即使不燃烧,足够数量的线香放在一起密封一段时间,也会产生沉香味。四是线香放在电熏炉中熏用,也能产生香味,不过损耗较大,太过可惜。要是不想闻烟味,可以把线香折断碾碎,放在熏炉内熏闻。

(四)沉香前味、中味和后味的品评

沉香资深玩家都知道,沉香品玩的最后一步就是品评。品评一块沉香的优劣,最直观的方式,就是通过明火熏烧或隔火熏香,慢慢炙烤,以提高沉香温度,使其散发出香味,再根据味道进行鉴别。

在品香的过程中,随着时间的推移,香味不断挥发。上品沉香所含的各种成分其沸点各不相同,其挥发性也有大有小,所以沉香在不同的炙烤阶段会有不同的香味,这便形成了前味的头香、中味的基香和后味的末香这三个明显的特征香味阶段。

1.前味

前味也叫头香、前调、头调、初香,包含了香品中最容易挥发的成分,也就是在品香的最初阶段所嗅到的香味,即第一时间感受到的香气特征。但它只能维持很短的时间,也许会有几分钟,作用是给人最初的整体印象,吸引注意力。

2. 中味

中味又叫本香、中调、体香、核心调，紧随前味而出现，散发出的是香品的主体味道。它能体现出沉香最主要的香型，是沉香主要的香气特征，能在较长时间保持稳定和一致。

3. 后味

后味也称末香、底香、基香、尾调等，是香味最持久的部分，也是挥发最慢的部分，留香相对持久，令它成为沉香的终结部分，可维持一个小时甚至更长时间，上等沉香的后味甚至可以残留数小时。

品相上乘的沉香，头香、本香、末香非常连贯，香气和谐、优雅、扩散性好，富有明显的香气特征。

（五）上等沉香气味的品评

首先味道要纯正。源于自然的沉香，不会有邪香或刺激性浓香。品质一般的沉香略带浊味，主要是杂有结香时的环境物质，后期要是能去除彻底，仍然不失为上好佳品。

对上等沉香的气味，最简单的分辨方法，就是用鼻子感受气味是否有刺激性，无论是生闻、加热还是点燃均可，人体对非自然物质都有天然的敏感性，而人体感官对外界气味又天生有一定的分辨力。天然沉香虽然原料产地不同、成因不同，但都是自然天成，气味不为人体所排斥，不会对鼻黏膜有刺激，所以这个方法最为简单。

好的素沉香，香气十足，一口气吸进后，可感觉到香味直冲大脑，并下至咽喉。香越好，越带有甜味、凉味、瓜果清香味等。但来自海外的香料，大部分都带有一定药香，初接触时不适应，若是海南、香港的真沉香，不会有药香，但国产的野沉香因为太过稀少，早已不再流通，极难有机会遇到。极品沉香如奇楠，一口香气，甚至会有多种香味的变化，闻后精神会为之一振，咽喉清爽，口齿生津，妙不可言。

三、沉香香味的品评标准

（一）香味变化丰富的几种沉香

1. 奇楠

香味变化最丰富的当属奇楠。它的生香味本就十分强烈，低温熏热后,便有非常奇特的香味,这种香味的穿透力极强,沁人心肺,相比之下,普通沉香则没有。奇楠香味也较普通沉香持久得多。熏烧时,沉香的香味很稳定,只有浓淡之分,而奇楠的头香、本香和末香则变化明显。未燃烧时,单闻沉香木本身,味道也没有奇楠的明显,而熏香时,则会产生截然不同的味道。

2.黄土沉

产于越南芽庄的黄土沉,虽无法保持奇楠的软质特色,但香气变化却有明显的多段性和多层次性,属土沉种类中最上等的品相。黄土沉香皮壳薄,外黄内黑。肉眼直接可见一条条蜜丝的纤维,入口有苦麻感,久之则出现凉气与甜韵的变幻,香气似果香、蜜香、乳香等。

3.红土沉

越南红土沉是越南土沉中产量最多的品类,红土沉香的香气浓烈,甜中微含辛辣,似有奶油味,气味层次感十分丰富,绵长悠远,穿透力极强,即使是削下的香材外表腐肉,其香味也非常醇厚。

(二)沉香香味的品评标准

长期以来,对沉香香气品级的评判标准众说纷纭、各执一词,有的喜欢清雅,有的称道浓郁,有的赞美清凉,有的欣赏辛辣,难以确定一个统一的评判标准。但无论众口如何难调,沉香香气的评判还是离不开以下这四个方面。

一是气质。每一款香的气质都有所不同。任何一款奇楠或沉香的香气都会呈现出它特有的气质,经常可见到或厚重高贵,或甜美清越等优越气质的一面,也会流露出或妖艳轻薄,或浊浑粗滞等劣质气质的一面。气质上,沉香香味以贵、厚、清、乳、雅、甜为高低顺序。

二是力度。这里指的是香气的穿透力。极品香气会直透身心,令人满口生津,腋下微汗,水火相融,身泰心怡,神清气爽。因此,香气力度也是沉香香味品评非常重要的一个方面。

三是综合香度。也就是沉香在常温、加温、燃烧等三种状态下香味的综合评判结果,而不只是单看某一方面。

四是持久度。香味的持久度也是一个重要的评判指标。沉香在加温后,香味所维持的时间各有差异,而且差别很大。有的香开始很好闻,时间略久就失真或变差,有的却能经久不散,后味亦足。

四、沉香品评应有的高度

生活在无限的气味中，人类经过生理的、精神的、感性的、理性的选择后，将自然界的各式香料，逐渐演变成为科学知识和学术研究的最高环节，这就是香学。

香学的内容大致包括香料动物学、香料植物学，嗅觉心理学、嗅觉生理学，香料化学和药物学的应用，香的发展史、贸易史，香席及行香的文化礼俗、材料与工具、环境等。

品香固然很美，但更需懂行，也就是尽量要专业一些，千里马求遇伯乐，好香也求觅知音，免得枉费了一炷好香。香学作为人类一个崭新的学术课题，是人类在由嗅觉功能的原始享受，上升到精神层面修身养性的高阶诉求的过程中所产生的一门生活美学，名贵如沉香之类的神奇香料，作为重要的媒介，在这门美学中则起到了至为关键的基础作用。

香学是将香料所产生的烟香气味配合富于艺术性的品香道具、香道活动环境的构思布置，再加上典雅清丽的点香闻香手法，引发参与者丰富的回忆或联想，创造出巍峨壮观的文学、哲学、艺术作品，从而使人类的生活更加丰富、更有情趣。

而品香，则是香学当中非常重要的一个环节，也是最高境界。它虽是一种以物质形态出现的文化类活动，但又明显属于人们精神生活的视野范畴，物质只是一个媒介，媒介之余，更多的是超越了物质世界的精神追求。

品香的过程隆重而讲究：品香之前，熏香炉、沉香片、木炭粉等各式器具一应俱全，对于品香环境的要求也很高，不可存在气流或其他异味，参与品香的人要整理好心绪，心无杂念，潜心品闻。先在灰堆中挖一小坑，填上木炭粉，以专用器具点燃木炭粉后，迅速用香灰将其覆盖，然后拿出一片瓜子大小的沉香片，插入木炭粉中，盖好炉盖。顷刻间，烟气如瀑布般涌出，从香炉顶端倾泻而来，整个房间香气扑鼻，这种奇特的香气，让人仿佛置身于一种庄重肃穆继而让人心旷神怡的幻境，实在回味无穷。

第三章　广东莞香文化

　　莞香,是出产于中国广东省东莞地区的一种香料,历史十分久远,俗称"土沉香"。莞香中的沉香被誉为"植物中的钻石",自古至今都价值不菲。

　　东莞种植莞香的历史脉络十分清晰:最早种植可以往前推至唐朝,形成规模和影响是在元代,明清时期已然闻名全国,成为地方上贡朝廷的贡品。现今故宫博物院的清宫文档中,可以清楚地查到东莞进贡莞香的记录。

　　世上所有文化现象都与诞生地的地理环境密切相关。以香为特色的文化,在不同地域有不同的选择和不同的形式。莞香经过悠久的历史发展和人文积淀,形成了神秘而高端的莞香文化。考察莞香文化,若从岭南文化的地域性和独特性出发,便可发现,莞香文化在岭南出现完全顺理成章、自然而然。但莞香作为一种文化现象,又完全超越了单纯地方特产的概念。因为,凡是与文化相关联的东西,一定具有人们普遍认可的某些价值,否则它的流传一定难以久远。

　　莞香的文化价值在于:一是其历史源远流长;二是其文化影响广泛;三是其精神内涵深厚。莞香的价值在于其本身,但更高的价值在于对人们的精神引导。莞香虽是一种植物、一种香树、一种药材,但更是人类的一种精神境界。由莞香制成的沉香、线香、女儿香等,送入皇宫、寺庙、宅第烟炉,一经点燃,它的烟雾就有给人辟邪祛病的功能;由沉香雕刻而成的念珠、造像、挂件等物品,香韵能给人平静安详的意境与舒适感。当莞香所具有的品质和精神成为人们追求的理想境界时,莞香就不是纯粹的自然界植物,而是富有象征意义的文化价值了。

　　数千年来,人们不仅视莞香为百姓之香,用于寻常的敬神与祭祖,更把莞香奉为重要的贡香,用于国祭和大典;不仅国内热衷追逐,而且远销五洲七洋,香泽世界,风靡全球。但近代以来,社会不断发生的动荡变革,迫使莞香所代表的文化慢慢消失,以至于出现较长时间的历史断层。

对此,一些行家心急如焚、奔走呼告,陆续开始着手对沉香文化展开抢救性的挖掘与保护。国内关注莞香文化的主要是东莞本土区域内的理论家或一些名人作家。如刘松泰著有《香市溯源》,对莞香源流做了深度探寻;作家曾明了著有《百年莞香》,以小说的形式,艺术性再现了莞香的历史风云。但是有关莞香的研究仍然停滞在起步阶段,有关莞香文化价值的认识仍然不够深入,对莞香文化的复兴与传承依然徘徊于初级探索阶段。因此,有必要对莞香文化的起源与发展、衰落与复兴、价值与内涵等,做一次深入和系统的分析与总结,以期进一步挖掘莞香文化的价值内涵,为推进莞香文化的传承与创新寻找最佳的依据和方法。

一个地方的文化记忆,必定与该地特定的物产有关。莞香作为东莞地区最为重要的文化符号之一,无论是实用价值还是历史底蕴,都能带给人们极其丰富的文化想象。莞香作为东莞特有的文化符号,既代表着东莞的文化形象,也代表着东莞的人文精神。莞香文化的血脉历经百年断裂后,再次得以接续,必将有力激活东莞的地方文化记忆,丰富东莞的地方文化影响,并为东莞文化的高光发展提供新的动力和契机。

莞香文化代表着东莞人民勤劳勇敢、百折不挠、创新进取和乐观向上的品质,历经千年岁月的洗礼不曾衰落,经后世接续发展愈发显得高贵典雅、独树一帜。莞香与东莞,你中有我,我中有你,难解难分,是东莞文化建设得天独厚的特色优势。在新的时代背景下,保持莞香文化作为传统文化的独特优势与本土个性,创造性转化与创新性发展传统文化显得尤为重要。在大力推行莞香文化、发展莞香产业的今天,东莞人应从历史的高度认识莞香的文化价值和意义,对莞香进行创新性研发和应用,让东莞成为名副其实的"东方香都"。

第一节 莞香的由来与分类

莞香历史悠久,逾越千年。莞香作为中国传统香品中品质上乘的一种,历史声誉极高。特别是在明清时期,莞香品质闻名遐迩,成为皇家御品,时常出入宫廷。上等莞香如女儿香、切花香、岩露香、黄熟香、莲头香等,一度常年朝贡皇宫。据清《贡摺》《贡档》等记载,清代莞香进贡皇宫,始于雍正六年(1728),止于清乾隆五十九年(1794),多达十余批次,可见当年莞香文化何等昌盛。香港史学家林天蔚在《宋代香药贸易史稿》中记载:"(莞香)乃千年枯木所结,如石桂、如拳、如肘、如孔雀、如龟蛇、如云气、如神仙。"尤其是"焚一片,则盈屋香雾,越三日不散"。

历史上,莞香和莞草、莞盐,并称"东莞三大土特产",蜚声四海,分别孕育出各自深厚的文化底蕴。新中国成立前后,莞香树长期遭受乱砍滥伐,致使东莞曾经满山披绿的香树盛况不再,直至濒临灭绝。发展到现在,已然香踪难觅,即使是东莞本地人,对莞香的认识,大多数也仅限于它的鼎鼎大名,不过都是只闻其名,不见其影。甚至还有不少人并不知道东莞曾经盛产过莞香,更不懂莞香为何物,这般境况,何其可叹。

一、莞香树的由来

(一)关于莞香树

莞香树,别名较多,有白木香、牙香树、土沉香、女儿香等,为瑞香科沉香属乔木,四季常绿,花叶清香,原产交趾(今越南北部和我国广西南部)以及中国海南、广东等地,自古就因东莞地区出产的品质极佳,又是贸易集散地,因而也称作莞香。莞香树喜瘦地,耐干旱,适宜生长在热带亚热带地区。树干直立,树皮暗褐,易剥落。叶互生,稍带革质,具短柄。叶片呈椭圆形,叶面油亮有光泽。依叶面大小,莞香树可分为大叶香和细叶香,大叶香叶片呈长椭圆形,细叶香叶片披针形。细叶香叶片两头尖细,长度约为大叶香的一半。伞形花序,花朵形小,多呈伞状花簇开放,花白色。每年初夏开花,花芳香,黄绿色,花谢后结成种子,种子落地后长成幼苗。

(二)莞香树的种植

莞香树种植历史非常悠久,具体始于何年何月,无从查考,但可以确定的是,早在唐代就已传入广东,宋朝普遍种植,元代扩大规模,声名大震。明清时期,莞香的种植范围除了现今的东莞市外,还包括今天的深圳、香港两地。据嘉庆年间纂修的《新安县志》记载:"香树邑内多植之,东路出于沥源、沙螺湾等处为佳,西路出于燕村、李松蓢等处为佳。"这里所提及的沥源,位于今天香港新界沙田,沙螺湾则位于新界大屿山西部,而燕村、李松蓢则位于今天深圳的宝安区。

莞香是东莞特有珍贵物产之一,自古就广泛种植于东莞地区,其中尤以大岭山镇最为出名,品位高、价值大,引得四方喜爱。大岭山地处东莞中南部,丘陵山地,砂岩红壤。境内村庄多因种植莞香树而以"香"命名,有"香仔园""白芽香""香榕头""香壤""香园""香厝""香角""芽香巷"等,形形色色,多种多样。

大岭山是典型的莞香生产种植基地,尤以鸡翅岭村最为出名。该村汤氏族谱记载:明代永乐年间,汤氏先祖从广东新会古井购入香苗开始在该村种植,随后又推广到附近各村片区,以至于后来"遍地开花",许多村庄均开始种植,于是莞香树漫山遍野。

(三)莞香树的来源

关于莞香树的来源,历来存在一些争议。不少学者依据史书,认定莞香树是唐代从越南传入广东的,最初是种植于广东南路,宋代才推广至广东大部。但也有学者查阅文献后不以为然,认为这种说法并不严谨,理由是:首先都是说"据史书记载",却均未注明出自何书。而唐代及之前的史籍早就记载过广东有蜜香树,如后人在《集成》中引晋代裴渊所著《广州记》云:"肇庆、新兴县多出香木,俗名蜜香。"南朝时期的竺法真在《登罗山疏》中描述沉香:"叶似冬青,树形崇竦,其木枯折,外皮朽烂,内心乃香。""新会、高凉土人斫之,经年肉烂尽心则为沉香。"而唐代刘恂在《岭表录异》中则写道:"广管罗州多栈香,树身似柳,其花白而繁,其叶如橘,其皮堪作纸,名为香皮纸。"唐代的罗州即为现今广东廉江一带。

沉香因与莞香外形相近,用途相似,极可能有人将二者混作一谈,误以国外引种的沉香为莞香。但其实,莞香树本就是我国固有树种,在海南及两广地区本有天然分布,其中尤以海南沉最好。南宋范成大在《桂海香志》中说道:"沉水香,上品出海南黎峒,亦名土沉香,少有大块,其次如茧栗角、如附子、如芝菌、如毛竹叶者佳。至轻薄如纸者,入水亦沉。""环岛四郡界皆有之,悉冠诸番所出,又以出万安者为最胜。"这里提到的海南沉水香(土沉香),从块状外形来看,与棒状的东南亚沉香明显不同,但与莞香却几乎一致,上品至佳才会沉水也与莞香极为相似。北宋丁谓在《天香传》中也记载有分布于海北的土沉香:"海北雷、化、高、窦,亦中国出香之地,比海南者,优劣不侔甚矣。"北宋时的雷、化、高、窦州大致就是现今广东湛江、茂名一带,古时也曾称作广东南路。北宋寇宗奭在《本草衍义》中也说过:"沉香木,岭南诸郡悉有之,旁海诸州尤多……今南恩、高、窦等州唯产生结香,沉之良者,唯在琼崖等州,俗谓之角沉。"北宋时的南恩州就是现今广东阳江、恩平一带,这里清晰地点出了沉香中最好的品类,只出产在琼崖等州,在当地习惯被称作角沉。清人屈大均在《广东新语》中引《南越志》也说过:"盆允县利山多香林,名香多出其中。"

后来土沉香之所以叫莞香,应该与明代东莞大规模种植土沉香以及沉香贸易频繁有关。嘉庆年间的《东莞县志》曰:"莞香至明代始重于世。"清代诗人屈大均在《广东新语·莞香》中还解释说:"盖自有东莞所植之香,而诸州县之香山皆废矣……幸而东莞以人力补之,实之所存。"这就是说,明代各地天然土沉香已陆续被采伐殆尽,而东莞适逢其时,大规模植香,加之屈大均在《广东新语》中使用了"莞香"一词,这才使得莞香成为近世土沉香的专用名词。

晚清东莞探花陈伯陶在《东莞县志》中称"(莞香)本出交址,移植广管(现今广东大部和周边省份局部),而于莞土尤宜"。事实上,莞香本就是东莞的原生树种,而且曾长期被列为朝廷贡品。资料显示,直到晚清同治年间,莞香上贡仍是定例。明清之际的地理学家张穆曾说过:"粤南称众香国,而马牙、黄熟合出于莞。"指出当时"去城三十里外皆山,民以为业",还特别强调"盖未知其独宜莞土也"。可见莞香的奇特,从根本上来说,与莞香离不开莞邑水土有关,所谓"独宜莞土",正是莞香与莞土"相依为命"、相得益彰的佐证。

陈伯陶在《东莞县志》中同样记载了英国学者多尔比在著作中曾描述过莞香:"一种淡味的香料,产自中国南方。"多尔比记述的是17世纪的中国,一位地方官员在回答皇帝的提问时答道:"我住宅四周长满了这种树,但活树缺少香味,只有当它快要消亡时才越来越香。"显然,不少外国人都认定莞香是天然生长在中国南方的。

(四)莞香的形成

最早的莞香,完全是凭借自然外力耦合而成。也就是莞香树经受虫蛀、雷劈、电击等自然灾害后自然开香,之后逐渐由莞香树分泌出的油脂经年累月积淀而成沉香。

莞香的形成十分复杂。正常生长的莞香树无法结香。只有当莞香树枝干或根部经受自然或人为等各种物理伤害后,在后期的自我修复过程中,不断分泌出油脂,油脂再被真菌侵入寄生后,在菌体内的酶作用下,催化使木质部薄壁细胞内贮存的淀粉产生系列变化,最后形成瘤状的香脂,再经长时间沉积而成固态结晶体,这种晶体通常呈黑褐色,坚实而重,因香气非常特别而且美妙,就被称为沉香。沉香形成的最大特点,就是速度极为缓慢,往往需要几十上百年沉积才有收获。

沉香香味不仅变幻莫测,而且自然天成,在科学发达的今天,仍是少有的无法以人工合成复制的自然香。同样受限于技术,莞香产品的加工及提炼仍处于粗制加工阶段,无法深入到精细化程度。如今在东莞,发展较快的是莞香栽培技术和莞香制作工艺。常见的莞香制成品主要是香料、茶品、香熏品、工艺品等。而莞香在生物医药以及香水、精油等方面的研究和应用均处于初级阶段。

二、莞香的分类

莞香是莞香树所结香料的总称,根据结香位置、年份、颜色、成色等要素,单棵莞香树所产莞香又可细分成十几种,如黄熟、牙香、根结、黑油、半沉、包头、包油等。

从植物学角度分类,莞香属于瑞香科植物,即所谓的"土沉香",古代又称"蜜香树",常绿乔木,喜温好热,历史上广东东莞、德庆、海南岛等地均有分布。"干似柜柳,花白而繁,叶如橘木。"而沉香,又称伽楠香、奇楠香,则产于泰国、印度、越南及我国台湾等地。

从质地优劣角度来看,莞香可分为白木香(第一次新开凿香块均为白色,质量较差)、镰头香(第二、三年在旧凿口凿出的香块,略带褐色香油迹,质量较好)、牙香(老香头开凿成马牙形的香条,油质较多,质地上乘,又称沉香)。

从树体生命角度来说,莞香可分生结和熟结,在活树上开凿的香脂结块称为生结;香树历经数百年后自然死亡,树体腐烂后留下的结块就是熟结。熟结比生结结香的时间要长很多,自然也名贵很多。

从中医学角度来看,讲究用沉香或土沉香树中含有棕黑色树脂的树根或树干经干燥加工后入药。这些树脂是树木受虫蛀或人工砍伤后,由木质部分泌而出,经多年沉积而成,富有特殊香气。

实际上,莞香品种门类繁多,在 10 种以上,具体有多少种,各类文献记述不一。据《香市博览》记载,莞香最少有 4 种,但无论多少,其名均有出处,并可根据"色""形""声"分门别类。民国时期,陈伯陶在《东莞县志》卷十四中总结指出:"鹧鸪斑,曰朱砂管,曰黄熟,曰黑格,以其色言也。曰马牙,曰马尾渗,曰窃凿,曰结根,以其形曰也。曰铁格,曰菱角壳,曰香角,以其声言也。"

三、女儿香的由来

千年莞香,还有一个极为淡雅的别名,这就是"女儿香",它是上等莞香的代名词。关于"女儿香"名字的由来,陈伯陶在《东莞县志》中引述《岭海见闻》提出了两种说法,大意是"女儿香"名字的来历有两种:一是莞香纹秀细嫩如少女之手,不胜其美,因而以之命名;二是香农一生以香为业,凡是开凿沉香,自家女儿会挑最好的先藏起来,结果由此而得名。清人屈大均在《广东新语》中则采纳了第二种说法,并且更为详尽地描述道:"凡种香家,其妇女辄于香之棱角,潜割少许藏之,名'女儿香'。"因为"多黑润、凝脂、铁格、角沉之类,好事者争以重价购之,而尤以香根为良"。

明末清初文学家冒襄在《影梅庵忆语·莞香》中也有过类似的记述:"东莞以女儿香为绝品,盖土人拣香,皆用少女。"而且"女子先藏最佳大块,暗易油粉,好事者复从油粉担中易出"。由此可以推测,"女儿香"并不是莞香品种中独立的一个,而是香农的女儿在清理挑拣莞香的过程中,既心细又害羞,常常将最好的大香块偷偷地藏于胸前,每逢集市拿去售卖,用以换取胭脂香粉。因是暗中收藏,数量自然有限,"好事者"竞相购买,导致市面价格惊人。这种稀少且昂贵的香中精品,逐渐成为少数显贵文人追逐的珍品和绝品。追逐到后来,"女儿香"便演变成极品莞香的代名词,象征着莞香文化的精魂。

同时,沉香具有调理气血、温暖子宫、驱寒止痛等功能,既可治疗痛经、宫寒、月经不调等妇科疾病,还有美容护肤、滋润修复的作用。用沉香沐浴,可使皮肤光滑紧致,激活细胞再生功能,可有效地改善肌肤衰老状况。而且,尤以"女儿香"功效显著。因此,"女儿香"这美丽的名字也可算得上是实至名归。

四、莞香的采集

莞香在古籍史料中记载颇多,常见"自古南蛮多瘴气,村人多死于瘴"的凄惨景况。古史中的"南蛮",指的就是现在的广东、海南、福建等地。这些地方山高林密,瘴气肆虐,对人体危害极大。后来,人们发现燃烧一种野生树木散发奇异的香味能消除瘴气,涵养健康。饱受瘴气之苦的南方人大喜过望,如获至宝,家家户户,争相种植,这就是莞香。

野生和人工种植环境中,莞香从育种培植,到小苗长成大树,约经6~8年时间,便可从树干上凿取成品香。香树长成之后,通常采用人工"开香门"等技艺进行结香。因上品莞香入水能沉,故名沉香。也就是说,莞香只是沉香中的一种,却是沉香中的上等佳品。

首次凿采木香,称"开香门",每年农历十二月是凿采木香的季节,从活树上凿取。采集的木香依质地分为"白木香""镰头香""沉香""牙香""女儿香"。凡是初开香门的为"白木香",是香中最低等品类;旧香口凿出的香块叫"镰头香",这种香较为常用,但木质少花纹、无油质,价格比白木香高;至于大家十分熟悉的"沉香",则源自老香树的树头,油脂含量丰富,一般是将含有香油的木块大面积凿下后,再精心铲去无香油积聚的木质部分,余留油质部分即为"莞香";"牙香"则是凿自多年开采的老香树,富含油质,香农常精心将其凿成一条条马牙形,手指大小,价格比"镰头香"高出几倍,是莞香中的精品。

已凿取木香的莞香树仍然继续生长,一般几年凿取一次,产量有限。莞香价格自古居高不下。即使在今天,中等"白木香"、常见的"镰头香"价格也望风而涨,而"沉香""牙香""女儿香"的价值更是片克万金。

莞香与东南亚一带出产的沉香有所不同,虽同为含有黑色树脂的木材,但沉香材质更为坚硬沉重,特殊香味亦更加浓烈,其剖开面呈灰褐色,外形极不规则,多为棒状或片状,能沉于水中或半沉半浮。而莞香材质相对较轻,断面呈棕色,外形多为块状或片状,大多不能沉水,燃烧时冒浓烟,有苦味。

第二节　莞香的特点与效用

莞香,常用名"土沉香",是广东省东莞市的一种特产,也是中国国家地理标志产品。莞香作为名贵的沉香珍品,历史悠久,自唐代以来,就被作为岭南地区向朝廷进献的珍贵贡品,历经千年而不衰,是东莞具有代表性的物质、文化和精神源泉,对岭南地区社会经济、商业贸易、手工业制作以及经济作物的种植与栽培等,都起到过非常积极的促进作用。

莞香浑身是宝,用途极广,整棵树都可以利用。莞香的木材、树头以及根枝等,都可以用来制作线香或工艺品;莞香树皮可用来造纸;莞香树叶可以加工成莞香茶等。莞香的香味独一无二,无可替代,在配制世界顶级香水、精油等产品时,莞香是必不可少的添加成分。而莞香的功效,既不只是作为香水、精油等产品的添加成分,也不只是古籍书中记载的"红袖添香",更是一味名贵的中药,在传统民俗中,是被大量用来熏燃辟邪的香界极品。

一、莞香的特点

(一)植物独特

莞香树,学名为瑞香科白木香(*Aquilariasinensis*),双子叶植物,常绿乔木,是我国唯一以东莞地名命名的树木,为特有珍贵的药用植物,属国家二级保护树种,被人们誉为"植物中的活化石"。

莞香树从育种、培植,到小苗长大成树,一般需要6~8年时间。莞香树苗一次移植成活率低,须二次或三次嫁植,形成宿根,根系丰富后再移植。莞香树成年大树一般高8~15米,枝繁叶茂,郁郁葱葱,树皮暗褐色、易剥落。

东莞属亚热带地区,光热充足,雨量充沛,土层深厚湿润,为莞香树生长提供了优异的自然环境。东莞的清溪、寮步、大岭山三镇,尤其是大岭山一带的砂岩红壤土,非常适合莞香树生长,自古就是莞香树生长的绝佳地方,所产莞香多为上品。

清末史学家陈伯陶在《东莞县志》中记载:"莞香,先辨土宜,土宜正者。白石岭、鸡翅岭、百花洞（今属大岭山镇）、牛眠石诸处亦不失为正；若乌泥坑、寮步则斯下矣。"《广东史志》中也有"莞人多以香起家""岁售逾数万金"等记载。这便是东莞适宜种植莞香的历史明证。

（二）香料独特

沉香是莞香中最为珍贵闻名的一种，自占就被列为香中之王，又名"水沉香""沉水香"，将其放置水中，可以观察到它是悬浮水中还是沉入水底。沉香香品高雅，非常难得，但其成因非常独特，也非常复杂。核心是由真菌侵入树干伤口并寄生其中后，释放一种酶，催化贮存于香树细胞内的淀粉发生化学变化，形成香脂，再经过多年沉积质变，最终形成沉香。

据科学检测，瑞香科沉香属的多种树木均能产生沉香，莞香树只是其中的一种。天然沉香之所以成为香界的无价之宝，是因为沉香幼树树脂腺不够发达，难以结香，只有树龄超过 10 年的香树才可结香，从开始结香到成熟收获，还需很长光阴。

通常，沉香质地越密实，颜色越深，品质越优。沉香鉴别很有讲究，凭借外观和物理指标很难鉴别沉香品质的好坏，传统的最好方法就是在熏燃之后靠鼻子和经验来判断。沉香的质量主要由年数的长短、含油的多少、香树的生死来决定，加之大多数沉香木的香味在寻常状态下不会发散，闻不到，只有在熏烧时才会香味氤氲，并盖掉其他气味，余下的芳香亦经久不散。正因为具有这样的独特性质，沉香才成为制造香精油和天然香水的高档原料。

沉香的独特香味源自自然演化，变幻莫测。即使科技这么发达，至今仍然无法人工合成，令沉香永葆珍贵的神秘。而且长期以来，莞香品质的判定完全只能依靠经验传授，缺乏科学量化的标准。近年来，在国家相关部门的授权下，东莞已专门开展了国家标准化数据检测，开启了莞香标准的制定，提取莞香生产制作参照数据，为莞香标准化生产提取有机物质、重金属含量、土壤元素含量和生产工艺流程等标准化做了大量工作。这就意味着，莞香迟早会结束千百年来品质无法量化、品质界限模糊的状态。

（三）价值独特

总的来说，莞香作为东莞的地方特产，既有重要的实用价值，又有深远的历史价值和社会价值，还有更大的文化价值。具体到历史、文化、经济、生态、药用等方面，均有着较高的价值。在漫长的历史演进中，莞香已孕育出了独特的文化基因，不论是莞香的制作和炮制，还是中药的配伍和使用，有关这一物品的技术、方法、习惯、观念与制度，都烙进了中华民族特有的精神气质、民俗传统、价值观念和思维模式等。莞香在制药、香料、收藏、饰品、制茶、提取香精以及工艺品制作等方面都具有不可替代的实用价值。莞香的典雅香味，能开窍通关、治病养生，且因功效神奇而成为一味非常重要的中医药材，具有极高的医药价值。莞香还是常青植物，在改善生态、美化环境、净化人居等方面，也有较高的现实价值。

（四）制作工艺独特

莞香的制作工艺极为独特。莞香树在开过香门后，用泥土覆盖，让香树经过春夏两季雨露风霜后，精华和香液下沉，汇聚至香门之处。待到来年冬季，以专用的工具凿采沉香，先用镰刀细心地将香门中无价值的部分削去，再用采香凿和直木槌在香门处凿出整块的大香。工序讲究复杂，历时跨度很大，没有相当的心智和丰富的经验，是很难完成这项工作的。如要制作价值最高的"沉香"和"女儿香"，则需要有生长期较长的老香树，采香间隔也要达到1年。

二、莞香的效用

（一）药用济世

1. 莞香药用历史

莞香入药治病，历史久远，很多典籍都有记载。宋初到明末，香文化全面走进了医药领域，在文人贵族、中医药师的共同努力下，一系列香疗法相继出现，熏香、佩香以及香料入药口服、外用等，成为居家必备或社会时尚。北宋大科学家沈括在《梦溪笔谈》中，以及与苏轼合著的《苏沈内翰良方》中，都记载了莞香的药用价值。明代李时珍在《本草纲目》中就直接记载了莞香的各种药用价值，还广泛搜罗了各种香料，记载有各类用法，其中就包括莞香，为后世留下了珍贵的医药文化遗产。《本草经疏》中也记载："沉香禀阳气以生，兼得雨露之精气而结，故其气芬芳，其味辛而无毒。气厚味薄，可升可降，阳也。入足阳明、太阴、少阴，兼入手少阴、足厥阴经。"《本草再新》同样记载:"治肝郁,降肝气,和脾胃,消湿气,利水开窍。"而在《日华子本草》中,有关沉香药用的记载则更详细。由此可见,莞香具备的特殊药效,自古就被广泛应用在中药之中。

现代中医药临床试验的结论则更为确凿,沉香的药用价值不容置疑。许多传统中药饮片都是由沉香加工而成,沉香饮片、沉香曲、沉香粉等中成药,在中医药发展历史中均占有重要地位。

2.莞香入药

莞香树的根或干遭外力创伤后,或经人工砍斫后,真菌入侵并寄生,根干朽烂变黑形成的香脂,俗称"香蛋",这便是名贵的中药"沉香"。清人赵其光在《本草求原》中说:"(沉香)禀受南方纯阳之气以生,兼得雨露之阴液,酝酿于朽木以结,故辛甘而苦,微温而不燥,行而不泄,体重沉木,故能降真气,坠痰涎;怒则气上,能平肝气。"莞香作为一味具有多重药用价值的中药材,其性微温,味辛、苦,兼富独特的香气,具有行气镇痛、温中止呕、纳气平喘、降气暖肾等功效,对于治疗腹胀、胃寒、肾虚、气喘等有明显的疗效,常用于治疗气逆胸满、胃寒呕吐、喘急、积痞、霍乱、心绞痛等恶症。据说日本产的"救心丹"就是用上品沉香作为主要成分。在印度,有一种专治艾滋病的药,里面就含有沉香。全国中医急症必备的中成药瓜霜退热灵胶囊,其主要成分就有沉香。据《中国基本中成药》和《中药大辞典》介绍,用沉香配制的中成药多达几十种。东莞地区过去流行烧熏莞香辟邪、除秽、驱疫等习俗,主要就是为了防疫治病健身。李时珍的《本草纲目》中也载有古人用熏香方法防止瘟疫的做法。

(二)熏香雅趣

1.熏香雅趣溯源

中国古人用香历史久远,格调雅致。其中,莞香究竟扮演了多重要的角色,只有历史老人才知晓了。因为,汉代之前,以香料沐浴洗礼、迎接宾客;汉魏六朝,熏香文化盛行,香料在上层社会流行;隋唐五代,用香风气更盛,外加各种文明交汇融合,丰富了用香形式;宋元时期,上流社会开始流行品香、斗茶、插花、挂画等怡情养性的优雅生活,并著有各式香书、香谱,专门研究香的来源、载体、工具和制香方法,宋代五大名窑的存世物品中,出现了大量精美仿古的钟鼎香炉;明代之人一度热衷于营建香斋、静室,并以收藏宣德炉为时尚;清代初期,用香行香已普及到社会各界日常生活中,香案、香几以及炉、瓶、盒三件一组的书斋供案,成为文房清玩的必选陈设;清末以来,国势衰退,外来文化风行,渐渐销蚀了熏香雅趣的土壤。

2.熏香雅趣缘由

熏香是中国古人的日常行为和高雅趣味。人们在日常生活起居中熏香,在修炼打坐祭拜时熏香。使用熏香时,简便常用的方法是直接点燃,称之为"焚香""烧香"。此外,亦可不直接点燃香品,而是借由其他发热物品"间接熏烤",可免于烟气,也可使香气释放得更舒缓,此类香品被古人称为"熏香"。如今,古时的"焚香""熏香"已被并称作"熏香"。日常起居点燃香品时清香飘逸,不见烟雾缭绕,但闻香气撩人,供鉴赏及祀神用,有祛潮避秽、祛邪除瘴之功效,深受大众,尤其是早期南方古人的欢迎。修炼打坐时上香有双重含义:一是营造一个沉静美妙的意境,帮助修炼者入静、开窍;二是在传统的礼祭中,保持端庄恭敬的心态。静心打坐、进入状态时,要身心放松,呼吸深入,周身毛孔全面开放。香气对人的影响很大,对香品的选择需格外谨慎,天然香料制作的香品,即使级别低香味淡,也比合成香料气味要浓、状态要好。

(三)祭祀用香

在各大祭祀活动中,香从来都充当着主要的角色。莞香,作为上等贡品,自然经常出现在上层社会规格高、场面大的祭祀场所中。在古代社会,上上下下,无分男女老幼,举行祭祀时皆信奉此物。从庙宇高堂飘出的祭祀之香,到皇宫贵府中飘出的富贵之香,从内地到香港澳门,从珠三角到东南亚,但凡有华人居住的地方,都曾飘出过悠远曼妙的莞香。

拈香燃点,闻香悟道。在很多重要的传统活动中,香其实是不可或缺之物,焚香在各种仪式中都已成为固定的习俗。香,长期被人类寄托着厚望,担当着凡界与神界之间的信使。传统文化甚至认为,香与人的智慧、品德、性情及生活,有着特殊的关系,芳香与圆满相通相契,修行有成的圣贤,还能散发出特殊的香气。

遥望历史可知,民间喜欢将上等沉香雕成造像,沉香珠串价值连城,可时常供奉而发出特有香味,贯通全身气脉,福佑全家老少。如果沉香太小,但质地坚实,用来制药太过浪费,便可将其磨成珠子,长时戴在颈项,抑或戴于手腕。

自古以来,无论东方国家还是西方国家,在诸如祭祀祖先等的仪式上,都有熏烧香品的习俗。虽然在不同民族、不同地区,具体的仪式程序各不相同,但基本规范多少都很相似。这些纯仪式性基本规范中,潜藏着与人类相近的价值观和道德观,因此在焚香时均要求保持真诚心、信任心、感恩心、恭敬心、知足心、清净心、慈悲心等,是提升自我精神境界的一种途径,有着非常积极的意义。

(四)造纸为福

莞香树不但盛产各种名贵香料,其皮还可造纸。莞香树的树皮可以造纸,早就被智慧的古人发现。莞香树树皮色白质细,纤维柔韧,自古就是高级纸张制造的上好原料,用莞香树制成的纸统称"蜜香纸""香皮纸"。

西晋嵇含《南方草木状》记载有莞香造纸的用途:"蜜香纸,以蜜香树皮叶作之,微褐色,有纹如鱼子。极香而坚韧,水渍之不溃烂。泰康五年,大秦献三万幅,常以万幅赐镇南大将军当阳侯杜预。令写所撰春秋释例及经传集解。"

屈大均等在《广东新语》中说:"东莞出蜜香纸,以蜜香木皮为之,色微褐,有点如鱼子。其细者光滑而韧,水渍不败。以衬书,可辟白鱼。南浙书壳,皆用栗色竹纸,易生粉蠹。至粤中必以蜜香纸易之,始不蠹。"清代进士郭文炳在《东莞县志》中也记载:"香皮纸……性坚韧,以装护书籍甚牢,且免虫蚀,质韧细者为上。"而在另一种版本的《东莞县志》中也有过基本相同的记载。这都说明,历史上曾长期用莞香树树皮大规模造纸,而且纸张质地优良,特别好用耐用。

早先时期,东莞盛产莞香,而莞香树的树皮与树叶均被用来制作香皮纸。但因产量非常有限,又能散发出淡淡香味,因而成为一种稀缺而高贵的纸张,仅有皇室才能使用。《东莞县志》的记载,其中就有古代帝王将御用香皮纸赏赐臣子的内容。现今修复古籍所用的普通宣纸,没有防潮防蛀功能,但若用香皮纸修复,不但不怕南方天气潮湿,而且其香味也令虫子望而却步。新中国成立后,故宫博物院的专家曾数次来到东莞实地调查,只为能找到香皮纸,但都无功而返。因为,生产香皮纸的经济效益过低,不适应时代需求,无人愿意重操旧业,香皮纸不得不退出历史舞台。

(五)其他用途

莞香树浑身是宝,广泛用在生活的各个方面,无论是作为原材料还是作为加工品,莞香的使用价值都非常高。因此,除了传统的主要用途外,还被开发出许多新用途,使得莞香的每个部分都能得到充分利用,不断延伸演变出更为丰富的莞香价值。

1. 制作香料

诚然,莞香的主要用途是熏香,既是熏香类产品的重要原料,也是高级香料制品制作的重要原料,不少名贵香水就采用了沉香作为原料。莞香类熏香制品已逐步服务于人们的生活。以汽车熏香为例,一些具有前瞻性的商家,已将莞香及其衍生产品引入汽车熏香领域,在市场上,日渐受到追求健康、崇尚天然的消费者喜欢。因为莞香是纯天然香料,不像普通化学香精,会对汽车造成二次污染。此类汽车熏香,不但能净化新车中的甲醛、去除新车皮革味道、改善车内空气质量等,还可提神醒脑、镇定安神,令人心情愉快地驾车,所起作用超乎寻常、广受好评,前景喜人。

2. 雕塑饰品

莞香还经常用来做雕刻材料,与入药熏香相比,用沉香充当雕材的附加值明显更高。因为它不但身为沉香,还可做艺术品,有双重价值。如今,一件"莞香良材"莞香根雕作品,市场价格动辄上万。莞香中的上品沉香,因其纹理天然、幽香缓释、造型天成,未加雕饰即是杰作,而且不会被虫蛀,商业价值更高,受到众多莞香收藏家的青睐。许多药材店铺都将"沉香山"陈于橱前,用作镇店之宝。沉香雕刻的成品价格持续飙涨,一串沉香原木手串,标价可达上万元;一具沉香木雕三十三观音,标价可达千万港币。

3. 净化空气

以前农村生活条件简陋,净化居家环境常以焚香的方法抑制霉菌、驱除秽气。从中医学的角度来看,焚香属于外治方法中的"气味疗法"。焚香所散发出来的气味可以杀灭空气中的细菌,还可以凝神静气、保养身体。根据制香材料的不同,功用也各有差异,有杀虫杀菌的,有解毒除霉的,也有保健养生的,品性各异,功能不同。

4. 莞茶制作

近年东莞各地纷纷出现莞香茶的踪迹。莞香茶是用莞香树的嫩叶加工制作而成的茶叶,口味纯正,创作新颖,养生价值高,文化底蕴深厚,成为当地送礼的首选特产。东莞市寮步镇一位做了几十年莞香生意的香商,成功研发了"莞香茶",并已在国家商标总局注册成功,成为东莞一大特产。

第三节　莞香文化的形成与发展

中国香道文化的核心离不开沉香,没有沉香,中国传统香文化便缺乏灵魂,而香道中所使用的香料,则以莞香最为世人所推崇。长期以来,虽然莞香、莞盐、莞草均被列为东莞土特产,但唯独莞香衍生出了最为浓郁的文化气息。莞香之所以能在历史上形成一座文化高峰,完全得益于莞香树的独特以及莞香价值的独特。然而,沧海桑田,世事难料,在现今的东莞,大多数人对于莞香都缺乏基本的认识,或只是听过它的大名,或只见过莞香的树苗,但并不知道它曾经多么神奇,更不知道莞香的珍贵和它附有的文化价值。

一、莞香文化形成的内因

东莞区域独特的自然环境,孕育出独特的莞香文化,使得莞香文化先天就被赋予了特殊的地域性。莞香能发展成为一种优秀文化绝非偶然,而是得益于这种先天特殊的地理区位,就连后来在实践中不断完善和优化的莞香种植栽培和制作技艺都充满了独特性,正因为这一系列的独特性,才催生形成了东莞特有的莞香文化。

明末画家张穆曾明确指出:"(莞香)树有子可种,越莞则如橘与枳矣。"然后总结道:"盖未知其独宜莞土也。"清代名人屈大均也说过:"德庆有香山,高明、新兴有老香山……盖自有东莞所植之香,而诸州县之香山皆废矣。"

这就是自古流传的"莞香独宜莞土"。东莞地区极具小流域气候特点,土壤质地与众不同,酸性黄壤,贫瘠多沙。这是莞香能在众香之中超尘拔俗最主要的客观因素,也即莞香文化形成的深层内因。莞香种植需"先辨土宜,土宜,正者虽历年少而佳;不正者,虽愈久而无用"。这是古代莞人通过丰富的实践总结出的经验。香农一个个"惊奇"地发现，莞香树就是一种"贱生树"，别的植物都喜肥需水争好地，而莞香树却一反常态，越是肥沃越是不好好生长，越是贫瘠的土地越是苗壮成长，结果东莞地区全部的贫瘠之地均可盛产莞香树，一点都不浪费。

那么，为什么会出现如此特异的反常现象呢？其实，并不奇怪。古人通过仔细观察研究后得出结论："盖瘠则洁，洁则不犯乎秽浊之气。砂石硗缺，则所触皆窒碍，唯坚韧积中，乃有盘错纽结之状，故名曰香结。"从这个道理上来说，莞香的生长与"艰难困苦、玉汝于成""梅花香自苦寒来"的人才成长规律颇有暗合之处，也为后人生发各种想象提供了绝佳素材。

晚清东莞名人陈伯陶在《东莞县志》中引《岭海见闻》所述："（莞香）所植之地，贵瘠壤，贵黄壤，杂以砂石硗确……分之则有生结、熟结、铁结、血结，皆上品也。"说的就是，莞香树种植不但选择贫瘠之地很重要，而且选择黄壤也非常重要，最好是坚硬瘠薄、杂有砂石的黄壤，这样才容易出产上品沉香。相反，若是莞香生长于肥沃土壤，则"其生畅遂，其精华散，越不得凝聚矣"，所产沉香则没有那么好。黄壤的特点是酸性较大，质地疏松、通透性强，透水透气好的土壤水浇下之后渗透较快。盛产莞香树的大岭山镇，土质多为砂岩红壤，红壤土质多呈弱酸性，与史书记载完全吻合。而当代的土壤矿质构成分析显示，红壤、黄壤、砖红壤，统称铁银性土壤。其特点是：铁、银氧化物含量高，而有机质含量很低，土壤肥力极差，具有酸、黏、瘦、蚀等不良的理化性状。而大岭山沙岩红壤土中的沙岩土，正好中和了红壤土的黏性物理性状。说明莞香树比较适合在肥度偏低、疏松易渗的酸性泥土中生长。

二、莞香文化形成的外因

（一）莞香树种植与栽培需要特殊的智慧

莞香如此兴盛，一方面与东莞适宜的地理区位和气候条件密切相关，但另一方面也与一代又一代"香农""艺香人"的创造性劳动和勤劳智慧密不可分。晚清陈伯陶就明确指出："唯观诸书纪述，当时莞人亦讲求艺香之法。"这就说明，莞香与莞人天然有着无法割裂的精神命脉。

莞香树虽然并非什么罕见树木，但也绝对不是随意就能培育成功的，更不是偶然长在岭南这块土地之上，想要莞香就能长出莞香来，而是需要成熟的种植经验和成套的栽培技艺以及人工的精心培育。从形成机理及其外部形态来看,莞香有生结、熟结、铁结、血结之分,还有马牙、窃凿、结根、马尾渗之别,所有这些,都充满着对外部世界的探寻和对客观规律的把握,香农在不断总结客观规律和实践经验的基础上,为厚重的莞香文化奠定了至为深厚的文化基石。

陈伯陶在《东莞县志》中引《岭海见闻》所述非常详细:"种香之法,每地一亩,种三百株。种欲其疏,疏则其头得以盘踞开拓。""凡种四五年则伐其正干。正干者,白木香也,能辟秽,其皮可制纸,蠹不敢犯。伐正干者,俾旁枝益抽,欲其头寖大也。""又越三四年乃凿香头。初凿曰开香门。凿数行如马牙,凿后用黄沙土封盖,使之复生。今年凿一行,明年可益三四行。""香以愈久者为贵,若阅百年则其黑如漆,其黄如金,其坚如铁,掷地作金石声,斯为最上。""树头久凿成洞,可环坐数人,岁可得香数斛,于未凿时已先为赏鉴家定去,香肆中不能有也。"这里所说的"种香之法"非常详细,充满着丰富的人工智慧和实践经验。

所有这些,无疑都是古人从长期种植和栽培莞香树的劳动实践中总结出来的最为朴素的知识。同时也说明,莞香之所以奇特,更多依赖的是人力而非天工。但古时的文人则认为那些"艺香人"粗鄙无文,鲜有灵气。连名人屈大均都这么评论:"东莞出香之地多硗确,种香之人多朴野不生文采,岂香之能夺其灵气耶?"在屈大均眼里,莞香富有灵气,但种香之人却没有灵气。听起来像是"艺香人"的灵气被莞香夺走了,或是他们天生就没有灵气。这其实只能说明,古代文人脱离群众、高高在上、自以为是,对普通劳动者持有严重的偏见和鄙视。事实上,莞香之"香"根本离不开山村百姓的勤劳与智慧,而不单是仰赖莞香自身独特的自然属性就能永世流芳。

(二)莞香生产与制作需要特殊的技能

1.莞香的生产技艺独特

莞香树虽然在东莞随处可见,但要成功培育,还须掌握系统的种植技术和拥有丰富的管理经验。古人说过:"东莞香田,盖以人力为香,香生于人者,任人取之,自享其力,鬼神则不得而主之也。"这就充分说明,莞香虽然对自然条件有着比较特殊的要求,但人为的因素却更为重要。莞香从育种培植到开门取香,均须经过许多道程序,不但繁琐劳顿,还不能随便出错。

莞香种子经过精心培育好不容易长成树苗,但莞香苗一次性移植成活率很低,必须经过多次嫁植形成宿根,待宿根足够发达之后,再移植到适宜的土地上。香农总结发现,自然生长的莞香树产生不了上等香品,需要经过虫咬菌侵方能成香。侵蚀莞香树的菌种一般只在离土地 1 米以内的部位寄生,通常必须在树根以上"开香门",人为诱导真菌侵染伤口,诱使裸露的伤口因细菌的入侵产生变异而结香,这一切都得讲究技术,掌握方法,把准时机,稍有差池,便影响莞香质地。

2.莞香的制作技艺独特

古代莞人曾说:"富者十余年始开香门,贫者七八年即开。开后年年可凿,凿一次者,孳息满十阅月,香胎气足,故佳。若两凿者,非时而取,神气不完。"这里说的就是莞香制作的独门诀窍,通常选择 10 年左右树龄的莞香树,于头年春季砍去树身,仅留 1 尺(即 0.33 米)左右,以泥土掩盖,来年腊月,于正干剩余部分离地 1 尺的部位开土凿香头,这叫"开香门"。之后便年年可以凿采,但凿完一次之后,若令香树休养生息 10 个月以上,则香气十足,容易产出上等珍品。初次采香,一般只采一两片,所采之香称作白木香,品质最低。香树在开完香门之后,要用泥土覆盖,每次取香,必须在活树上凿取。

另一种取香方法则较为古老,就是取香时,拦腰砍断树干,断面处经多年虫咬菌侵后,侵痕深入树干若干厘米时,砍下该段树干取香,又过几年后再砍一段,如此反复,直至树根,经过数十年生长的香树其树根内部积满香脂,最终于树根处起开,实施最后一次取香。就这样,一棵香树在取香前,只有几年风华正茂的绿荫,余下数十年,甚至上百年,便要不断遭受刀斧砍凿之苦。

如今,为能收获更多莞香,一般在莞香树生长几年后,于树干离地 2 米处砍断,尽可能把皮剥掉,仅留下香树生长必需的树皮,令其大面积裸露树干,再经虫咬菌侵,莞香黏附于树干而凝结,颇为讲究。

无论是古代还是现代,莞香的生产与制作技艺都是香农在日积月累的辛勤劳作中,靠着自身的智慧不断获得经验,并经过一代又一代的传承和改良,最终形成了一整套独特的莞香生产和制作技艺。因此,莞香文化的独特性,不仅仅是因为莞香树生长在独特的地理环境和自然气候中,也不仅仅仰赖莞香自身独特的生物属性,而更在于当地香农千百年来付出了双倍的辛劳和独特的智慧。

三、莞香文化的影响

纵览所有的文化现象,可以得出这样的结论:地理环境是社会文化存在和发展必需的、经常的外部条件,对社会文化的发展具有极大的影响作用,并深刻关联着社会科学的发展。华南地区独特的自然环境和气候特征孕育出了莞香文化,莞香文化反过来又适应了华南地区独特的自然环境和气候特征,得到了茁壮成长,最终影响到全国,走向了世界,贯穿着历史。

中华民族从来就是一个崇尚香道的民族。历朝历代,从皇亲国戚到平民百姓,香被广泛使用在社会生活的各个方面,香文化因而深深扎根于中国。莞香之所以能区别于其他地方特产,成为一种富有宝贵文化内核的物产,在于它远远超越了地方特产或地方经济作物的自然属性,从传承着美好记忆的文化符号,逐步发展出了具有深远影响的文化价值。

中华民族进入近代以来,有上百年的时间,由于政局的动荡、列强的侵略、经年的内战及后续的冲击,再加上外来文化的轮番影响,使得部分传统文化日渐式微,黯淡无光,甚至遭受到灭顶之灾,包括香文化在内的一些传统文化精华,也逐渐脱离现代人的日常生活,慢慢消散在民众记忆里。在这样的大背景下,莞香文化也未能幸免。不过幸运的是,在消沉了上百年后,莞香文化在 21 世纪获得了新生,并在不断的追捧热潮中得到一定的发展。

其一,莞香历史源远流长。关于莞香,在东莞民间有个美丽的故事。据说清朝康熙年间,东莞有个名叫汤茂才的知名香农,他给女儿取名叫汤秀香。眼见父亲汤茂才种植香树非常辛苦,女儿汤秀香每天烧水送饭,处处孝敬。为了感谢女儿,汤茂才每年都会收藏一些上等牙香,为女儿出嫁做好准备。后来女儿远嫁,为表达对父亲的思念,汤秀香每天清晨都要焚香感念,以便缓解对父亲的思念之情,引得远近乡邻闻香止步,交口称赞,广为传颂。由此,莞香中的上品牙香就被冠以"女儿香"的美名,一直传诵至今。这个传说源于清代。但其实,前文说过,东莞的种香历史可以上溯到更久远的年代,至少在唐代就有大量种植和商贸交易,只是到了明代非常兴盛而已。明万历元年《永乐大典》卷十七就记载了香港（以前为东莞属地）"一向以贩香得名"。

其二，莞香文化影响广泛。东莞地名的由来其实也隐含着很多的历史文化信息，与莞香文化的发展是相伴而行的。南粤大地自唐代开始就普遍种植各类香树，但唯独莞香鹤立鸡群，品质优异，香气独特，引得达官贵人、皇亲国戚争相占有，甚至动用皇权大加垄断。如此一来，零星的小本买卖演变成批量交易的大本生意，进而推动了南粤香市在寮步兴起，名震四方。莞香价值的不断推高反过来又不断促进莞香贸易的兴盛，而兴盛的莞香贸易又让莞香走向更为广阔的领域。千百年来，一部莞邑大地的文化史、生活史、经商史、交流史、兴衰史就这样经由莞香书写出来。莞香在历史长河中经历过许多重大变故，跌宕起伏，甚至牵动着历史，盛衰无凭，但莞香文化从来根未断、魂未息，火种也不曾灭，仅仅是在特殊的时期短暂散佚，东莞人骨子里深植的莞香文化基因，一旦气候适宜，风调雨顺，就会喷薄萌发，重放异彩。

其三，莞香贸易催生香港。香港地名的诞生与莞香有直接的渊源。莞香文化越兴盛，香贸易就越发达。香港之名，首次见于明代郭棐《粤大记》所附的广东海防图。从图中所标识的位置来看，指的应是南丫岛而不是港岛。明代以来，大量畅销国内外的莞香，品质优良，香味独特，催生了一大批以"香"字命名的地名。其中，最典型的代表就是香港了。香港名字的原意为出口香料的港口。其实，古代的香港也盛产莞香，只不过那时的香港隶属东莞管辖。当年东莞向外销售莞香，要通过广州转运，再由陆路北上，经过南雄，翻越梅岭，沿着赣江直达九江，然后再运达江浙、京师、东南亚、西亚以及阿拉伯等地，而到达广州的路线多数是从香港的香坡头（今天的尖沙咀）开始，再换用小船到香港仔与石排湾，然后从这里搭载大帆船到达广州。莞香品质好，堆放在码头时，香味就能传到十里开外。莞香营运时，经过的地方多用"香"字命名，如香涉头就是集中莞香的码头，香港仔、香港围就是出口莞香的石排湾。石排湾这个转运香料的港口，就被称作"香港"，其后时间久了，便延伸到将所在的整个岛屿都称为香港。

其四，莞香精神孕育英才。自莞香传入东莞以来，莞香文化造就了一位又一位的天之骄子。如南宋的尹鼎来，天资聪颖，深得沉香文化熏陶，被朝廷委以重任，在辅助南宋流亡政权南迁时，途中遭受天灾强风并遭遇元军埋伏，被俘后宁死不屈，谱写了一首荡气回肠之歌。再如明朝的进士钟渤，不畏权贵，弹劾奸佞，成为一代著名清官，晚年隐于香市，秉承莞香精神，尽心慈善，成为后人精神楷模。明朝另一位名人邓云霄，从小就受莞香文化熏陶，深得朝廷赏识，屡被委以重任，任职于全国数地，被迫归隐田园后，他闻香悟道，吟诗作赋，大量佳作留存于世。清朝年间的钟映雪，所取得的成就也毫不逊色，荣升秀才的他才气逼人，产出大量高雅文学作品，深深折服了一众文人，享誉中外文坛。就这样，莞香以其异样的灵性熏陶着一代又一代莞人，激发出爱香之人一个又一个高贵的禀赋。

四、莞香文化的发展

翻阅历史，审视当下，莞邑大地，自古最著名的物产莫过于荔枝和莞香。岭南的荔枝文化积淀丰厚，人所共知，但了解莞香文化的人却寥寥无几，这是历史的遗憾。明代莞人卢祥曾在《周志》一书中写道："莞诸物俱不异他邑，唯香奇特。"这里的"香"指的就是莞香，可见莞香对于东莞具有何等特殊的文化意义。

中国自古就有别致的"爇香"文化，上自宫廷庙观，下至百姓家庭，无不以焚香、熏香、爇香、煎香为赏心乐事，更是祭祀庆典、拜神祈福的重要事项。但因地理环境的差异，古代中国上等香料大多依赖进口，"黄熟出诸番，而真腊（今柬埔寨）为上"。清人屈大均在《广东新语》中记载："安南本汉交趾地，洪武初朝贡，其物有金银器皿、熏衣香、降真香、沉香、速香、木香、黑线香、白绢、犀角、象牙、纸扇。"说的是在明朝初年，中国与安南（今越南一带）的交换贸易。文中所列10种进口物品，香料就占据了一大半，可见当时国人对香料需求之盛。这种巨大的需求，一方面通过大量进口国外的名贵香料予以满足，另一方面也刺激国内有限的香料扩大生产。由此，莞香应时而生，迅速成为古代东莞的名贵特产，饮誉中外。

推测最迟从明朝开始，莞香就崛起于岭南，它以极高的品质成为朝廷的珍藏贡物和文人雅士的日常首选。屈大均在《广东新语》中记录古代苏（今苏州）、松（今上海）地区中秋"熏月"时，是这样描写盛况的："苏松一带，每岁中秋夕，以黄熟彻旦焚烧，号为熏月。莞香之积闻门者，一夕而尽。"众所周知，苏松一带，自古就是人文渊薮之地，中秋之夜历来流行"熏月"盛举,而且用的全部都是莞香,以示优雅和隆重。遥想当年那种千户熏香、万人沉醉的情景,不但情趣盎然,令人追慕不已,更将莞香盛名推到了极致,也将莞香文化的内涵释放得酣畅淋漓。

当时的莞香能得到大力发展,一是满足了人们追求雅致的精神需求,二是促进了古代东莞香料产业的规模发展。从俯拾即是的相关文献记载可以看出,当年的莞香产业是何其兴盛,莞香经济又是何其发达!由此生发的大富大贵,竟然源源不竭地荫庇着子孙后代。

明代广东的"东粤四市"极为有名,其中又以"寮步香市"最具特色。但寮步的莞香产量其实非常有限,它在明代能够成为远近闻名的香市,主要得益于其特殊的地理条件。一是寮步的地理环境,其非常接近莞香的主要产地大岭山,深得地利之便;二是作为寒溪河边的码头,寮步的船只能经由此处进入东江,直达岭南各大港口,因而又得水运之利。就这样,寮步天然成为莞香的集散地,令香市延续数百年,不见其衰。

正因为如此,整个明代,东莞农业均以莞香和水果种植作为大宗作物,成为当时东莞经济的两大支柱。屈大均对此曾极为形象地指出:"岭南之俗,食香衣果。"说的是当时整个东莞,吃的全靠莞香,穿的全靠水果。屈大均还进一步描述说:"种香之人一,而鬻香之人十,爇香之人且千百。"可以想见,早在600年前,整个东莞的莞香产业就对国民经济起到了举足轻重的作用。

但作为脱颖而出的独特文化,莞香文化得以不断传承发展,关键还在于它能营造高雅脱俗的独特气氛。明末"南京四公子"之一的冒襄一生纵情山水,放荡不羁,阅历无数,却对莞香情有独钟。数百年前,冒襄在《影梅庵忆语》中,对莞香有过一段如梦如幻的描述,可谓色香味俱全,足可让后人看得遐想万千。文中深情款款地写道:"寒夜小室,玉帏四垂,猊毵重叠,烧二尺许绛蜡二三枝,陈设参差,堂几错列,大小数宣炉,宿火常热,色如液金粟玉。细拨活灰一寸,灰上隔砂选香蒸之,历半夜,一香凝然,不焦不竭,郁勃氤氲,纯是糖结。热香间有梅英半舒,荷鹅梨蜜脾之气,静参鼻观。忆年来共恋此味此境,恒打晓钟,尚未著枕,与姬细想闺怨,有斜倚熏篮,拨尽寒炉之苦,我两人如在蕊珠众香深处。今人与香气俱散矣,安得返魂一粒,起于幽房局室中也!"其情其景,深情款款,读来令人仿若远离尘器,置身幻境,颇有只可意会不可言传之妙。

第四节　莞香文化的衰落与复兴

莞香文化在漫漫千年的历史长河里,影响深远。其最迟兴起于宋元时期,到了明清时期,莞香贸易已兴盛至顶,经寮步集散的莞香通过寒溪河运到香港、京师、苏杭乃至东南亚、阿拉伯等地。

同时,莞香历来被认定是流传于民间的珍品,并因具有极高的经济价值和实用价值而被广泛称颂于社会。在清宫档案中,大量文献都记载有莞香曾是清朝廷的贡品之一,这些珍贵的文字资料还记述了时任广东巡抚鄂弥达向皇室进贡物品的详细情况。而大量向清朝廷进贡莞香,则主要集中在清雍正至乾隆年间。雍正六年九月十一日《贡单》第四款"朝珠"类就记载有"东莞悠远,香结朝珠",第七款"陈设"类中也有"东莞天然香山"。说明当时的莞香贡品已不单单是原始香料,而是经过精细工艺而形成的既可散发香气又具有实用价值的朝珠和装饰品,所有这些高端贡品,也不仅仅是具有巨大的实用价值,而且还蕴含有特定的艺术价值,令其身份和身价陡增,也将沉香文化推到了高峰。

然而,越是繁华,越容易诱发危机;越是昌盛,越容易埋下祸根。所谓"月圆则缺,水满则溢",就是这个道理。莞香经过漫长时间汪洋恣肆的发展后,陋习太多,戾气过重,最终发展到了积重难返、尾大难掉的程度,使得莞香文化的发展遭遇前所未有的逆流,直至几乎绝迹民间。而这些不幸的危机和祸根,恰恰来自当年社会无底线的贪婪和无节制的榨取。

一、莞香文化的衰落

明代初年至清代中叶,莞香一直都是东莞的一大名优特产,但由于历史状况的频繁变动和社会现实的剧烈变化,莞香生产在清朝后期至民国时期迅速走向衰落,莞香文化也随之雨打浮萍、繁华凋落。

清朝雍正年间,莞香上品价值就已越过千金。那时,即使有钱,依然不容易找到好的货源。当时皇宫莞香奇缺,清廷肆意索要,上下各级官吏四处搜刮、滥杀无辜。香农为了躲避索香官吏的疯狂盘剥,不得不忍痛割爱,纷纷砍掉香树,甚至烧毁香林,然后携老扶弱,背井离乡,逃往异地,致使曾经繁华如梦的莞邑大地,沦落到"千村薜荔人遗矢"的地步。后来康熙年间,朝廷又发布"迁界令",迁走了大量香农,再次大肆砍伐香树,致使莞香树彻底锐减,从此莞香便元气大伤、"一跌不复振"。

时光流到了晚清,这一时期,国外的香料,尤其是东南亚的香料,竞相涌入,大大压缩了本土香农的生存空间,使得香农负担急速加重,种香贩香不仅不能过上昔日优渥的生活,甚至再也无法养家糊口。莞邑大地那些幸存的香农们,不得不彻底放弃祖辈赖以生存的职业,任由曾经辉煌至极的历史,湮没在黄尘古道之中。但是,即使是身处此等绝境之中,清廷官吏依旧巧取豪夺,迫使生计无着落的少许"漏网"香农,再次四散躲避,逃离家园,盛极一时的莞香生产贸易,到此也就无可奈何花落去了,莞香文化因之也彻底隐匿于市井和乡野。

所幸的是,虽然莞香种植业从清朝雍正年间开始衰落、惨遭伤害,但莞香在短时间内,并未完全绝迹,尤其是融入莞人精神血液里的莞香文化,并没有因为遭遇逆流而立即绝迹。经过民国期间的稍事喘息,莞香在有意和无意间得到了一定的恢复。就在新中国成立之前,莞香种植一度还是东莞农民的一项重要收入来源。在新中国成立后的二三十年间,莞香依然是生产香料的主要原料,并且价格不菲,结果又一次招来了横祸,乱砍滥伐肆行无度,致使正欲漫山遍野绽放的莞香树再次所剩无几。

尤其是在新中国成立之后的一段时间,莞香一度被视为封建迷信产物而遭受极为猛烈的围剿,被严厉禁止出售,甚至被冠以"四旧"而被大量砍去销毁,连根烧掉,强行而粗暴地让莞香蛰隐民间几十年。加之时年社会纷乱不定,人民普遍穷困潦倒,香农迫于生计,不得不大量毁林改种粮食。就这样,人为的破坏加上莞香自身生长缓慢,时间一长,莞香数量锐减,再次濒临灭绝,影响最深远最沉重的,是莞香文化至此几乎失传。直到改革开放之后,来自日本的香道代表团追根溯源,欲向广东取经,问道沉香,却苦于找不到可以共同探讨香文化的知音,最终悻悻而返。这说明,其时莞香文化断代的情况何其严重。

二、莞香文化衰落的原因

自古荣枯往复不息。历史和现实反复证明,没有永恒的繁华,也没有永久的萧条,再好的繁华也有没落的时候。繁华落尽便是沧桑,所谓物极必反,此之谓也。

按常理说,一个地方有奇异的物产让人艳羡,无疑是一件天大好事,可永享富贵、久受繁华,极端的利好容易催生极大的罪恶,有些人天生欲壑难填,为了满足一己私欲,一心想把好东西全盘据为己有,或者奇货可居,用来巴结权贵,填塞私欲,结果不仅暴殄天物,还给莞香造成了极大的破坏,酿成玉石俱焚的悲剧,导致莞香彻底走向没落,不由得令人扼腕叹息。

陈伯陶著《东莞县志》引自《周志》,详细记载了极为凄惨的一幕:"闻前令时,承旨购异香,大索不获,至杖杀里役数人,一时艺香家,尽髠其树以去,尤物为祸亦不细矣,然则莞香至雍正初,一跌不振也,此酷令不知何名,深可痛疾。"说的就是清雍正年间,各级官吏为了给朝廷搜刮沉香,疯狂迫害香农,香农不得不忍痛砍树之事,这正是沉香文化衰落的根本原因。

莞香生为"奇品尤物",断断不至于"养虎为祸",好端端地生长在自然界,要是没人盯上它、破坏它,它便会像空谷幽兰一样,自开自败、自生自灭,任随时光枯荣,关键在于取用之人如何对待。无论多么奇特或珍稀的地方物产,终究离不开老百姓的养护和爱惜,如果存心者只想着个人升迁发达,而有权者只顾着个人享受宝物,全然不顾天下百姓的意愿,横征暴敛,横冲直撞,那迟早都会引发一场无可弥补的浩劫。

清人陈伯陶说得特别好:莞香之"改良种植固在居民,其亦赖良有司护惜哉"。良有司指的就是好官吏。陈伯陶一方面大力肯定老百姓对莞香"改良种植"的功劳,另一方面也极力抨击贪官污吏大肆搜刮异香、杖杀吏役等恶行,对种香人家被迫砍掉香树的历史事实深感同情和痛惜,最可惜、最严重的,则是对物种资源的破坏太过严重,这即使放在今天,亦不无启示。

广东知名学者黄树森曾亲自到寮步镇调研莞香衰落的原因,认为莞香衰落的主要原因,是清政府不让近海农民种植莞香,致使莞香走向了没落,这个结论是片面的,以偏概全,未能分清主次。其实,老百姓心中都有一杆秤,冷暖自知。东莞有些民间人士认为,莞香的衰落是因为在当时的历史背景下,莞香的经济价值根本体现不出来。如果莞香具有高昂的经济价值,在高额利润的驱使下,香农必定会恢复莞香种植和贸易。这个结论仍然不够全面,依然未能击中要害。总的来说,莞香文化衰落的根本原因,一定与时年社会大环境的破坏有关。社会安定有序,万事必然蒸蒸日上、蓬勃发展;社会动荡混沌,万物必定江河日下、蒙尘晦暗。

再就是持续的战乱对莞香的破坏也不可低估。清人屈大均在《广东新语》中清楚地记述了当时东莞香农的境况:"自离乱以来,人民鲜少种香者,十户存一,老香树亦斩刈尽矣。今皆新植,不过十年二十年之久,求香根与生结也难甚。"战争灾难的频繁爆发,社会动乱的漂泊无常,对莞香摧残的惨烈程度,由此可见一斑。战乱越频繁,社会越动荡,对莞香文化造成的伤害就越深。

但伤害最直接、最激烈的,还是在动荡的社会大背景下,上流社会毫无法度节制和历史责任的贪婪与逐利,他们为莞香而泯灭良知,因莞香而不择手段,没有底线、不知敬畏的追逐,最终导致了莞香文化的没落。上文提到的《东莞县志》引《周志》记载,内中所述就是强有力的历史明证。它描绘了一幅幅由莞香引发的悲惨画面,清晰地揭示了清代官吏为搜索贡香而滥杀无辜的事实,也为莞香文化的衰落埋下了祸患。

一批又一批的香农为了躲避祸害,不得不将所种的香树全部砍断摧毁,甚至不惜携带家眷逃亡。莞香衰落了,贸易莞香的集市也荒芜了,名扬天下的寮步香市也随之零落。不过,尽管寮步香市风光不再,但幸运的是,民间烧香的习俗依然保留。新中国成立初期,每逢节日庆典,东莞依然有人在寮步香市卖香买香,在昔日车水马龙的牙香街,总有一些当地香农贩卖自家出产的莞香,远近的善男信女尚可买到优质莞香。新中国成立后曾有十年光景,莞香再次噤若寒蝉,只能在暗地里幽幽发光,民间禁止买卖交易。到改革开放初期,东莞已经很难寻觅莞香踪迹,只在虎门、寮步、清溪、凤岗、大岭山等极个别村落自然风水园林和原始次生山林中有少量野生莞香树存活。因此,很多地地道道、土生土长的东莞人,对莞香树都只是闻过其名而未见真容,莞香曾经的那段辉煌历史,也只能存留在过往一代又一代莞人的记忆深处。

三、莞香文化的复兴

莞香文化在国内外的影响非常广泛。从香港的人文历史就可以明白,莞香文化曾经发挥过何等重大的影响力。在香港历史博物馆中,展出过很多与莞香文化相关的资料。香港在汉唐时期就隶属于东莞县,东莞、深圳、珠海、中山、香港、澳门这一地区,在唐至德二年就已易名"东莞",设立县制管理。此期的岭南各地就大量种植香树,莞香产品已广泛流传,特别是香道,一千多年前,就通过遣唐使传播到了日本。

人们通过比较发现,产于东莞的莞香质量最为优良,皇亲国戚、达官显贵争相享用,如此一来,零星的莞香产品不得不迅速批量生产。由此,早在明清时期,东莞就诞生了闻名岭南的寮步香市,这是莞香拥有极大影响力的明证。那时的莞香价格不断飙升,香贩络绎不绝,高度发达的莞香商贸活动,围绕着莞香形成了一系列底蕴厚重的文化史、经商史、交流史和生活史。

如果说,几百年前东莞某些酷吏的作为直接导致了莞香物产的衰落乃至一蹶不振,那么,从某种意义上来说,也连带重创了莞邑文化的千年血脉。但是,对于底蕴深厚的优秀文化而言,就算是突然遭遇到灭顶之灾,它在民间的记忆也是深远而且广泛的,沉潜下来后所形成的火种,随时都会因为环境的恢复而勃然复苏。近几十年来的东莞人广泛种植莞香,努力挖掘记忆,深入营造影响深远的莞香文化气场,为东莞千年文化血脉的延续做出了大量立体、全面而且成效卓越的贡献。

1998年,东莞发现迄今面积最大的一片野生莞香树林,共有1万多株,树龄最长超过200年,这具有划时代的意义。同时,这一大片莞香树林更是一个不可多得的多样化的生物群落,在生态学研究上具有不可估量的多重价值。这片野生莞香林的发现,无形中天意般接续了东莞断裂已久的文化血脉,强化了莞邑原住民众日趋淡泊的文化"寻根"意识,瞬间兴奋了整个莞香文化业界。

虽然莞香种植业从清朝雍正年间开始衰落,但始终并未完全绝迹,这是因为,中国人的焚香传统从未中断,东莞也不例外。在这方面,民国时期的东莞诗人张萼桦有诗《女儿香》为证:"兽炉烟袅净无尘,焚到牙香气自春。红袖添来宜伴读,绿窗绕处最怡神。谈心喜共同盟友,炙手偏怜困热人。万种情丝萦缕缕,好教香火证前因。"可见,流淌在国人血液中的焚香观念,在民间从来都是"野火烧不尽","春风吹又生"。

其实,即使在20世纪90年代,东莞民间依然保留有浓郁的焚香习俗,所用之"香烊",就是莞香中最为普遍的白木香,这说明莞香文化在东莞民间依然保有着巨大的生命力,而且明显呈现出"星星之火,可以燎原"的态势。莞香之所以依然能在民间保持着强大的生命力,一是源于它所象征的高雅的生活情趣,二是民间的焚香观念根深蒂固,三是与它能直接给普通百姓带来实惠有关。

总之,莞香作为东莞最为重要的文化符号之一,无论是永恒的实用价值,还是深厚的文化意蕴,它所带给人们的文化想象永远是丰富多彩的。围绕莞香这一宝贵的文化符号,东莞正在全力打造一个既有形又无形的巨大莞香文化场。可以这样说,在东莞乃至岭南,再造"女儿香"文化品牌的时机已然成熟。莞香文化的血脉在断裂上百年后,有望再次接续,而且必将大大激活东莞的地方文化想象和潜能,并为东莞文化产业的发展提供新的契机,也为东莞这座城市重新擦亮一块蒙尘已久的千年文化名片。

四、莞香文化复兴的必然

有些东西,失去了就真的找不回来了,哪怕它再好、再美,也只能是昙花一现、稍纵即逝。但有些东西则不然,哪怕它存在的时间很短,哪怕它遭遇的厄运很惨,都容易变成永恒。沉香这种文化,不敢说它一定会永恒,但只要沉香树还在,沉香文化就不容易消亡。

那曾经失踪了多年的沉香味道,其实并没有真正消失,一如莞香树受伤后被埋没的树桩和根部,只是潜伏在大地深处,忍辱负重地熬着宿命中的漫漫黑夜,一点一点地,等待着命运中一个可以轻舞飞扬的契机,一个可以重续千年香火的温度。一旦熬到了尽头,那棵树桩和树体根部便如凤凰涅槃后的新生,惊世骇俗又惊艳无比,并散发出一股浓郁而典雅的香气,这就是沉香。

如今的东莞,一条条老街又悄然燃起了氤氲的香火,那如同波纹、云纹、掌纹一样的香烟,时而萦绕,时而弥散,时而回旋,袅袅升腾、悠悠不尽的模样,沉醉过多少高贵的灵魂,它或许就是一种生命的形式、一种气味的密码、一种沟通天人的媒介。

前往这些老街的什么人都有,有些人就是为了遇见那前世般的惊艳,有些人却是为了追逐那超越黄金的藏品,但更多的人只是为了嗅嗅那醉人的气味,闻香、品香、鉴香,满足与生俱来的猎奇心理。香,不只是高贵身份和特殊荣耀的体现,而是一种信仰、一种精神,它流淌在血液里,又内化于精神中。只要心中有信仰,只要遇到好沉香,不必去庙宇神坛,也无须到书斋琴房,随便在哪里,你都会在这种香味中放慢脚步、暗暗称奇,继而平复心跳,在那一呼一吸间,调息、安神、开窍,那一缕沉香可以穿越一切障碍,宛若寒溪河畔那千年不息的清流,涓涓汩汩,以极为隐秘的方式通向隐秘的人心,静静注入每位有缘人的肺腑与血脉之中,这或许才是香道的真谛。

五、莞香文化复兴的意义

漫过了悠长的岁月,莞香早已从一种地方的经济特产,升华为一种地域的文化符号,这一符号代表着东莞人勤劳勇敢、开拓进取的文化精魂。莞香文化对东莞的影响是多重的、多面的、深层的。东莞人的生活、思维、精神都饱受莞香文化的濡染和浸润。一部莞香的发展史就是东莞人的文化史和精神史,莞香树历经磨难后顽强实用的品质与东莞人的精神面貌正好珠联璧合、遥相呼应。历史上,任何文化基因的流传都不是无缘无故的,都是因为具有顽强的生命力。时代的变迁可能会中断它的历史进程,但不容易让它彻底失传,而是会以另外一种形式呈现,甚至大放异彩。莞香文化的薪火相传是文化内在的特性使然,这对当今莞香文化的复兴、对东莞人精神文明的重构,都将发挥深远而巨大的影响。

确实,在莞香精神的驱动下,当代东莞人在现代市场经济的竞争中,牢牢把握住了市场的变化规律,做大做强了一系列蜚声海内外的产业,体现出了东莞人卓尔不群的商业素质和商贸理念。追本溯源,所有这些宝贵的精神财富,早在明清时期的东莞香农身上就能发现,其优秀品格难能可贵。东莞香农依靠智慧,在明朝万历年间建成了寮步香市,并使它一步步发展壮大,最后达到了历史顶峰,培育出了莞香生产、收购、加工、交易的完整产业链条,生机勃勃数百年。这足以证明,是东莞人千百年来树立的务实敢干、开拓创新的精神,成就了莞香的举世传奇。这种由商业传统不断演变而成的东莞人的精神内涵,必将随着莞香文化的复兴,进一步影响和激励东莞人深化开拓创新意识,为东莞文化走向更灿烂的未来提供不竭的奋进力量。

然而由于种种原因,莞香文化随着莞香的没落而出现了长达百年的断层。为此,站在历史的新起点、新高度,东莞市毅然决然地抓住时机,扛起了莞香文化复兴的大旗,重拳打造以香市文化为核心的莞香文化品牌。以莞香作为东莞的文化坐标,深入发掘和整理东莞香市文化,重塑莞香文化的辐射力和影响力,这对于打造莞香文化品牌、提升东莞文化的影响力、传承莞香文化精神,均有着非常重要的现实意义。莞香文化的复兴,必将对东莞未来的经济社会发展起到长远而积极的推动作用,对东莞城市品位的不断提升、人民生活的不断改善产生深远的影响。

历史反复证明,莞香文化在东莞的几起几落,并非莞香文化本身不够优秀,而是受时局环境的影响太大。在经济腾飞的当下,东莞人已持续为复兴失落已久的莞香文化而奔走,东莞人已纷纷为提升东莞城市品格和人文精神而呼吁。只有不断提升东莞文化的软实力,才能寻找到并注入源源不断的发展动力;内外兼修方为一流高手,在摆脱长时期经济落后的困局之后,东莞人猛然意识到要在自己优秀的传统文化中寻找新的动力,这已成为东莞人的共识。而莞香,这个曾经的辉煌记忆,无疑可以再次重建成为东莞文化的千年品牌。

第五节 莞香文化的内涵与价值

莞香作为香文化的一种重要的物质载体,其历史悠久、积淀深厚,在香文化的形成、发展和传播过程中,形成了独具特色的物质文化,深刻体现了香文化所具有的历史性与传承性。莞香文化是中华优秀传统文化资源中的一个重要组成部分,承载着丰富的历史文化信息和极高的精神价值内涵。它代表了东莞人永不言败、开拓创新和拼搏进取的精神,同时东莞人又赋予了莞香丰富的文化信息和价值内涵,传承了中华民族优秀的文化基因。

莞香文化不仅体现了中国传统文化的深厚积淀,更体现了东莞先民勤劳、诚信、奉献、创新的精神品质,已成为岭南文化乃至中国香文化的重要组成部分,具有突出的地域文化魅力,鼓舞着东莞人时刻以开拓创新、锐意进取为精神动力。然而,当今的东莞人虽然对莞香的经济价值如数家珍,但对它具有的更高精神价值却不甚了解,亟须进一步深入探索、思考和挖掘,进一步认真认识、学习和研究,以期让它为中国当代文化及其产业的发展和繁荣发挥应有的作用。

一、莞香文化的内涵

莞香是中国香界中的一匹强健黑马,是深厚历史积淀所形成的一个突出文化品牌,是先辈传递给后人的一份宝贵文化遗产。莞香所代表的香文化是中华民族精神香火的象征。莞香文化承载着东莞人的思维习惯、社会观念,既体现了中华民族特有的精神气质、民族传统、价值观念和思维模式,又体现了东莞人民勤劳精明、务实肯干的拼搏精神。历经各个朝代的累积发展,莞香文化从皇宫庙堂到平常百姓,从习俗礼仪到药用价值,最终上升成为全民族记忆中的一个文化符号。

莞香文化的形成和发展具有典型的地域特征,具备本土文化的独特优势,为其他地方文化所不可复制。莞香文化所包含的贸易传统、香席礼仪和人的主体哲学思想等,在不同的历史时期都能创造性地转化为东莞人的思想意识、创新意识和进取精神,不断激励着东莞人开拓创新、不懈奋斗,并经过漫长岁月的积淀,内化成东莞人民族文化的个性成分,最终成功地实现了客体主体化。

莞香文化的精神内核意味深长。莞香给人的印象向来是高贵而神秘,但其树形本身朴实无华,既没有特别的神秘感,更没有想象中特有的香味,与其他树木相比并没有特别不同。但莞香却与梅花有着相同的品性,平凡中暗藏坚韧,只有经历风霜、雨雪、雷电、伤害等的磨炼捶打后,才会散发出馥郁的奇香。也就是说,莞香的香气不是平白无故散发出来的,是在经历许许多多风雨磨炼、雷电折磨、虫蚁蛀蚀之后,才慢慢产生出来的。

因此,莞香奇特的品质可概括为:不经历风雨难见彩虹,不经历凿采难觅真香。东莞种香人都知道,莞香树需要经过漫长的生长期才能出产异香。而且,莞香树有着非常强劲的生命力。一株莞香树,凿取木香之后,树体仍然能够继续生长,随着取香次数增加,莞香树的品质不但不会遭受破坏,反而会不断提高。许多百年老树历经了无数次取香凿采之后,不但依然生机勃勃,还能长出奇异"香胆",而且再产出的莞香更是上品沉香。说明沉香越是历经锤炼,越是历尽磨难,越能焕发香品精华。

莞香文化是中华特色文化的宝贵资源,莞香精神是中华民族不沉沦、不自弃、不言败、永葆开拓精神的象征。说起莞香,很容易联想到"莞香理念",它的解读首见于岭南先贤屈大均。莞香起步虽然较迟,且"出香之地多硗确",东莞人却能"以人力补之"。人力既然"可补地利之不足",那"盖自有东莞所植之香,而诸州县之香山皆废矣"也就不难理解了。莞地尽管适于莞香树生长,但最终成就莞香的,并非完全依赖自然界的天恩厚泽,主要还是得益于"人力补之"。东莞人成就莞香文化的秘诀在于"地力不济、人力填补"的坚毅和埋头苦干、勤勉实干的精神。莞香的文化象征意义本质上就是"坚韧淳朴、灵巧智慧、广惠众生、文气氤氲"。

二、莞香文化价值的表现

莞香是莞香文化的唯一载体,是一种具有东莞地方特色的文化传统和精神资源,没有莞香就没有莞香文化。因此,莞香文化价值既内含着莞香载体本身的价值,也外延了莞香文化的价值。凝练起来,莞香文化价值主要有两点。

第一,莞香本身天然所固有的精神价值。莞香树作为一种名贵香木,是东莞地区最负盛名的地方特产和文化名片。莞香树本身其貌不扬,没有什么香气,和其他树木也没什么明显的差异。但莞香在形成过程中所表现出来的精神品质却与众不同。一是莞香是莞香树受到风霜雷电的打击后在创伤处流出液体经真菌酵化凝结而成,不但奇香,而且香品高雅难得。二是莞香树具有特殊强劲的生命力,每次在受到外力创伤之后,都有强大的修复能力,不仅能够继续生长,香的品质还会每几年提升一次。莞香这种在形成过程中所具备的自强不息、越挫越勇的精神,恰好体现了事物发展过程中曲折式前进、螺旋式上升的发展规律,是莞香高贵的集中体现,更是莞香天然具有的宝贵精神价值的核心所在。

第二,莞人敢于奋斗勇于创新的主体精神。起初,东莞人能在莞香树刚引进东莞地区种植的时候,创造性地发挥聪明才智让莞香在众多香品中脱颖而出,便是东莞人富于创新的主体精神所在;在历尽曲折苦难的情况下,东莞人又能够将莞香世代传承和对外拓展,奋力打开莞香在国内外的销售市场,影响深远,便是东莞人富于创新的主体精神表现;东莞人在地理条件优势欠缺的情况下,能够进行人力补充,以刀斧技能在莞香树上砍出伤口,使其流脂结香"开香门",促进莞香的生成,便是东莞人富于创新的主体精神使然;东莞人埋头苦干、勤勉实干,用莞香制作香料、入药、做成饰品,拓展莞香的实用价值,便是东莞人富于创新的主体精神本能。尤其在明清时期,莞香就已成为东莞的重要特产、地方的经济支柱,自古昂贵的莞香产生的巨大经济利益,直接推动着莞香贸易和莞香产业的蓬勃发展。这无不体现了莞香文化不沉沦、不自弃、不言败、永远保持开拓的精神,也正是东莞人敢于奋斗、勇于创新的主体精神的完美体现。

三、莞香文化的价值

(一)经济价值

这一点早已毫无疑问。莞香自古价格奇高,土沉香从来就"与白金等""一片万钱"。

莞香喜长于贫瘠土地,无须占用良田肥壤,与庄稼生长不相冲突,贫瘠土地用来种植莞香,反而是"变废为宝、充分利用",可给当地带来额外可观的经济收益。古人云:"当莞香盛时,岁售逾数万斤。""故莞人多以香起家。其为香箱者数十家,借以为业。""其地若石涌、牛眠石、马蹄冈、金钗脑、金桔岭诸乡,人多以种香为业。""富者千树,贫者亦数百树。香之子,香之萌蘖,高曾所贻,数世益享其利。"由此可知,莞香在古代种植十分广泛,贸易极其兴盛。时年东莞许多农民都种植莞香,并将其当作传世家业悉心发展。所有这些香农,大多因此获得巨大收益,生活过得富足而安康,因之暴富者也不在少数。

譬如,明朝万历年间,从香市商铺走出的石步巨商,也就是东莞银王封肖瑜,曾把莞香当作土特产带进京城,送入皇宫,并把珠宝生意做到了皇亲国戚家中,成为富甲一方的富商巨头,当年的皇帝还亲自写下了"欠东莞商人封肖瑜白银十万两"的欠条,可谓名噪一时、声震一方。

新中国成立之前,好的镰头香每斤售价20块大洋,一般的白木香每斤可卖4块大洋;新中国成立之初,好的镰头香每斤4～5角钱,好的牙香每斤5～7角钱;可是,到了1973年,沉香每斤竟要60元;近年来,镰头香每斤约10元,好的沉香每克超过3000元,而极品沉香几乎不能再用金钱来衡量,珍贵程度以克为计,堪比钻石。某次拍卖会上,一块3克的沉香,竟然拍出500万元的高价,可见其经济价值何等惊人。

（二）文化价值

莞香的价值不仅在于其物质本身，更高的价值则在于可以当作一种宝贵的文化产品对人们进行精神引导。莞香虽然自古只是一种普通的植物、一种平凡的树木、一种名贵的药材，但在它平凡的背后，却孕育着一种不平凡的精神、一种高尚的境界、一种强大的文化象征，经过漫长岁月的洗礼后，逐步形成了当今所特有的莞香精神文化。莞香的历史实质就是一部见证东莞快速崛起的综合史，莞香树本身那种经历磨难、顽强实用的品质及其高贵气质与东莞人的精神面貌非常吻合，其精神文化价值，亦不可估量。

莞香因为自身固有的特点，成就了它本质的不平凡。上文说过，莞香树长在贫瘠的土地之上，不占地，不争肥，不抢水，与大自然所有动植物各自安好，和谐共生，蒸蒸日上。但莞香树产香却必须经过"九九八十一难"方能最终形成。从香苗长成香树，不仅需要历经很长的时间才能采香，而且越是经历坎坷的老香树，产出的香品越佳；产香的年代越久，品质也就越好。莞香的这种"不经磨砺，不露本香；不经百战，不显老练"的奇赋异禀，就是东莞人千百年来无价可估的精神财富。

如此看来，当莞香所具有的品质和精神完全内化成东莞人一直追寻的高阶精神境界时，莞香也就不只是自然界中的一种普通植物，而是一种具有深刻象征意义的精神文化了。

（三）美学价值

1. 香文化的美学追求

我国香文化历史悠久，世代相传于民间。回望历史，从汉代之前的汤沐香、礼仪香，到汉魏六朝融合道家学说的博山式熏香文化，无不体现着人类对香文化美学价值的不懈追求。而在隋唐五代，香文化的发展更是不可一世，出于对美的追求与完善，人们创造出了更多形式、更为完美实用的行香方法。

宋元时期香文化趋向更多层面蓬勃发展，其中品香就成为文人雅士怡情养性的方式之一，因此还出现了各式各样的香书和香谱等，使得香文化的美学追求，不但充满着诗情画意，更是登峰造极。

明代的香文化继续发展，形成了"坐香"和"课香"等，成为自我修行与检验学问的一门功课,传承了香文化的香斋、静室的修建与宣德炉的珍藏等,迅速成为一种文人等阶层竞相攀比的唯美风尚。

清代的行香在百姓生活中不可或缺,书斋供案(包括香炉、瓶和盒)和香案香品,成为文房中彰显雅致气质的玩赏物品和身份象征,无意中还多增了一份优越美。

香所具有的特殊气味,作为一种神秘之物,因能使人的精神得到满足,使人的心灵得到净化,在中国文化史上曾经风靡了几千年。香不仅是祭神拜祖等场合必不可少之物,而且香文化还被提升到精神美学的层次,与茶文化、花文化一道,形成传统文化上的三足鼎立,因而备受推崇和赞赏。因此,香文化在历朝历代社会生活场景的变迁更迭中,早已被书写成一部部具有神秘色彩的文化史、精神史、美学史。

2.香道中的美学圭臬

我国的香文化,从熏香、焚香、坐香,直至香席演变的全过程,都在不断地走向兴盛。香,最初只是为了满足人们嗅觉和视觉上的唯美享受,尚属于对人类生理上的初级贡献,之后文人雅士的群起介入,使得香文化迅速向心理学渗透,继而融合发展,以求彻底达到身心愉悦的完美境界。

盛唐时百姓在日常生活中经常使用香产品。而香道就是在调香、熏香、评香、斗香等业已成为典雅艺术的前提下所形成的一种美学文化,不但器物用品不断追求美学高度,而且用香过程更加追求唯美胜境,身心体验尤其要追求完美的境地。

香道本质上就是一门美学,单从闻香就可以看出。闻香本身就是一件美好的事情,能使人拥有美好的回忆和美好的想象,给生活增添许多美好的情趣;闻香更是一种美好的享受,香气的不同给人以不同的美感,或赏心悦目,或神秘幽静,或仿佛置于仙境,或类似越世千年。缕缕香烟,飘飘袅袅,如那沁人心脾的舞蹈,给人以超脱世外的美学韵味。而莞香的意外加盟,竟然成为香道中无与伦比的美学极品。

(四)历史价值

1.历史纵向传承价值

莞香文化之所以具有持久的生命力,在于人们一旦对莞香文化有了情感认同,就能潜伏进内心深处,随时会因为外界的变化,而唤起对莞香文化的觉醒。莞香文化的自觉就是对莞香内在价值的自我认知和自然认同,进而激发出对莞香及莞香文化的外部创新。东莞历史上的莞香,虽然曾经长期扮演着当地重要经济支柱的角色,但饱受历史风云的激荡后,也曾经历过一段衰落的历程。莞香,因巨大的经济价值而兴起,又因巨大的经济利益而蒙难,就在清朝雍正年间,各级官吏层层压榨,香农不堪重负,大量砍毁香树,迫使莞香文化沦落凋零。新中国成立后的几十年间,莞香不仅未能获得重视,还一度被视为封建迷信而被乱砍滥伐,几近灭绝,莞香文化也因之被视为封建思想而陨落民间,几近失传。所幸进入 21 世纪,国家高度重视文化软实力建设,政府打响了莞香文化复兴战役,莞香文化开始步入了复兴的快车道。东莞人对莞香文化源远流长历史的认同、对莞香文化所代表的自强不息精神的认同、对人的主体价值发挥精神的认同,是让莞香文化从历史走向未来、从凋落走向复兴的最实用、最强大的历史传承价值。

2.历史横向影响价值

优秀的传统文化不仅代表着一个国家的精神形象,也代表着一个地区一个民族的价值追求。民族的优秀传统文化本质上就是世界的优秀传统文化,优秀的莞香文化必然会走出国门、走向世界,影响其他地区和其他民族,这也是莞香文化传承和复兴的重要途径。莞香文化的千年历史,就是一部不断走出国门、走向世界的历史,影响过包括东南亚在内的许多国家和地区。改革开放以来,莞香文化不但开启了复兴和壮大的征程,也是对国内外影响进一步增强和扩大的过程。我国先后以莞香文化为主题,同日本、马来西亚、印度尼西亚等国家的代表团展开了互访和交流。莞香文化对国内外的影响是多方面的:物质层面上,莞香作为香料、饰品等对历朝历代群众的生活都产生过巨大影响;精神层面上,莞香文化价值又潜在影响着一代又一代莞人价值观的形成,正如莞香树成长需要经历的磨难一般,东莞人坚强不屈的精神面貌,反过来又影响和感染着许许多多国内外用香和不用香的人,并在经久不息的好香好味中,从未因时代的变迁而真正彻底地消亡过。

(五)社会价值

1.开拓进取的商贸思想

莞香因生长在东莞区域而得名。东莞人的奋斗精神使莞香在众多香料中脱颖而出、蓬勃发展。自唐宋以来,大批中原移民以开拓进取、锐意创新的精神,开垦了珠江三角洲地区,开拓了以广州为中心的海内外商贸平台,后又借助这一平台,继续发挥聪明才智,将香料贸易延伸和拓展到了海内外市场。就这样,从明朝开始一直延续到清代中期,莞香都是当地经济收入的主要来源。在这持续了几百年的商贸盛况中,长久的供不应求催生了莞香经济的飞速发展,完善了莞香产业的整个链条。在莞香的世界里,商贸往来越是密切,商贸理念就越趋先进;商贸活动越是频繁,莞香文化也就越是昌盛,最终形成了莞香特有的文化气质和典型的地域特征,并以少有的开放姿态,兼容并蓄着来自世界各地的优秀商贸理念和先进思想文化。由此而锻造出东莞人世世代代勤劳奋进、敢为人先的气质和品格,恒久打造高端雅趣的生活品质,并充分发挥海上贸易的地理优势和理念优势,带动了广东持续朝着外向型经济发展和壮大。

2.源远流长的香仪文化

香作为一种具有形而上气质的神秘之物,在中国传统文化中,从一开始就以一种非常重要的精神载体而存在。除了药用功能外,香更多地被当作一种能联通精神世界的物质媒介。宋代以后,香事仪式普及到民间,成为文人雅士高端的休闲活动,个个引以为荣、以此为乐。古人宴请宾客,插花、焚香、点茶三样必备,才算合乎待客礼节。此后,香道、茶道、花道各自发展出了一套精细雅致的礼仪规则,香也就成为名士生活的一种主要标志,以焚香为风雅时尚之事,对于香药、香方、香具、熏香方法、品香香艺等都颇有讲究。

莞香,作为香文化中的重要成员,它所代表的香仪文化是中国传统文化的宝贵资源之一,是记载了民族奋斗历史的文化符号。香文化高雅、宁静、安详的品质,卓尔不凡、华而不群的风骨,成为人们执着追求的精神境界,构成了中国传统文化中极其重要的精华部分。莞香是香中珍品,是皇家对外贡品,从明代中期开始,历经了600多年的对外传播,影响着东南亚、阿拉伯等地区的许多国家。尽管香仪文化在近代史上出现过较长时期的衰落,但如今,随着国家综合国力的提升和人们生活水平的提高,人们对高端精神文化的追求在持续提升。宁静高雅的香仪文化,正在回归人们的生活日常,有望强劲地苏醒和复兴。

(六)哲学价值

前文说过,莞香需要经过外力伤害、真菌侵入等一系列变化之后,才能凝结而成。这个过程如同一个国家、一个民族、一个人在历尽沧桑磨难后，具有毅然崛起、百折不挠的顽强生命力和永不言败、拼搏创新的精神品质。

哲学上讲，人的主体性是人作为实践主体发挥自身的主观能动性，突出表现为人的能动性和创造性。莞香的崛起并非自然天成，而在于人的后天努力。莞人在贫瘠的土地上大胆引进和种植莞香，从无到有的莞香培育过程，体现了莞人的创造精神；莞香的经营从弱到强，超越众多香品而异军突起，在漫长的岁月里都保持了独特的文化气质，是莞人主观能动性的充分体现。莞香与莞人之间不断进行着客体主体化与主体客体化的交互影响，并在不断的交互转化中积淀形成了深厚的莞香文化，又在不同的历史时期转化为人们的思想意识、创新意识和进取精神。这种精神鼓舞莞人开拓创新、不懈奋斗，形成莞人的民族文化个性。历史上，在香树引入广东时，能够种植香树的地方很多，唯有莞人以其执着和创造让莞香在各地香品中一枝独秀，并使其千古流芳，实现了主体客体化。

莞香作为一种由外传入并扎根岭南的珍贵物种，在东莞崛起后"一香盛而百香沉"。当时全国很多地方都能种植香树，海南、广西、台湾、福建等地都有。即使是在广东，产香的地方也不在少数，东莞甚至很不突出，其主产地集中在今大岭山、寮步一带。《广东新语》记载："莞香，以金钗脑所产为良。地甚狭，仅十余亩，其香种至十年已绝佳，虽白木与生结同。他所产者，在昔以马蹄冈，今则以金桔岭为第一，次则近南仙村、金翅岭、白石岭、梅林、百花洞、牛眠、石乡诸处，至劣者乌泥坑。"

但莞香一经问世，其他地方出产之香便一落千丈。屈大均专门就此写道："昔之香生于天者已尽，幸而东莞以人力补之，实之所存，反无名焉。然老香二山，至今未尝无香，而地苦幽深，每为虎狼据扼，盖山谷之珍，因不欲尽出于人世也……"屈大均对"莞香盛而诸香衰"的评点，无意间揭示了莞香文化的根源：莞香闻名于世，并非全靠天恩厚泽，更在于人力争取。

香树能在东莞兴盛，自有其偶然性和基础因素，但"人力补之"的外因作用才是根本。莞香的传世，恰好印证了当时人们所具有的创造历史、把握机遇的文化禀赋。莞香之所以最终成为"莞香"，归根结底还是因为莞人的创新意识和特有胆识。这样的创新意识和进取精神，往小处说是东莞历史传统中最根本的文化基因，往大处说无疑代表了岭南文化中开拓创新的精神特质,代表了岭南文化以后天努力取代靠天吃饭的"博取"传统。

第六节　莞香的商贸理念

有观点认为,莞香文化至少历经了 1600 多年。从莞香的贸易史往回看,东莞在唐代就有大量的香木种植和商贸交易。彼时南粤大地广泛引进和种植莞香树,同其他地方种植的香树相比,唯独东莞区域所种莞香树品种优异、香气独特,深受上流社会的喜爱,皇家贵胄争相购买、燃点熏烧,莞香就这样在众多香品中脱颖而出。到了明清时期,莞香贸易已成为东莞重要的经济支柱。此期的莞香,还冲出了国门,拓展了海外市场,及至明朝中叶,莞香就已远销东南亚各国,甚至随着郑和七下西洋,远播到更远的阿拉伯地区及非洲大陆,历经 600 余年。

前面多次提到,莞香在历史上曾长期作为贡品被召入皇宫。中国历史档案馆史料就有记载,清代广东巡抚每年的进贡单中,均有大量莞香。而上贡的莞香,几乎全是上等极品"女儿香",皇宫除用作祭神拜祖、重大庆典外,多为熏燃莞香以驱蚊去虫、溢香皇室,享受香韵之妙,因此,皇家贵胄用量极大。同时,世人在经历了香木治愈瘴疠之气的漫长历程后,逐渐又将这种神奇的香木用来祭拜祖先,使得莞香这种既能治病又可祭祀的香木所具备的经济价值越来越凸显,价格也越来越昂贵,需求量也越来越旺盛,市场在多方利好、巨额利润的刺激下,持续将沉香贸易推向历史巅峰。

一、莞香文化的贸易传统

早在唐代,东莞区域就开始种植莞香。而且自唐宋以来,大批中原汉民陆续往南迁徙,开垦了包括东莞在内的珠江三角洲地区,仰赖先天优异的自然条件,珠江三角洲地区由此慢慢发展成了富庶之乡,社会生产高度活跃,经济活动极为发达,以广州为中心的海外贸易随之迅速发展壮大起来,香料就是其中的一种重要贸易商品。其时,莞香既是医家治病疗伤、驱除瘟疫的首选药物,又是民间熏香辟邪、举办民俗活动的重要组成,还是许多传统文化活动中的必备上品。一时间,社会上对香品的消费供不应求,主要制约原因是国内香料资源十分有限,品种类型也比较单一,进而激活了香料进口贸易,大量域外香料被从毗邻的东南亚地区争相输入。

从历史的角度来看,周边各国历来朝贡不断,物品丰富,其中香料进口珍品主要是沉香、檀香、龙脑香、龙涎香、降真香、苏木香等。岭南各地本就盛产包括香草香树在内的"奇花异草",清人屈大均在《广东新语》中记载了德庆、高明、新兴等地都有老香山,并引用《南越志》"盆允县利山,多香林,名香多出其中"为证。自宋代以来,产自东莞的莞香后来居上,备受瞩目,人人争相据而有之。在广东传统的四大著名圩市(香市、药市、花市和珠市)中,以寮步香市的莞香贸易最为兴盛。南宋朝奉大夫陈大震所撰《南海志》中记载有:"白木香,亦名青桂头……唯榄香为上,香即白木香材,上有蛀孔如针眼,剔白木留其坚实者,小如鼠粪,大或如指,状如榄核,故名。其价旧与银等。今东莞地名茶园,人盛种之,客旅多贩焉。"这就是明证。

莞香贸易多由寒溪河经现今香港的香埗头,运往石排湾东端的小港湾,再安排艚船运赴广州,继而由陆路北上,翻山越岭,溯赣江、顺九江,直达苏松(苏州、上海)等地,乃至远涉海外各地售卖。清雍正《东莞县志》卷四之三《物产》记载:明末以前,莞香"人多鬻之,其捆载而往者,络绎于道"。石排湾因集中转运香品,被称为"香港"。其时莞香贸易量之大,非常惊人,古籍上称"当莞香盛时,岁售逾万金"。"苏松一带,每岁中秋夕,以黄熟彻旦焚烧,号为熏月。"说明那个时期,莞香市场需求量巨大,极大促进了莞香经济的繁荣,不仅推动了香业种植上游的大发展,也促成了莞香产业链条的大完善,"莞人多以香起家",结果自然而然,东莞成了莞香产品加工贸易的集散地。成书于元大德八年(1304)的《南海志》,就记载有当时广州地区进出口(舶货)"香货"的盛况。其中的"香货"竟有14种之多,分别是:沉香、速香、黄熟香、奇楠香、暗八香、打柏香、占城分熟、檀香、降香、乌香、乳香、戎香、蔷薇水、金颜香。后经专家陈摩人研究,认为这种"舶货"香料,"多数半成品需要加工,加工后就成为'莞香'"。

自元、明代以来,莞香贸易兴盛之风,延续的时长竟有数百年之久,若以种植时间而论,在1000年以上。莞香的种植获取与加工贸易,作为一种极具典型地域特征的人类长期的实践活动,实质已构成了历史变迁中典型的地域文化现象,气势恢宏,跨度巨大,积淀深厚,在上千年的历史延续中,早已内生成地域性的文化传统与文化基因。

二、莞香贸易的历史高峰

史料记载,东莞地名的由来始于唐至德年间。当时东莞立县,最主要是得益于本地渔业、盐业和海外贸易的发展。因为东莞地理位置极为特殊,临近出海口。作为极其便利的出海口,东莞的外贸活动起源十分久远,而莞香贸易自始至终就是其中至为重要的部分。

明清时期,莞香闻名遐迩,举国皆知,需求旺盛,莞香的商贸活动也因此达到了历史最高峰。一时间,莞香一跃成为东莞的最重要特产,莞香贸易蒸蒸日上,成为东莞最为重要的经济支柱。当时的东莞就已形成了莞香种植、收购、加工、贸易等一条龙的产业链条,完整而又发达,境内大岭山镇的大沙村、大朗镇、寮步镇、茶山镇等圩市,相继发展成为莞香交易的主要集散地。

到明成化年间,大沙村率先建立了牙市,后迅速发展成为本地莞香的主要交易市场。每年腊月前后,正是香农凿获莞香前来出售的季节,来自莞城、寮步、茶山、石龙、道潜、长安、中堂、万江等镇区的商人与香贩,云集于此,争相采购莞香,再贩到广州、深圳、香港、澳门等地,借此销往国内各地,直至远销东南亚、阿拉伯等地。依据史料可以推断,大沙圩当时的莞香销售,每年就已高达 10~15 吨之多。

从明代中期开始,莞香不再单列为皇家贡品,而是不断拓展销路。由此,莞香及其各类产品,前后畅销海内外 600 余年。在这 600 多年时间里,莞香价格一直都居高不下,非常昂贵,成为囤积居奇的首选热门。高昂的经济利益反过来又驱动着莞香贸易的繁荣发展,持续刺激着莞香贸易和莞香产业蓬勃发展。

但是,世界时移,有巅峰就有低谷。莞香在上千年的历史长河中,同样经历过许许多多的变故,随之而来的,是莞香文化的发展也大起大落、起伏波折。但其所肩负的特殊文化使命,使得莞香不仅深入王公贵族,也走进了平民百姓家,不仅服务于日常生活,也经纬着政治风云。在中国伟大的历史进程中,从来没有一棵树能像莞香这样,形成了特有的文化现象。

三、繁华如梦的寮步香市

寮步，一个曾令国人神往至极的地方，一个曾承载着美好梦想的地方。它始建于唐贞观年间，距今 1300 多年。当时的先民迁徙到寒溪河畔，于其中游支流河岸搭建茅寮而聚居，后逐渐因兴起草织、竹器及打铁等手工业而成为繁华的商埠，故此得名。就在贞观之治后不久，寮步集市初步形成寮步集镇。

寮步镇最初只是寒溪河边一个小小的码头，却天然位于东莞的地理中心，水陆交通极为便利，于是逐步发展成为农贸产品的集散地。历朝历代，各路商家巨贾汇聚于此，买卖物产，商贸活动极度繁荣，久负盛名的莞香便集散于此，因而素有"香市"之称。

历史上，寮步香市与广州花市、罗浮药市、廉州珠市齐名，并称"广东四大市"。但寮步香市以专门买卖土沉香最具特色，也最为兴旺。据《广东新语》记载："东粤有四市。一曰药市，在罗浮山冲虚观左。""一曰香市，在东莞之寮步，凡莞香生熟诸品皆聚焉。""一曰花市，在广州七门。""一曰珠市，在廉州城西卖鱼桥畔。"

据考证，寮步从宋代开始，集市贸易就非常兴旺，明清时期达到了鼎盛。鼎盛时期的寮步香市繁华如梦，先后形成了规模多达 13 条的农副产品贸易专业街，那时的专业摆卖街道四通八达，商业店铺林林总总，其中还有一条专营莞香的街道叫"牙香街"，这个名字时至今日一直沿用，成为莞香最具代表性的历史文化古街。每逢集市，整条街道上挤满了各色买卖莞香的人。香农将自己生产的各种不同品质的沉香运送到寮步后，经深浅不同的加工后，再打上莞香的驰名招牌，摆摊出售，琳琅满目，洋洋大观，令人叹为观止。

从寮步码头运出的莞香优点很多，一是品质优，二是数量大，三是口碑好。再加上各路香商、药贾、香客、文人雅士、才子佳人慕香而来，纷至捧场，驻足或流连于寮步香市，使得牙香街名气大振。香农往往是一边在摊口吆喝卖香，一边在香炉里焚烧莞香，以此吸引顾客。结果整条香街里终日人声鼎沸，香气缭绕，热闹非凡。

买卖活跃，商贸繁华，必有横财大发之人。在寮步香市做莞香生意的商人，资金雄厚者，大宗交易，成批运走，走南闯北通天下；走圩小贩，小本经营,贩运一些白木香到其他圩市上转卖,利润亦十分可观。据史料记载,当时莞香异常贵重,有"一两香一两银"之说,甚至是号称"万贯家财不如沉香在手"。而前来寮步做莞香生意的香商,暴富暴发者不计其数,甚至代代相传,用心经营着莞香生意,追逐一个千年不败的莞香梦。

不过,寮步虽然也是莞香的产地之一,但不以产香著称,它之所以成为香市,主要是因为自身有着得天独厚的地理优势:陆路紧邻盛产莞香的大岭山镇,水路则依傍连接东江的寒溪河。人量的莞香聚集于此,经寒溪河水路转运到广州、香港,远销京师、苏杭,最终闯荡去了东南亚及阿拉伯地区,香飘万里跨大海,盛名远播荡大洲。

四、莞香文化的商贸理念

前面说过,东莞在历史上以盛产莞盐、莞草、莞香而出名,但唯独莞香出类拔萃。莞香制品不仅在百姓生活中十分畅销,而且深受统治阶级青睐,由零星小本买卖逐渐演变为批量大宗贸易,这个过程,必有其独特的内因。直白地说,莞香价值高、妙用多,是促进莞香贸易、莞香产业发展的直接动因,而贸易的扩大又给莞香带来了更为广阔的市场,相得益彰的结果,就是莞香的发展史也就逐步延伸成了一部融合广东地区文化史、经商史、交流史的交响乐章。

不断发展的莞香贸易,不断促进延伸着莞香产业链条,继而又不断推动着莞香产业链逐渐走向成熟和完善。莞香及其制品在国内市场强势扩张的同时,也强势开启了对外输出的大门,莞香就此畅销海外、声名远扬。随着莞香海内外贸易的持续扩张,莞香产业也日渐精细化和专业化,最终形成了一条系统而完整的"产—运—售"莞香贸易产业链。随着东莞对外贸易的越开越兴、莞香产业的越做越大、商贸线路的越拓越多,东莞积累下的商贸文化理念也就越来越成熟、越来越先进、越来越含宏光大。其实,莞香的意蕴远不止香料这么简单。莞香之所以闻名遐迩,与东莞"产—运—售"这条完整的产业链的形成有着密切关系。而这一产业链的形成,又开启了东莞人世代相承的对外贸易历史,并较早地给这座城市带来了成熟的商贸理念和商业精神。

从历史上看,东莞于宋朝开始植香,香品交易也始于宋朝。发展到明代,东莞已经成为重要的对外贸易港口,当时暹罗(泰国)商船来到东莞开展贸易活动时,时任番禺知县的李恺主持对外贸易,他深谙历史,精通商贸,坚持原则,改进管理,对外商"不封舟者,不抽盘,责令其自报数而验之。无额取,严禁人役,勿得骚扰"。大力引导和促进进出口货物合规经营。但他自己为官清廉、拒收酬金、主持公道,被"夷人请于藩司,于邑教场建却金亭"。后人为了宣扬李恺的廉政形象,还专门竖立了"却金亭石碑",碑文中写道:"贸易通,则货财殖;货财殖,则民人育;民人育,则德化弘。"真实地反映了明代东莞海外贸易的盛况,既为东莞民众培育形成良好的商德品格打下了坚实的基础,也为莞香文化赋予了良好的商贸理念和商贸精神,最终成功地汇进莞人的精神文化血脉之中。

第七节　屈大均与莞香文化

屈大均,广东番禺人,生于 1630 年,卒于 1696 年,明末清初著名学者、诗人,与梁佩兰、陈恭尹并称"岭南三大家",其诗被称作"学者之诗"。

对于广东人来说,屈大均曾经大名鼎鼎、家喻户晓,主要是因为他以学者的姿态,立足广东,放眼全国,以巍峨壮丽的中原文化为底色,批判性地继承岭南优秀文化传统,以罕有的开放意识,兼容并蓄,不断创新,对岭南文化有过不少重大贡献,一度把岭南文化推到一个崭新的发展阶段。

论及岭南文化,必定绕不开莞香文化。屈大均与东莞关系极为密切,对莞香及莞香文化深情热爱并深有研究。莞香在屈大均的日常生活中扮演着非常重要的角色,他的诗文不仅记录了当时莞香文化的兴盛、莞香经济的繁荣、莞香贸易的壮大、莞香用途的多样、莞香用法的考究、莞香品鉴的细微等,还加入了许多莞香文化的内涵,促使莞香成为人们精神追求的媒介、情感交流的载体,也成为东莞人精神气质的象征典型。

有专家认为,莞香树在东莞种植历史异常久远,最早可追溯到东汉时期,宋代在珠三角地区开始大面积种植,"尤以莞邑为甚"。明清时期,莞香闻名全国,成为上贡佳品。除了《广东新语》中屈大均对莞香文化系统深入的介绍外,他现存的 6000 多首诗中,不少都是反映莞香文化的作品。对这些作品的挖掘和研究,无疑对理解莞香文化、复兴莞香文化具有十分重要的意义。

一、当官不如去种香,家有香田即素封

屈大均虽是广东番禺人,但与广东东莞关系更为密切。清朝康熙年间,屈大均曾多次迁居东莞,东莞实际成为他的第二故乡,饱含着深情与记忆。

康熙九年(1670),屈大均刚搬到东莞不久,就写诗盛赞"千亩香林在莞中",描述了时年东莞植香业的盛况,"莞中金桔岭,多是种香家。地好能成药,人闲亦养花",诗中提到的金桔岭,历史上一直都是莞香最著名的产地之一,而且点明此地出产的莞香是上好的药材。康熙十八年(1679),屈大均经过老友的香园时,触景生情,当即作诗赞赏:"香多王者物,花是老人粮。"羡慕老友日子过得舒服安逸,一边种着王公贵族追捧的莞香,一边养着老年人赖以为粮的名花。康熙十九年(1680),屈大均再次寓居东莞,但见家家燃香、户户熏烟,整日香雾缭绕,整个莞水之滨,都浸润着浓浓的香气,亲情油然而生,而且更加浓厚,不禁由衷赞叹:"白首重来莞水滨,香浓相见益相亲。家家一瓣能分客,处处双烟解惹人。"

历史上的东莞,种植莞香收益非常丰厚,人们过得富足自得,屈大均兴奋地描述道:"当盛时,岁售逾数万金……故莞人多以香起家。"意思是,莞香盛产时,年销售额高达好几万两,因此东莞人大多靠着莞香发家。当时,不少读书人在明亡之后,萌生前途幻灭感,便隐居到家乡,以种香为业,过着衣食无忧的日子。晚清名人陈伯陶就在《胜朝粤东遗民录》卷二中记载有这样的读书人,大意是:谢重华,字嘉有,广东东莞人,明崇祯年间贡生,明清更迭之际,隐居乡间,闭门谢客,不愿为新的朝廷卖力,结果30多年都没再进城,到了晚年,以艺香为业,自号为"香农"。屈大均对此大加赞赏,并作诗《喜谢九丈自莞中见过之作》赞其"汝种多香与子孙,胜于全买荔枝园"。后又专门寄诗给他:"长怀南社老,白首作香农。香树遗诸子,香田在几峰。"称赞他年纪这么大了,还在种莞香,给儿孙留下珍贵财富,比起荔枝园之类的强多了。

其实,屈大均一生非常贫寒,诸如种地、种花多为糊口,不免感叹道:"花农何似作香农,香种成林即素封。"意思是,做花农比不上做香农。要是能拥有一片香林,即使没有任何官爵封邑,也比封君当官的人

富足洒脱。

康熙二十六年(1687),屈大均迎娶了东莞香农之女香东之后,更是有了想做香农的憧憬,并有诗为证:"多栽香子傍芙蓉,家有香田即素封。欲向东官金桔岭,尽将妻子作香农。"这足以看出,当时的莞香在东莞地方经济文化中占有极为重要的地位,莞人普遍认为,做个香农远比当个官吏要强。

二、为人追求多高洁,沉香如兰更一言

莞香作为东莞最著名的土特产,明清时期就已闻名全国,既是上贡佳品,更是朋友间表达情意的绝佳礼品。东莞人向来热情大方、好客仗义,来往必以好香相赠,因为"马蹄金桔多生绪,尽解相赠不用钱"。"生绪"亦即生结,是指香树尚且存活时,在树腹中结出的香块,此处说明当时马蹄冈、金桔岭的香树十分繁盛,结香量大。屈大均是爱香之人,朋友常以好香赠他。有位刘姓好友曾送他端溪出产的白石盘和莞香,他便写下了"生长众香林,熏衣乏水沉。得君为越客,相赠比南金。待取铜炉器,还张绿绮琴。茅茨邀枉顾,兰臭话同心"这样的诗句,以此深表感激。

东莞香农谢七丈,时年已经80岁高龄,仍然身姿矫健,所种之香历时久远,都结成了沉水,还把极为难得的太古香根赠送给了屈大均。屈大均高兴得当即赋诗道:"手种诸香成水沉,生结熟结多肌理。赠我太古根,枝枝含石髓。焚向南山垆,氤氲浸四体。"特意指出"尤以香根为良",因为谢七丈送给他的太古香根,可能有上千年的历史,珍贵无比。又说:所有的沉香中,年岁越久远越好,因为这样的香,木气散尽,香气更纯,纯到坚硬如石,掷地有声,即使在昏暗中,都可以直接用手摸着挑选出来。这就说明,莞香历时越久越坚硬,如同石头般可沉于水;越久越富肌理纹路,如岁月般沧桑遒劲。

屈大均为人爽朗,结交广泛,朋友众多,时常以莞香送人。他从浙江海宁来的好友查容,性格豪放侠义、清高自傲,与屈大均志趣相投,感情深笃,离开广东时,屈大均依依不舍、泪流满面,并以上等的莞香血结相赠,还写下了《赠别查韬荒·莞香多血结》的诗,内中写道:"莞香多血结,端砚有花痕。相赠无余物,相知只二言。"表达自己对查容的真挚友情。

而他从江苏上元来的好友黄辉斗,才高持重,海内知名,屈大均赠以

一块香根为其祝寿:"莞中黄熟好,香乃在孤根。生爱朱砂土,名传金橘园。美人宜服媚,长日共寒暄。尺寸持相赠,如兰更一言。"这里的"尺寸持相赠,如兰更一言",就是在赞许黄辉斗精神高洁,比兰花还要更胜一筹。

屈大均的另一位好友,浙江山阴吕师濂,才高八斗,善书、工古文、爱填词,诗文豪迈不羁。屈大均见他之后,同样以好香相送,并作诗颂道:"百年香有胆,生结一精华。得自珠官手,来从莞女家。但令存一气,不必作双霞。日夕君怀袖,人疑处处花。"诗中,屈大均以百年香胆隐喻好友,以生结精华赞赏守斋。

后来,知遇到浙江海宁来的好友查嗣瑮时,屈大均不假思索,直接赠送上好香根,仍然作诗道:"香农种汝忌泥肥,香在根株世所希。一片肯教朱火近,双烟嫌作紫霞飞。芬馨未入稽含状,黄熟难随陆贾归。赠尔如兰充杂佩,同心端在此轻微。"不仅高度赞赏沉香之奇妙,更是高度赞颂彼此之友情。

还有,来自浙江德清的好友徐蘋村,游粤临走时,慷慨地赠给屈大均嘉兴织锦,屈大均礼尚往来,同样回赠东莞当地上等特产,其中就包括莞香、雷葛等。

莞香的奇处之一在于,生性偏爱贫瘠多砂的土地,不与其他植物争肥争水争地争光,非常适合种植在东莞,但换作其他地方种植则"不宜结香"。古人经仔细观察后发现,辨别莞香首先要看其产地。莞香的真伪好坏在于产地,而不在于如何种植。莞香要是不长在莞地,则会发生变种。其中,又以泥红朱砂,或红如曲粉、硗确多阳的莞地土壤为好。恰恰是莞香的这种特质,被屈大均关注参悟,提炼升华,随之赋予了如兰花般高洁、典雅、爱国和坚贞的高尚品格。原因在于,兰花是屈大均一生之最爱,他曾多次把莞香比作兰花,以彰显自己的志向,并以赠香的行为传递他与朋友间同心同德、永结友谊的美好寓意和高洁情操。

三、生死相爱永不离,生结熟结都成结

屈大均与东莞有过极深的姻缘。康熙十年(1671),屈大均娶的继室是东莞人,黎姓;康熙二十六年(1687),屈大均再娶的侧室还是东莞人,石姓。继室黎氏,聪慧过人,很小就能作五七言诗,著有诗集。她洁身自好、

渴望真爱,不肯将就,为了真爱,一直到 26 岁都未曾婚嫁,当她亲自读到屈大均为亡妻所写的悼诗后,感动万分,当即就深爱上了这个男人,多次遣媒求婚后获得成功。两人婚后聚少离多,但情爱甚笃,时常以诗相赠。其间,屈大均曾写过一首非常真挚的爱情诗,就是《焚香曲》。诗中,屈大均别出心裁,把恋爱中的男女比作是沉香结,如火的爱情激烈燃烧,哪怕彼此被烧成灰烬也万死不辞,尤以东莞女儿藏于胸口的"女儿香"最为香甜迷人,香魂一缕袅袅,惊艳一瞬悠悠,梳妆镜前飘荡,佳人梦中沉醉,爱人身旁缠绵,氤氲不散,化作永恒。

婚后第二年,屈大均出游前往粤西,途中思念黎氏至极,不禁慨然作诗感叹:"椰子含甘液,伽南吐紫氛。幽闺人正苦,不忍恋徐闻。"当他看到别人熏点伽楠香时,触景生情,顿时想起家中黎氏正在遭受离别之苦,遂不忍闻香,生怕加重对黎氏的思念。诗中把彼此的爱情比作椰子的甜蜜甘液,把彼此的思念比作伽楠香的紫烟,可见屈大均对黎氏的依恋之深。

这些场景下,沉香常常被赋予爱情、情愫、心结、高洁等的文化内涵,即如屈大均在一首词中写道:"天涯报道情难绝,颐似沉香,生熟都成结。"他发自内心地祈望,愿天下有情人终成眷属,愿天下所有的爱情都能像沉香结香一般,无论是生结还是熟结,均有一个美好的结局。生结,是活体树上结出的香块;熟结又叫死结,指朽木中结的香块。"生熟都成结",寓意生死之情永不变,大有"在天愿作比翼鸟,在地愿为连理枝"之意,无意中又把爱情的坚贞和永恒赋予了沉香的文化内涵。

康熙二十六年(1687),屈大均先后又娶了两位妾室,一位是陆氏,一位是石氏,屈大均分别俏皮地唤作"墨西"和"香东",使之分别对应司墨与司香,把两位女子身上特有的本土文化气质给提炼出来,反过来又把提炼出的文化魅力更多地赋予到她们身上,令她们更加富有文化气息。

屈大均曾在短短的三年内写了 22 首诗赠给香东。其中之一写道:"生长香田是马冈,时时作得女儿香。盛来小盒琼瑶似,染得空林兰蕙芳。"读罢便知,香东出生在东莞马蹄冈香农之家,嫁妆里有很多"女儿香",用精致的香盒装着,酷似琼瑶美玉。而从屈大均其他诸如"丝藤五色作熏笼,日焙春衣废女工""裙裾出入有余烟""日夕沉馤满绣襦"等诗句中可以看出,香东嫁过来后,每日焚香,熏衣熏被,裙裾上总是暗香迷人,充满灵气。屈大均发自内心地形容香东"前生定是收香鸟""托胎香国本真仙"，可见在他内心深处有多么喜欢这位"仙女般"的香东。

那收香鸟是什么呢？屈大均在《广东新语》中有提及："倒挂鸟喜香烟，食之复吐，或收香翅内，时一放之，氤氲满室。"屈大均在《钗头凤·收香鸟》这首词中也写道："倒开红羽双烟入，沉栈气，成心字，氤氲终日，不离香翅。"香东嫁过来后，润物细无声般把浓郁的地方文化融入屈大均的日常生活，屈大均也把对莞香的热爱注入对香东的炽爱真情，两者合一，给莞香文化平添了许多精彩内涵。屈大均甚至在《示罗》和《又赠香丹》中，还把香东比作是罗敷，大加赞美，可见其情之浓、其爱之深。

香东出嫁的那年，年仅16岁，而屈大均则已58岁，面对青春美丽的香东，他愧疚于自己的老朽，没想到晚景苍苍还能收获这么一场忘年爱恋，不由得生发出"我生君未生，君生我已老"的刻骨感慨。事实上，正是香东所具有的独特文化品位和青春貌美灵气，才使屈大均对香东爱得更加纯粹、更加深沉，外带几许沧桑。

四、汪洋恣意享无度，生长香林饱众芬

在屈大均海量的诗文中，有一首《焚香作》写的是自己："夜夜焚香到晓钟，鸣琴亦未绿尘封。诗因五岳辞多怪，酒得诸花味更浓。"古代文人雅士惯常的生活方式，大体是焚香、饮茶、饮酒、作诗、弹琴，屈大均自然也不例外："暇即双炉焚熟结，闲须一盏养春和。"因为这样的一种生活方式最能体现高雅闲适的生活情趣，文人在清幽柔和的香气中，最适合抚琴调弦体味禅意，饮酒品茗抒发诗情。

屈大均非常讲究香的使用，对用香、制香一事颇有心得。曾在《赠香东》中指出"旧抄香乘文多误，新写琴心曲未成"，这里的"香乘"指的是明代周嘉胄所著的《香乘》，是集过往中国香文化之大成的一部巨著，内容主要介绍各种香药名品以及各种香疗方法，屈大均曾亲自手抄此书，但后来发现笔误较多，可见此时他对香文化的研究已有多深，到了可以随手更正旧抄中的错误的程度。

其时东莞人家中的女人们，非常喜欢用莞香熏衣熏被，早也要熏晚也要熏，很是费了不少家用。因莞香有祛寒除湿、缓解抑郁的功效，屈大均便在《春闺曲》中写道："香熏长在手，不必辟寒犀。"意思是说，只要时常熏燃莞香，就可驱除寒气，不必额外辟用犀角。尤其是在春天，屈大均说"一

春无事极，日把水沉煎"。众所周知，广东的春天湿气特别重，急需祛除寒湿，而沉香便能大展身手，效果极佳。"臭味氤氲合，清和郁滞宣"，闻着清甜柔和的香气，郁结不畅的情绪便会瞬间消散；"大小乳炉时拂拭，心香吞吐病全除"，只要时常拂拭大大小小的香炉，添加香品，不令熄灭，就大有香到病全除的功效。屈大均不仅认为焚香是闲居消遣的高端雅事，更将香视为颐养身心、陶冶性情之物，称"香须焚水熟，味可养天和"，并大赞"香可清神爽，通宵一气长"。

屈大均最爱的用香方式是煎香，所出香气味清甜，久而不散，令人陶醉。屈大均还把心得体会总结写成诗："东官黄熟种成田，香气多宜玉片煎。"至于煎香，他在《广东新语》中讲得非常经典：莞香真正之美，在于用来煎，而不用来焚。并进一步详细地论述道：最好的煎香方法，就是先将整块生结用新鲜茶水冲洗，过后再刮掉其表面松浮的部分，磨平其表面的棱角，然后将香面朝下，底面朝上，稍微用水润泽香片，令香质滋润腻滑，这样既能保持火苗不灭，又能保持香灰干燥，再用玉碟或砂片将它隔开，这样产生的香气不易燥热，香质也没有焦味，脂液也不会外流，香气升腾时，似有还无，只要放上一片香，就整日里可以闻到氤氲香气，这便是煎香。其实，古人煎香时，除了用玉片、朱砂片以外，还常用瓦片、玻璃片、云母片等，效果大同小异。

屈大均喜欢并熟知各种煎香的味道，认为生结的清甜味道胜过熟结，又好过降真香的味道和沉速辛辣的味道，东莞黄熟（熟结）的味道要好过海南笺香的味道，而味道最好的则是被莞中女儿偷偷割下藏起来的"女儿香"，因为"女儿香"是多脂凝、黑润、角沉、铁格之类，都是极品好香。屈大均还认为，同水中芙蓉相比，"女儿香"的味道更加清香恬静。但煎香时，一定要注意用细火，不能冒出烟来，只要散发香气即可。这样的焚香方式，香气舒展自然，完全无烟焦之气。他细腻地写道："香魂煎出怕多烟，为焦翻取气还鲜。玻璃片，轻轻隔，要氤氲，香在有无间。"认为气味是香之魂，烟尘是香之魄，魂清新而魄混浊，魂轻盈而魄重沉。善于焚香的人，都懂得扬其香气而抑其烟尘，"取其魂弗取其魄"。

细心的读者还能发现，屈大均在诗文中曾多次提到一种叫兰香的莞香。关于兰香，他在《广东新语》中说："（莞香）之精者不可变，其粗者可变，变之以兰，以兰变之，其香遂为兰香。"东莞本地人长期熏烧上好的"女儿香",自然会觉得黄熟的味道不够好,便想着用兰花将其进行改造,使其香味更加清纯。改造的方法是:莞香先用茶水清洗,再细心地切成香丁或香片,掺入适量树兰花,然后用蜜香纸包裹好,放在烈日下暴晒,待花晒蔫过后,再更换新鲜的香花,如此反复暴晒四到五次,带有树兰花香味的熏香就做好了。这样做好的熏香,焚烧时"兰气清芬,宛如黄粒初熟,露华尚凝,如游于金粟之林矣"。意思是,闻着那清灵的树兰花香味,宛如游走在盛开的树兰林中,十分享受。

屈大均深爱着的香东就特别喜欢改造兰奢。因为树兰风味的合香,在明代岭南地区非常流行。屈大均在《赠香东》中就提到心爱的香东,在闲暇之时,常以黄熟香、珠兰制作兰香,"暇日每将黄熟拣,珠兰熏晒比兼金"。在诗歌《兰花香》中大加盛赞熏兰道:"宝安香品异,黄熟甲南天。种子都成结,熏兰更耐煎。"咏叹兰香:"朱明独占馨香绝,黄熟相逢臭味宜。"听说东莞本无香,而是从外地引进后,经东莞人辛苦劳作才在贫瘠的土地上长出香树,屈大均称之为"以人力补之",发掘出了东莞人善于因地制宜、灵活应变、革新创造的精神。

屈大均还在诗中写过沉香的其他用途,如"屐齿沉香结""香里奇楠为屐齿",说的是竟然有人奢侈到用沉香做鞋底屐齿,而且用的还是极品沉香——奇楠香,实在过分。还说"水沉煎水染衣裙,生长香林饱众芬",意思是用沉香煮水浸泡衣裙,令其染上香气,如此暴殄天物,让人大跌眼镜,估计绝非等闲之家可以如此奢靡无度。

纵览屈大均所有诗文,可以看出,明末清初正是莞香文化极端繁荣、极为丰盛之际,但这却也是它最后的辉煌和最后的盛宴,过了雍正一朝,莞香文化很快就江河日下、迅速衰败。直至如今,得益于生活水平的极大提高,人们才对精致典雅的过往生活开始怀念,因而复兴莞香文化的呼声越来越高,人们不只是拭目以待,而且正在奋力推行,一心致力于再次激发"人力补之"的开创精神,重振莞香文化的辉煌。

第四章　海南崖香文化

海南沉香,俗称"崖香",是历尽风雨沧桑、经过岁月磨砺而酿出的上品琼脂,一如海南人乐观向上、与世无争的人生哲学。"芬芳弥漫,清袅馨飏,浴香沁于心脾,宁神并降俗情。救生死、养生颐、动山河、耀星斗,聚四海之流风,应寰宇之乐礼。"有人如此激情澎湃地为海南沉香作诗赋词,可见海南沉香是何等的不同凡响。

公元前110年,汉武帝平定南越,设置交趾刺史部,分置南海、苍梧、郁林、合浦、九真、日南、交趾、珠崖、儋耳等九郡。其中,珠崖和儋耳两郡就位于海南岛内。东汉至北魏,海南岛一度被改称"珠崖州"。两宋元明清,又改置为"琼州"。后人为方便贸易、区分沉香产地,就约定俗成地把海南产沉香称为"崖香"或"琼脂"。

品质上乘的海南沉香,又以黎峒沉香为上品。黎峒沉香不但品质纯正、气味氤氲,而且药用价值也很高,自古被尊为"天下之冠"。海南独有的热带岛屿条件和自然资源禀赋,孕育出品质特异且形态多样的黎峒沉香,之后通过交流、贸易、朝贡等途径,进入岛外世人的日常生活,加之自古才子佳人,或陶醉于黎峒沉香的奇异芳香,或寄情于黎峒沉香的曼妙意境,对黎峒沉香多有赞美,赋予了黎峒沉香浓郁的人文气息和精神信仰,成就了富有海南特色的沉香文化,继而进一步丰富了中国传统沉香文化。

世界三大著名的传统文化在几千年的沧桑岁月中,均以不同形式的信仰,影响着人类的进程和世界的历史。尽管各自的信仰有所不同,却有一个共同尊崇的物品,这就是沉香,其中自然少不了香中极品海南沉香。海南历史上第一位影响全国的文化名人白玉蟾就生在海南琼山。相传,他自幼就在定安文笔峰畔牧羊采药,后来,一枝海南沉香如意伴他云游天下,扶弱济贫,晚年他又回到文笔峰上,并在氤氲清新的沉香好味中离开尘世。

宋代以来,羁縻州辖属的行政单位,范围大点的地域被称作"州",范围小点的地域被称作"县",再小一点的便被称为"峒"。近代之前,海南黎族地区的政权组织称为"黎峒"。围绕着黎母山等黎峒地区出产的沉香,品质异常出色,价值分外高企,一直被当作朝廷贡品或高端风物,源源不断地传入中原大地。由此,自古而今,赞美海南沉香的诗篇浩如烟海、灿如彩虹。古时被贬来琼为官的文人政客如苏轼、丁谓、李纲等,对黎峒沉香都有过或诗或词、或歌或赋的由衷赞美,使得黎族沉香文化内涵更加丰富,内容也更富人文气息和传奇色彩。而黎母大山的灵气、黎家女儿的智勇、黎族人民的坚韧,在更高层次上成就了沉香的品格,并升华了黎峒沉香的氤氲和优雅,使得黎峒沉香宛如天外来客,神秘而动人。

海南沉香作为医药文化的珍品、传统文化的器物、休闲文化的载体、收藏文化的新宠等,虽然具有多重文化属性和多重实用功能,但都属于文化产业的新式门类,应在海南文化产业大类中占有一席之地,全面彰显海南文化产业的特色,充分突出海南文化产业的底色,令其再次走出国门,影响世界。曾经,不少专家热情洋溢地将黎锦、花梨、海瓷称为"海南三宝",受其启发,有专家进一步建议,将沉香也列为一宝,共同构成海南文化产业之"四宝"。

自汉代以来,海南沉香就是历代文人墨客、才子佳人竞相咏叹的钟灵毓珍。当代著名作家伍立杨也曾赞美说:品读一篇篇香文雅集,如沐写在纸上的文字沉香。如今,海南沉香依然时常闪现在人们的眼前,也已融进了人们的生活,沉香好茶、沉香美酒、沉香牙膏、沉香精油、沉香沐浴露、沉香洗面奶等各式消费品琳琅满目、不断涌现。海南沉香最终从高雅殿堂步入百姓之家,完全得益于近年来沉香产业链的不断完善和沉香文化的日益复兴,以及沉香科技的日新月异。

海南沉香,不但承载着具有海南群众特色的民族文化,也承载着千年不绝的中国香文化。日渐火热的沉香收藏背后,新的沉香产业在种植、加工、服务业等产业链条上所潜藏的巨大产业价值,不但是推动海南沉香文化发展的原生动力,也是新海南高起点腾飞、自贸港高水平建设的一大机遇,值得岛内外有识之士进一步深入关注、挖掘并发扬光大。

第一节　崖香的分布与分类

历史上,沉香主要分布在海南全岛及两广地区。史料记载,宋、元、明、清各代,海南沉香通过各种途径源源不断地运往内地,因此,古时的海南岛也曾号称"香岛"。宋代大文豪苏东坡谪居海南时明确写道:"海南多荒田,俗以贸香为业。"说的就是大约 1000 年前,当时海南居民就多以沉香商贸为生计。明代李时珍在《本草纲目》中称:"海南沉香,一片万钱,冠绝天下!"清代诗人屈大均游经海南后,对海南沉香情有独钟,欣然在《广东新语》中写下:"欲求名材香块者,必于海之南也。"

但千百年来,在民间采集和交易的过程中,海南沉香形成了许多不同的名称,有地方别名,也有商品叫法,或约定俗成,或随其喜好,或因形赋义,甚至于以讹传讹,结果出现众说纷纭的杂乱。尽管古往今来,很多人试图给予统一的分类,但一直以来并没有形成严格的标准分类,有的据其形状分类,有的照其颜色区别,有的以其含油量判别,有的依其生长环境划分,还有的是按其结香原因推论等,乍看起来,五花八门,各行其道。

一、崖香的分布

海南沉香内含的优秀基因,与海南岛特定的地理位置关系密切。海南岛四面环海,是典型的热带海岛气候区域,阳光充足,温度较高,雨量充沛,湿度较大,菌种十分丰富,是出产沉香的最佳纬度,这就决定了海南沉香的地位无可替代,因而海南沉香自古就拥有"冠绝天下"的霸主地位。

海南全岛土地面积约有 3.4 万平方公里,但从南到北气候类型分明有显著的差异,从东到西地理地貌凸显出极大的不同。从目前成熟的资料来看,海南沉香因为气候地理的差异,明显呈现出三条不同的分布带。

第一条分布带,包括海南西南部的东方市、乐东县周边地带,沉香树脂主要呈白黄色;第二条分布带,包括海南西北部文昌市、海口市、澄迈县、临高县周边地带,沉香树脂主要呈黑色;第三条分布带,包括海南中南部吊罗山、陵水县周边地带,沉香树脂主要呈白色。

其中乐东一带即海南岛的中南部,多产黄熟香。古籍有过香农采香的详细记载:沉香采集最佳时期为10月中下旬到12月入冬前,此期雨水较少,气候干燥,易采获奇楠香,尤其是绿奇。奇楠香多结在树头、树心和树根。紫奇、黑奇和白奇多出自乐东和东方一带,黄奇多出自崖州即三亚一带。

海南全岛天然分成两个气候带,两者的气候与土质很不相同,地理地貌及纬度也有明显差异,导致海南全岛各地沉香的结香差异复杂多变。

一般来说,海南沉香以西部乐东、东方、昌江、尖峰岭所出之香为上品;中部琼中至五指山、黎母山、霸王岭一带,东部吊罗山、陵水及崖州一带所产之香略微欠缺;而琼山、临高、文昌、儋州所得之香更要差点;其余如琼海、万宁等地所产沉香品质虽然更差,但在全球沉香家族中,仍然有口皆碑。

黎母山、五指山、霸王岭一带向来是海南沉香黑油格的盛产之地,古代文人大多将其称作"香山"或"香洲"。《广州志》所称"香洲"即海南的黎山,出产名香。苏轼被贬海南时,曾说岛上要什么没什么,唯独幸运的是没有瘴毒之气,认为这主要与盛产沉香有关。

有报道指出,海南尖峰岭地区为顶级沉香盛产区,是出产海南上品沉香的宝地,自古就被称作"香普天下第一",出产的沉香品质上乘、香味甜美,一直为香农口中的"大山货"。

二、崖香的分类历史

沉香的种类很多,即使是同一棵香树,如果结香部位不同,也会产生不同品种。最常见的是生结和虫结。生结是香树还在生长时于树心处结成的香,虫结是因蚁虫啃咬树体受伤而结出的香。高品质沉香需要经过几十年、几百年甚至上千年才能形成,尤其是奇楠。奇楠是感染特殊菌种后结出的特殊品种沉香,等级极高,产量极少,是沉香极品。

关于海南沉香的分类,古代名人先后做过大量的研究工作,但莫衷一是,分歧不少。

最早关注海南沉香并对其进行分类的,当属西晋嵇康的侄孙嵇含,其贡献巨大。嵇康身为中国古代"竹林七贤"之一,赫赫有名,但其实,嵇康的侄孙嵇含,作为中国古代著名的文学家和植物学家,同样声名显赫,尤其是在古往今来的中国沉香文化界,嵇含的地位举足轻重。在他所著的

《南方草木状》中,首次将沉香归为八类,并追根溯源,认为这八类沉香实际出产于同一棵树。

西晋时期,沉香树被习惯称作"蜜香树",但这里的蜜香不能被看作是香材的一种,文中所指沉香主要泛指沉水香。对于鸡舌香的解释,唐高宗时期编修的《唐本草》是这样说的:"(鸡舌香)出昆仑国及交广以南。树有雌雄,皮叶并似栗,其花如梅。"并说:"结实似枣核者,雌树也,不入香用。无子者,雄树也。"可以"采花酿以成香"。南宋著名的地理学家赵汝适在《诸蕃志》中这样解释道:"丁香出大食、阇婆诸国,其状似丁字,因以名之。能辟口气,郎官咀以奏事。其大者谓之丁香母。丁香母即鸡舌香也。"但东汉时期的著名学者应劭却在《汉官仪》中说鸡舌香不能口含。原因是有一次,汉桓帝赐给侍臣鸡舌香,命他含着治口臭,但鸡舌香辛辣涩口,苦不堪言。回到家后,侍臣以为皇上是在赐毒惩罚自己,因而诚惶诚恐、痛哭流涕。

宋代文化水平极高的谪臣丁谓来到海南后,对海南沉香作过最为系统、最有权威的分类。他在著名的《天香传》中,将海南沉香命名为"四名十二状","四名"是沉香、栈香、生结、黄熟;"十二状"则是除前四类外,还包括黄蜡、牛目、虫漏、茅叶、鹧鸪斑、乌文格、伞竹格、昆仑梅格八类。先秦时期的《诗经·小雅·菁菁者莪》中载有"汎汎杨舟,载沉载浮"的诗句。北宋大臣胡宿的《文恭集》中有:"彩云按曲青岑醴,沉水熏衣白璧堂。"据称前者说的是沉水,后者指的是沉水香,意思是能沉于水中的香,表示结香的程度。

明代大科学家李时珍在《本草纲目》中,综合前人的经验,也曾精心对海南沉香作过比较研究。鉴于前人沉香、檀香不分,沉香又因产地、称呼、药性而含糊不清,特别是针对"海南多阳,一木五香"之说,李时珍认真地更正道:五代李珣在《海药本草》中称,沉于水的为沉香,浮在水面的为檀香。梁元帝萧绎在《金楼子》中称"一木五香",即根为檀,节为沉,花为鸡舌,胶为熏陆,叶为藿香,这其实都是错误的,所谓"一木五香",就是唐代药学家苏恭所说的沉、栈、青桂、马蹄、鸡骨;并进一步指出,沉香品类,各种说话都很详细,但总结起来可以分为三种,分别是沉、栈、黄熟。他从医药效用的角度,重点将沉香分成三个等级,在各等级之下,再根据生长特性、形状、香气等进行了细分,还一一列举并注明了药效、主治、附方等。

从此,海南沉香便得以名正言顺地呈现在世人面前,弥足珍贵。

明末收藏大家周嘉胄曾把沉香分为四类:一是香木自然枯死而膏脂凝结的,称为"熟结";二是外力如刀斧伐凿香木而使树脂凝结的,称为"生结";三是从枯朽香木中挖剔而出的,称为"脱落";四是因虫蛀树体而使香脂凝结的,称为"虫漏"。

清末著名学者屈大均不但对海南沉香的生长状况十分了解,而且对时人采香买香的情节也一清二楚。他在书中专门提到,所谓"生结",就是黎族人找到香树后,砍卜其曲干斜枝,制成斧口,用以承雨露,结果时间久了,就凝结成香;而"死结",就是把树斫倒在地,放置三四十年后凝结成香但树木已腐烂殆尽。屈大均每当对海南沉香、油速、伽楠等香材种类品质进行分析时,总能了如指掌,言之凿凿,娓娓道来,令人大为叹服。

不过,总体而言,清代中后期,国内大环境剧变,使得沉香资源锐减,沉香文化也随之迅速凋零,有关海南沉香的分类,极少再有人过问。

2013 年,海南省沉香协会原秘书长魏希望在《文物天地》上发表《崖香十二状》一文,依据多部古籍和众多史料,把崖香归为"四名十二状",将海南沉香树不同部位所结沉香分别命名,并从药理、功效、香气等不同角度,系统阐述了崖香的特点,引起了业界广泛关注。

魏希望在总结宋人沉香"十二状"的基础上,坚持了一个基本原则,这就是:"十二状"必须是白木香树在自然状态下,受自然因素影响而结出的沉香。他在经过仔细的梳理后,重新解读了"四名十二状":"四名",主要指崖香结香标准的总体分类,即沉水香、栈香、生结、熟结;"十二状",指的是沉香树自上而下结香的种类,包括虫漏、蚁漏、青桂、顶盖、包头、倒架、吊口、鸡骨香、小斗笠、马蹄香、树心格、黄熟香。

三、崖香的分类

综合前人的大量研究以及绝大多数人的观点,"四名十二状"目前已成为海南沉香通行的分类。

(一)四名

"四名"重新定义后包括沉水香、栈香、生结、熟结。

1.沉水香

泛指白木香树所结之诸类香品,可以看作是沉水香,又名沉水,入水即沉。

2.栈香

指半沉半浮一类的沉香,是古人衡量沉香等级的一个标准。李时珍在《本草纲目》中直接说"半沉者为栈香"。范成大在《桂海虞衡志》中解释过,大意是说:栈香,出自海南。外形像猬皮、栗蓬或鱼蓑。香之精华几乎都集中在刺端,香气与其他地方的栈香差别特别大。周去非在《岭外代答》中也解释过,说"香之精,钟于刺端,大抵以斧斫以为坎,使膏液凝泜于痕中。膏液垂而下结,巉岩如攒针者,海南之笺香也"。

3.生结

自然生长过程中,白木香树遭遇雷击、风摧、虫蚀、蚁噬等伤害后所结之香,称为"生结"。生结有如"雨露摘芽、河蚌取珠、天香烁烁"。清人屈大均在《广东新语》中这样评价道:香树还未死去,尚有青叶,香在树腹如松脂液,白木相间生于其中,因此称作生香。并说:"大蚁所食石蜜,遗渍香中,岁久渐浸,木受石蜜,气多凝而坚润,则伽楠成。其香本未死,蜜气未老者,谓之生结。上也。"清代崖州黄流人张嶲在《崖州志》中也有过类似的描述,他强调:"生结者,生树从心结出。"

4.熟结

熟结又称"死结",是指自然死亡后的白木香树所结香品,在树体倒伏后埋入土中或水中,经漫长岁月后,朽木蜕而香自露。熟结是香树死亡状态下的香品,无法与吐纳朝阳之气的生结媲美。宋人赵汝适在《诸蕃志》中这样写道:"伐树去木而取者,谓之生速,树仆于地木腐而香存者,谓之熟速。"又说"生速气味长,熟速气味易焦,故生者为上,熟者次之"。宋人叶廷珪在《南番香录》中说:"熟结,乃膏脉凝结自朽出者。"认为"生结为上,熟脱次之"。但例外的是,丁谓在《天香传》中却把黄熟奉为四品之一。

(二)十二状

这里所指的"十二状",包括鸡骨香、小斗笠、青桂、顶盖、包头、倒架、吊口、树心格、虫漏、蚁漏、马蹄香、黄熟香等。

1.鸡骨香

指的是稍微粗点的白木香树枝上,于其枝节节眼处所结之香。因树枝不够紧实,香内虚空较多。但香气清冽,隐隐有似香树香花晨放时的果香味。西晋嵇含在《南方草木状》中说:与水面相平的,称为鸡骨香。唐代中药学家陈藏器在《本草拾遗》中说:"亦栈香中形似鸡骨者。"宋代叶廷珪在《南番香录》中说:"或沉水而有中心空者,则是鸡骨,谓中有朽路,如鸡骨中血眼也。"

2.小斗笠

因形状酷似黎人所戴之斗笠而得名,也像翠竹中脱落的笋壳,香农俗称小笋壳,香气清冽,俏丽小巧,惹人喜爱。小斗笠常隐逸于枝杈脱落处,或大枝节眼处。古人常说的蓬莱香,就有这种。在《崖州志》中有过传神的描述:蓬莱香,就是凝结而未形成沉香的。大多形成片状,极像小笠、大菌等。其中,有的直径可达一到二尺,极其坚实,色泽和形状都像沉香,只是入水不沉,而是浮于水面,但刮去其背面残存的木质,则大多能沉于水。

3.青桂

意指树皮上所结之香,香农又称作"皮油",古人亦叫"麻叶"。劲风吹过,树折皮伤,汁液外溢。香树以皮肉之苦,练达馥郁之香。青桂香气清淡,闲适中大有兰花般的雅致。香氛来袭时,好似山涧浮萍、小溪泛芝,令人心旷神怡。嵇含在《南方草木状》中说:"细枝紧实未烂者为青桂香。"北宋文学家孔平仲在《谈苑》中说:"沉香依木皮而结,谓之青桂。"范成大在《桂海虞衡志》中同说"至轻薄如纸者,入水亦沉""如茅竹叶者",指的都是青桂。

4.顶盖

琼岛风暴较多,香树易折,断折处汁液上涌,凝结成脂,又因曝露在外,遭受日晒雨淋,易被发现,理去表层朽木后,脂液覆盖所形成的一层薄片即为顶盖。锯去枝干,数年之内也可结成薄片。顶盖多不沉水,但香气尤为清扬,甘甜凉逸。范成大在《桂海虞衡志》中直接说,蓬莱香就是沉水香,结香未成的,多成片状。

5.包头

包头一般长在深山老林,人迹罕至,结香时间长。断面形成后,经上百年愈合,树皮簇拥,包裹而成。包头含油丰富,入水即沉,紫褐相间,头香可持续一小时,香气凉甜,隽永悠长。范成大在《桂海虞衡志》中点明,包头形状酷似蓬莱仙山,因之记述为蓬莱香。后人多以为然,竞相传诵,奉为圭臬。古人以蓬莱命名海南香,既表明了对崖香的钟爱,也隐喻了超然物外,视崖香为天香,善意提醒,若得天香,当沐手供养,不可暴殄。

6.倒架

香树因年数久了或自然原因倒伏,后经虫蚀风吹等形成的不朽部分就是倒架。倒架香气纯正、清远。清代举人张嶲在《崖州志》中曰:"树仆木腐而香存者,谓之熟速,其树木之半存者,谓之暂香。"明代文献学家王圻在《稗史汇编》中说:"有曰熟结,自然其间凝实者。脱落,因朽木而自解者。"脱落、暂香意为结香时间短的香。

7.吊口

受自然因素如强风摧折、雷电击断、飞石撞折、野猪啃咬等影响,香树枝干折断后,断面冲向地面,汁液凝结成脂,状似吊刺、似猬皮,理清白木以后,就是吊口。吊口大多不沉水,属栈香类。倒置朝上时极像蓬莱仙山,古人遂将其归入蓬莱香序列。吊口香气飞扬,穿透力强。吊丝与油线相互交错,白木与脂液相互缠绕。叶廷珪在《南番香录》里评价:"出海南山西,其初连木状如粟棘房,土人谓之刺香。刀刳去木而出其香,则坚致而光泽,士大夫曰蓬莱香。"

8.树心格

指的是沉香树树心所结的香格。现代科学说的是油脂突然淤积于树心,将树干导管全部堵死,致使香树无法吸收水分,汁液不能正常流通。经验丰富的香农认为,沉香树叶枯萎、周围植物又繁茂时,必出树心格。树心格,既有润泽似玉、坚致如金,遒劲像龙筋、清癯若鹤骨的糖结紫奇,也有膏液内足、晶亮通透的白奇,还有流青滴翠、绿意盈融的绿奇等。紫奇香气醇厚,有品啜咖啡的厚重感;白奇香气清越、内敛,闻过万般空寂,但留一道彩虹;绿奇香气鲜灵,似晴雨初霁般烂漫。李时珍在《本草纲目》中说:"木之心节,置水则沉,故名沉水,亦曰水沉。"宋代进士陆佃(陆游的祖父)在《稗雅广要》中著述道:"木心与节坚黑沉水者为沉香。"作为《崖州志》主编,清代举人张嶲分三个层次仔细描述过树心格:一是"沉香质坚,棋楠性软";二是"入口辛辣,嚼之粘牙,麻舌,有脂,其气上升";三是"掐之痕生,释之痕合。揉之可圆,放之乃方。锯则细屑成团,又名油结,上之上也"。

9.虫漏

虫漏是在热带雨林中,某种粗胖的白色肉虫于香树根部附近树干上啃咬成洞后所结之香。虫漏香气特别、稳定,厚实有张力,分沉水和不沉水。沉水虫漏黑中泛紫,如漆似墨,香气历久弥真,凉润甘甜,令人回味。清代海南本地人张嶲在《崖州志》中详细地注解过:"虫漏者,虫蛀之孔,结香不多,内尽粉土,是名虫口粉。肚花划者,以色黑为贵,去其白木,且沉水。"并作过补充,意思是:虫漏,就是因为昆虫啃食而凝结成香,其颜色都是黑色,像墨汁一样;虫漏性硬,其味比奇楠要燥热一些;掷于水中会下沉;用于收藏,很长时间都不会变色。

10.蚁漏

蚁漏是黑蚁或白蚁蛀蚀后形成的香结。白蚁或黑蚁天生喜好阴暗潮湿的环境,所以主要蛀蚀香树根部。蚁漏香气浓郁、芳氛流泻。张嶲在《崖州志》中说过:"凡香木之枝柯窍露者,木立死而本存者,气性毕温,故为大蚁所穴。大蚁所食石蜜,遗渍香中,岁久渐浸,气多凝而坚润,则伽楠成……"内中描述了一种极为罕见的自然景观:大蚁筑穴本意是为了谋生,蜜蜂却是不意造访。蜜蜂遗留下的香蜜与树脂相互交融浸渍,生成多种品类的上品沉香。因此,崖香系列就有大蚁穴一品,即为白蚁、蜜蜂的杰作。

11.马蹄香

马蹄香同样出自香树根部,状似马蹄,甚为稀少。香内多虚空,结香紧密,香气芳馨。入炉熏烧飘逸高雅,香而不艳,浓而不俗。嵇含在《南方草木状》中提及过马蹄香:"蜜香、沉香、鸡骨香、黄熟香、栈香、青桂香、马蹄香、鸡舌香,案此八物,同出于一树也。"北宋进士陆佃也在《坤雅广要》中称:"其根节轻而大者为马蹄香。"

12.黄熟香

黄熟香就是熟香,只是埋在土中很久。熟香是其形成特征,因为熟所以松,一触即碎,内中木质纤维全都松散掉了,仅余蜂窝状香腺组织,通常熟烂后呈黄色,是土沉香的一种。上乘黄熟沉香金黄通透,既有琥珀的光鲜润泽,又有玟瑰的鳞片迷离。北宋大宰相丁谓在《天香传》中感叹道:"余杭市香之家,有万斤黄熟者,得真栈百斤则为稀矣。百斤真栈,得上等沉香十数斤,亦为难矣。"古人尤其钟爱黄熟香,丁谓还就此直接把它列入第四名。明代官修《大明一统志》则直点其名:"琼州崖、万、琼山、定安、临高,皆产沉香,又出黄速等香。"清人黄琦在撰写《岭南风物记》时这样界定黄熟香:"何谓黄熟?香树不知其几经数百年,本末皆枯朽,揉之如泥,中存一块,土气养之,黄如金色,其气味静穆异常,亦名熟结。"张嶲则在《崖州志》中称:"黄速香,色疏黄,质轻,气微结。高者类伽楠,而气味各殊。"有专家指出,日本正仓院所藏黄熟"兰奢待"正是此类。

黄熟、虫漏、蚁漏、吊口、青桂,是制作香线、理灰作篆的黄金组合。黄熟鲜活,虫漏、蚁漏灵动,吊口清越,青桂飞扬,深为古今香家所推崇。事实证明,崖香"十二状",任何一状都是变幻无穷的天之瑰宝、香之灵境。

第二节　崖香的特点与价值

谈起海南黄花梨,大家都耳熟能详,但要是说起海南沉香,却未必十分熟悉。实际上,海南沉香在众多产地的沉香中品质位列最优,声名历来良好,以至于一直流行着这样一句话:世界沉香看亚洲,亚洲沉香看海南。如果说海南黄花梨是木中黄金,那么海南沉香就是木中钻石。

海南沉香浑身是宝,特点明显,价值突出,既可入医药、做香水,又可磨香粉、制烟丝;既可做焚香熏香的原料,又能做工艺雕刻的材料。这一具备科研、制药、收藏、生活等多项功能的世间瑰宝,产自海南,供给内地,飘香千年,历久不衰。

一、崖香的特点

海南沉香,又称"琼脂""沉水香""水沉香",古时还被称作"崖香"或"沉香",是中国特有树种白木香树受伤后脂液历经多年沉积凝结而成的自然奇观,也是大自然赐予海南的自然瑰宝,被比作"琼脂天香""香木舍利",既是珍贵药材,又是极品香料,自古享有崇高声誉,公认为"香中翘楚"。

(一)结香独特

海南沉香是大自然无比精彩的造物结晶,跨越了海洋和陆地的樊篱,融合动物、植物、病菌、微生物等的精华,在沧海桑田般的岁月轮回中,借力机缘偶遇,变成一块块坚硬的凝聚物,状似朽木,千段万块,各不相同,均能散发出深深沉沉的奇妙异香。

（二）香味独特

海南沉香能散发幽深清淑的奇妙之香，而且变化莫测。整体上，海南沉香给现代人的感觉是：香气清婉、香韵清醇、香味清雅。古代名人对海南沉香的一致评价则是：气味清甜、馥郁持久、醇美静幽、香尾无焦。

（三）油脂纯粹

海南沉香不仅是沉香中的极品，就算上等的越南奇楠、土沉，也难望其项背。这是因为海南沉香整块都是油脂，没有纤维，焚点时无刺鼻异味，香气醇厚幽静，奇异迷人。当香气渐次散发开来时，能令人平心静气、身心放松，不知不觉中，能与香气融为一体，深深地享受个中的香韵，无论个人独享，还是与人分享，皆为美妙至极的雅事。

（四）鹤骨龙筋

海南的上好沉香，旷古绝今，自古令人赞不绝口。苏东坡专门赋诗赞美道：金坚玉润，鹤骨龙筋，膏液内足。寥寥数语，就把海南沉香的特征描述得形神毕现，非同凡响。同时，众多古代典籍对海南沉香也多有类似的评价与记载。

二、崖香香气独特的内因

（一）崖香香气优雅独特

仅仅在宋代，就有很多文人对海南沉香的气味做过评价和描述，《桂海虞衡志》赞其"气皆清淑""香尤蕴藉丰美""气尤清婉似莲花"，《陈氏香谱》评其"气清而长""香气清婉"，《铁围山丛谈》称其"花气百和旖旎"，《岭外代答》说崖香"香尤酝藉清远"，《天香传》断定"芳馨之气，特久益佳"，《沉香山子赋》直呼"无一往之发烈，有无穷之氤氲"。概括地讲，海南沉香的香气，以"清香""优雅"著称，这种清香伴以清凉、甘甜、花香、果香等，呈现出多种美妙的嗅觉组合，层次感突显，动态感强烈，清幽洌透，直达肺腑。

（二）崖香香气独特的内因

海南沉香之所以香气独特、"一片万钱"，自然有许多无与伦比的独特优势，其中最为核心的因素，就是油脂含量丰富，杂质极少，品质独特奇异。由此,海南沉香通常又可分为"水格""黄油格""黑油格"。

水格。通常是指沉香树因天气原因或自身病变,造成树身出现了能够承接雨水的凹面,如凹坑、缺口等,经过雨露洗礼后,水分逐渐渗进树体刺激沉香树产生抗体,继而逐渐形成的沉香,就是水格,也叫"速香",其颜色淡黄、土黄,或黄褐色,而且颜色越鲜亮品质越高。大凡水格,结香时间都较短,易出大料,不适合做熏料,若需熏料,则要选择油脂多的香结,否则会有朽木味道。目前,极品水格并不多见,普通水格常被用来雕刻工艺品。

黄油格。此类沉香油脂淡黄,无论油脂含量多高,整体都呈淡黄色。黄油格和水格颜色差别并不大,主要是因为二者基本同出一树,树心结香。严格来说,只有沉香树树心结油的黄油类沉香,才能称得上黄油格。干透的黄油格比水格味道更加芬芳浓郁。品质好的黄油格价格非常高,不易获得。

黑油格。这等沉香基本为黑褐色,稍带浅黄相间,斑纹呈不规则片状或团状,毛孔多点状,油线分布均匀、条理清晰,好似用笔一丝一丝画成。黑油格的香味重而不浓,凝聚性强,与其深邃的外表交相呼应,熏烧时甜香醇美,沁人心脾,被称为沉香中的绅士,其药用价值很高。宏观上看,满油的海南黑油格呈黑色,油脂成膏,几无纤维,甚至比惠安系沉香更软;初闻香味温和纯正,较为明显,烧之香气愈加芳甜浑厚。

由于高品质海南沉香几乎没有木质纤维,煎香时闻不到纤维的刺激味,因此海南沉香非常适合制药、沏茶、泡酒、淬油、煎香等。目前市场上水格沉香价格最低,黄油格较高,黑油格最高。海南沉香中黄油格和黑油格是最好的沉香之一。偶见奇楠,但海南奇楠多为黄奇,绿奇极少,尤以黑油格最佳。

三、崖香香味的特点

古人对沉香的评价是:"占城(越南)不若真腊(柬埔寨),真腊不若海南黎峒。黎峒又以万安黎母山东峒者,冠绝天下,谓之海南沉。"可见自古海南沉香就拥有极高的地位。

很多资深沉香玩家认为,沉香玩久了,玩到最后,只剩红土、奇楠、海南沉香这三种可以再玩。这些人觉得,海南沉香香味突出的特点是:味道雅而不燥、醇而不腻，别具一格。但传统观念认为，海南沉香香味最显著的特点却是：甘甜浑厚、清纯雅正，甜得非常纯净，不腻，上炉层次感极强。有心的香友对海南沉香的香味进行过如诗如梦般的赞颂："香气清雅纯正，鲜活灵动；甘甜透彻，远引笃厚，于凉甜中浸润着丝丝花香，在淑雅中游离有袅袅清氛。"其中的奥妙，对于外行，只能是"只可意会不可言传"了，必定只有用心熏闻的人才有体会，才能"妙不可言"。但有一点需要注意，越南芽庄的沉香也很甜，但甜中带凉，与海南沉香区别明显。

总结来说，整体上海南沉香香味的特点是：纯、雅、清。清雅纯正，灵动透彻，远引笃厚，甘甜而纯净，香而不腻，雅而不俗，层次感丰富。这应该是对海南沉香香味最准确的描述。至于现实中出现的细微偏差，主要是海南中心区域温度较高，香气浓烈；而周边区域温度要低，香气稍淡。这也正是沉香因地而差异、因地而优异的根本原因。

但万变不离其宗，海南沉香的香味最核心的特征是"清"，海南沉香的香韵如莲花、鹅梨、梅英、蜜脾之香气。有些海南沉香带有清雅的花香，有些则带有令人愉悦的果香和蜜香，带有花香的，味道非常清雅；带有果香与蜜香的，味道清甜而讨喜，各有特色。但野生海南沉香更有"久煎不焦"的香味特质。

四、海南黎峒沉香的特点

在古代，海南全岛均盛产白木香树种。白木香树最适宜生长在北纬 19°的热带地区。古人常说"万安黎母山东峒"，黎母岭、五指山两大山脉恰好横亘于这一地带。这里的原始热带雨林保存完好，植被完备，生物多样性丰富，林中植物芳香纷呈，荟萃天地精华，白木香所结沉香自然品质极佳，这里盛产过的黎峒沉香，曾经大名鼎鼎，舞弄香潮千百年。

黎母山等黎峒地区出产的沉香品质位列优中之优，号称"天下之冠"，曾作为贡品或瑰宝传入中原。自古以来，许多文人政客被贬海南、为官一任，带来了中原先进的思想和文化，又赋予了黎峒沉香浓郁的人文气息，成就并壮大了中国沉香文化。由此，黎峒沉香便不断通过交流、贸易与朝贡等途径，进入普天之下世人的生活，蜚声海内外。

黎峒沉香品质上乘。黎峒沉香薄如细纸者，入水即沉。颜色坚黑者为上品,黄色的品质次之。所有黎峒沉香中,角沉黑润、黄沉黄润、蜡沉柔韧。大多数以外观或性质命名,色如鸟羽者被称为"鹧鸪斑",形如兽牙者叫作"马牙",掷地有声者称作"铁格""菱角壳""香角",颜色坚黑且掷地有声者叫作"黑格"。

黎峒沉香形态各异。黎峒沉香形态万变,没有统一的形状,完全是自然天成,如肘、拳、石杵、凤雀、龟蛇、马蹄、牛头、燕口、云气、人物、茧栗、竹叶、芝菌、梭子、附子等,不少于 20 种,都是因形而赋名。

针对黎峒沉香奇异的原因,古人研究极多。最令前人接受的观点是:从五行风水上看,南方火行,其气炎上。海南地处中国最南方,所说"南"处离位,离主火,火为土母,火盛养土,山地蕴积钟阳之气,往往出产上等好香,所以沉香、旃檀、熏陆之类香料多产自岭南海表。事实上也是,上品沉香就出自万安黎母山等黎峒地区。南宋范成大在《桂海虞衡志・志香》卷中,开篇就讲道"南方火红,其气炎上,皆味辛而嗅香"。清代张嶲在《崖州志》中也说:"峤南火地,太阳之精液所发。"继而又说:"其草木多香。有力者皆降皆结,而香木得太阳烈气之全,枝、干、根、株,皆能自为一香。古语曰:海南多阳,一木五香。"接着便直接点明:"海南以万安黎母东峒为胜。其地居琼岛正东,得朝阳之气又早。"万安地处海南岛正东,黎母山为西南一东北走向,集聚朝阳之气,自然条件得天独厚,所产沉香味道尤为奇特清淑。

明代科学家方以智也曾说过:"沉香,万安黎母山东峒冠绝。"这里的沉香,只要焚烧一"铢"(古代的一种重量单位),就能满室芬芳,味如莲花、梅英、鹅梨之类,至香烧尽,气味不焦。这正是海南沉香区别于印尼、越南、印度、伊朗、泰国、柬埔寨、马来西亚等地所产番沉香的重要特征。而海外番沉香,味道多腥烈,尾烟有焦味。

五、崖香自古冠绝天下

(一)崖香自古有名

海南沉香是瑞香科白木香树的树干,受伤后流出的胶汁液,或虫蚁蛀蚀后的分泌物,经真菌入侵,日月堆积,结成的黄色固体。其逐渐由黄变黑,由轻变重,历经漫长岁月后,香木朽而质金坚,香心实而入水沉,香色墨而味辛温。

海南全岛自古就是各种香料的盛产地。汉代之后的史料表明，海南沉香自药品演变为贡品、商品之后，声名远播，广受国内外消费者的钟爱和海内外商贾的追捧。

古人对香材价值的认识，源于熏闻，始于治病，最主要是能给人类带来健康。传统中医习惯将热带瑞香科树木的分泌物称为"沉香"，后经加工入药，主要用来治疗气逆喘息、寒滞呕吐、脘腹疼痛、大肠虚闭、小便气淋等症状。

汉代，宗教在神州大地勃然兴盛，人们在日常生活中，总会经意和不经意地将香木心材上结成的黑褐色油脂神秘化，或燃点在皇宫、寺庙、宅第的烟炉内，或制作成辟邪物什随身佩戴，所谓"烧之，辟天行时气、宅舍怪异。小儿戴之，辟邪恶气"。

唐代中医对沉香的药效有了进一步的理解和应用，认为"香窜冲动、性质辛、微温无毒，可降气纳肾、调中平肝"。宋人有记载，海南岛汉时就出现过"交趾之蛮，过海采香"，"因与之结婚，子孙众多，方开山种粮"的事情。宋代朝廷官府及寺院豪宅焚香成风，对香药需求猛增，朝廷为此还专设有香药院，由官府垄断所有源自南方的各种香料。

南宋大诗人范成大在《桂海虞衡志·志香》中开篇直言："世皆云二广出香，然广东香乃自舶上来。广有香产海北者亦凡品，唯海南最胜。"而南宋地理学家赵汝适则在《诸蕃志》中直呼海南土产："沉水、蓬莱诸香，为香谱第一。"并明确指出了其产地来源："其货多出于黎峒，省民以盐铁鱼米转博，与商贾贸易。"可见时年香药早已成为海南特产之最。

南宋另一位地理学家周去非，曾特意提到时年海南沉香的交易盛况："省民以一牛于黎峒博香一担归。""顷时香价与白金等，故客不贩，而宦游者亦不能多买。"宋代进士朱初平引南宋史学家李焘的《续资治通鉴长编》记述道："沉香价，每两多者一贯，下者七八百。"可见当时海南沉香不但品质优等，而且稀罕奇贵。

关于海南万宁上乘沉香的品质，宋人范成大在《桂海虞衡志·志香》中也有记载：沉水香，上品出自海南黎峒，又叫土沉香，环岛皆有之，又以出自万安（万宁）的最好，并高度赞誉"唯海南最胜"。南宋著名的地理总志《舆地纪胜》也有类似的记述："沉香，出万宁军，一两之值与百金等。"这都印证了万宁自古出好香的说法。

(二)崖香冠绝天下的外因

1.沉香形成需要机缘,概率极小

自然情况下,野生白木香树结出沉香的概率极小,"百无一二",这是决定海南沉香特别稀有的关键。海南黎族同胞早就熟知白木香树伤口遇水会结沉香的自然奥秘。为此,黎人会不时进山,用刀砍斫香树枝干,令伤口历经一年两季的雨水浸渍,待到伤口结出沉香,再锯下带回,刮去白木,剩余沉香。用这种方法获得的沉香有:依皮而结的"青桂"、适合做药的"黄沉"、削后自卷且咀之柔韧的"白蜡"、焚烧后气味清冽的"鹧鸪斑"以及长久埋入土中而不削就出薄香片的"龙鳞"等。

2.沉香采集讲究时令,难度极大

春天气候湿润氤氲,此时采收的沉香多水汽;夏季气候炎热蒸蒸,此期采收的沉香比较干燥;秋冬气候寒冷凛冽,香木精华内敛,此时采收的沉香少有木气,香气很纯——这些都是海南香农采香最为宝贵的经验。古人常说采香"贵以其时",算是一语道破了天机。因此,海南沉香采收,多选在秋冬季节,免得破坏浪费。早在宋代,从海南黎峒贩卖到中原内地的沉香,其价格就被哄抬到"与白金等"。因此,受到暴利的诱惑和驱使,香商纷至沓来,争相采购,非常热闹,难免有人反季而作,以次充好。

六、崖香冠绝天下的地理密码

海南沉香不但"一片万钱",而且顶级沉香香韵丰富、香味清雅、留香持久。这主要得益于海南岛四面环海、热带岛屿气候等独特的地理区位条件,非常适宜白木香树生长,最适生长区位于海拔 100～600 米之间,山地蕴积钟阳之气,出产上等好香。

海南岛为岛屿气候,自南而北横跨在热带和亚热带交界区域。

(一)按气象学划分

北纬 19°地区,年均温高于 24.5℃,属湿润热带;北纬 20°地区,年均温低于 24.5℃,属于亚热带。白木香树最适生长环境位于北纬 19°的热带地区。从地图上看,北纬 19°线横跨了琼中、东方,而黎母岭、五指山两大山脉恰好横亘于此。

(二)从气候因素上看

北纬 20°地区,年均温 23.5℃,平均极端最低温 1～7℃。年日照时数

2000～2200 小时。年降雨量西部 1400 毫米,中部 1600 毫米,东部 2000 毫米。至于台风路径及台风风害,自东向西全部处于重风害区;北纬 19°地区,年均温西部 24.5℃,东部 24℃,平均极端最低温 7～9℃。年日照时数 2000～2600 小时。年降雨量西部 500～700 毫米,中部 600～2000 毫米,东部 1700 毫米。至于台风路径及台风风害,西部属轻风害区,中部属中风害区,东部属重风害区。

(三)从土壤质地区分

北纬 20°地区,东部主要是大海积潮沙土,中部和西部主要是黄色砖红壤,海口石山、永兴、龙塘地区受火山喷发影响,主要是玄武岩砖红壤;北纬 19°地区,西部沿海一带是海相沉积燥红土,中部偏西一带主要是花岗岩褐色砖红壤、山地赤红壤,东部是红色砖红壤。

(四)从区位地势上讲

北纬 20°地区,西部海拔 50 米,中部海拔 100 米,东部海拔 50 米。主要以冲积平原为主。北纬 19°地区,中西部平均海拔 50～800 米,东部海拔 50～300 米。主要以山地、丘陵为主。沉香最适宜生长环境在海拔 100～600 米之间,喜阳怕涝。

古人说"淮南为橘,淮北为枳",说的就是环境、地理等因素,可以改变植物的品质。诸如椰子树,长在琼南椰果硕大,而移植到琼州海峡对面,椰果只能长到苹果一般大。沉香也是这样,在海南岛中西部和东北部就已泾渭分明,何况在两广或越南等区域之外。

七、崖香千金难求的历史原因

海南沉香虽然冠绝天下,但海南香市存量极为有限,特别是上等好香,更是千金难觅。这都是有历史原因的。

崖香历代皆为贡品。清代张嶲所著的《崖州志·土贡》一节记载:"海南土宜之贡,自汉迄明,历朝皆有。自雍正间将本色物料编入正赋折征,每年汇同地丁起运项银报解,拨支兵饷。"张嶲是清代进士,海南崖州本地人,对海南的历史和"现状",不但非常了解,还多有研究。

崖香不堪赋税之乱。南朝史学家范晔在《后汉书·明帝纪》中有这样的记载:东汉时期,儋耳郡"慕义贡献"。唐代儋崖"土贡金、糖、沉香"。宋代儋耳"熟黎"需"供赋税",而居黎峒的"生黎""不供赋税"。然而,黎峒黎区地远山高,州官巧立名目,"欺敝诡伪"之事变本加厉。曾任昌化军副使的李光在《庄简集·海外谣有序》中则说:琼、崖、儋、万四个州地,悬于海外,地远山偏,路途险恶,缴纳赋税和课征徭役,都不依据王法。官员对这里出产的沉香、翠羽、怪珍之物,征取无度,百姓无处控诉,不胜愤怒,最终相煽成风,群起闹事。由此可见,时年海南沉香赋税何等沉重,又是何等的混乱伤民。

苏轼之子苏过流谪在海南期间,目睹黎人被巧取豪夺沉香的惨状,愤然感叹:"黎人处不毛之地,盐酪谷帛斤斧器用,悉资之华人,特以沉香、吉贝易之耳,吾焉用此借寇兵而资盗粮哉!"南宋礼部侍郎李焘在《续资治通鉴长编》中也有过严厉的抨击,大意是:每年省司都要派人前往出产沉香的(海南)四州购买沉香,但这四个州地悬于海外,信息闭塞,官吏不根据实际情况酌情采办,每两沉香出价仅给130文,根本买不到,便按数目等量摊派到各家各户,一时间,贩夫走卒、平头百姓,无人幸免。而且官府催办得还特别急,迫使香价迅猛高涨,每两沉香多的要钱一贯(古时的1000块钱),少的也要七八百。前来收缴的人既要多取斤两,又要多加利息与损耗……很多家庭因此倾家荡产。最后,李焘愤然总结道:海南历来的大患,没有比这更惨的了。

宋代,海南划归广南西路,权力交叉,官吏不作为,官吏在采办沉香时腐败至极,直接把海南沉香无端推进了罪恶深渊,加剧了沉香生态链的断裂。元代,海南黎区继续进贡槟榔、沉香等,但因供给占城(今越南北部)之军饷和各种朝贡之苛重,较宋代有过之而无不及。明代,琼州府向朝廷贡物在永乐初期形成定制。明代唐胄在撰写《正德琼台志》时明确写道:"国初未闻私贡,永乐乙酉抚黎知府刘铭率各州县土官入贡马匹、沉香。"结果尝到了甜头的土官一发不可收,"知府黄重用是为例,三岁一贡,其数无常,剥黎邀功。后革土职,贡亦随废"。

由此,经过汉、唐、宋、元四个朝代的无情盘剥,海南沉香几近枯竭。直到明朝郑和七下西洋,从海外带回大量香料,加上西洋各国朝贡贸易频繁,才基本缓解了国内的用香需求。但清兵占领琼州后,搜刮索取又一如既往。清代的《琼州府志》就清晰地载有:"(官兵)或借官司名色,或借差吏横眉,伤取贡香、珠料、花梨等货,奔走无期,犹索脚步陋规,膏脂尽竭。"

这都证明,此类扰民恶行,整个清代比比皆是。

扰民伤民反应最激烈的一次是康熙七年(1668),崖州知州张擢士实在看不下去,怒而呈递状纸,在著名的《张擢士请免供香》长文中大声疾呼:"琼郡半属生黎,山大林深,栽产香料。伏思沉香乃天地灵秀之气,千百年而一结。昔当未奉采买之先,黎彝不知贵重。老贾贪图厚利,冒毒走险而进,或有携扶而出者。自康熙七年奉文采买,三州十县,各以取获迟速为考威之殿最,滑役入其中,狡贾入其中,奸民入其中。即蠢尔诸黎,亦莫不知寸香可获寸金,由此而沉香之种料尽矣。若俟再生再结,非有千百年之久,难望珍物之复种。先奉部文,本年沉香限次年二月到京,近因采买艰难,催提纷纷,本年春夏初犹银香兑重,及至逼迫起解之时,甚有香重一倍,而银重二倍者。恐三两五钱之官价,仅足偿买香解香之十分之一耳。况琼属十三州县,供香百斤,而崖独有十三斤之数。嗟!崖荒凉瘠苦,以其极边而近黎也。且香多则解费亦多,籍曰产香,岂又产银乎?"

就这样,地方官吏长期的横征暴敛,不仅破坏了沉香赖以生存的生态基础,也动摇了清朝政权的统治基础,使得沉香文化在近代不可逆转地滑向了衰败。就在昌江县石碌镇水头村,至今仍保存有一块禁示碑,为乾隆四十四年(1779)琼州知府萧应植颁立。碑文有"骚扰复萌,或借官司名色,或借差役,横眉饬取贡香"等,足以证明有清一朝,黎族地区沉香采办乱象丛生,民怨沸腾,读来令人跌足喟叹。

到了民国,尤其是抗战时期,侵华日军再次对海南沉香资源展开灭绝性掠夺,所造成的重创至今未能愈合。

此后,从海南解放到海南建省,其间虽多次经历波折,造成不同程度影响,但在长达几十年相对封闭的环境中,海南沉香居然得到了意外的休养生息,至今虽未能恢复到令人欣慰的状态,但勃勃生机的态势已然初步形成。

八、崖香的药用价值

海南沉香,是瑞香料沉香属的白木香树受伤后分泌出汁液,凝结为油脂的部分。白木香树,是海南岛的原生珍稀树种,1998年被列入《濒危野生动植物种国际公约》(CITES),1999年被列为国家二级保护植物,2000年被列入《世界自然保护联盟受威胁植物红色名录》。

海南沉香一度成为沉香中的极品，甚至令越南奇楠、土沉都望尘莫及，这是因为海南沉香用于煎香、焚香时，整块香料都是油脂，没有纤维，焚烧时无刺鼻味道，香气醇厚幽静，十分迷人。

（一）崖香的药用价值

海南白木香树区别于其他树种的主要标志，是它能结出 2-（2-苯乙基）色酮类及倍半萜类化合物。研究表明，沉香的香味源于挥发油，有明显的中枢镇静作用。沉香的香气成分之一沉香螺旋醇，有类似氯丙嗪的安定作用，可延长睡眠。沉香呋喃有轻度的中枢镇静与催眠活性。沉香白木香酸也有一定的麻醉催眠和镇痛作用。总之，沉香具有安神的功效。

概括来讲，海南沉香的主要功效是：可镇静催眠、有效改善肺部炎症、治疗咳嗽痰多之症；具有抑制中枢神经系统的作用，可预防脑中风、高血压的发生；具有保护心脑血管的作用，能抗心律失常，对于心肌缺血患者具有很好的治疗作用；可抑制肿瘤细胞生长，有明显的防癌抗癌效果。

海南沉香自古至今就被用于沉香组方治疗病症。沉香对于强化心脏及神经具有疗效，著名良药"救心丸"中就含有沉香。沉香能帮助睡眠、养颜美容、消胀气、排宿便、去油脂，提阳功效良好。沉香主治气喘、心腹痛、呕吐呃逆、腰膝虚冷、大肠气滞、胸膈痞塞等，其中以海南黑油格沉香的药用价值最高。

以海南沉香组方配伍的中成药超过 200 种，如沉香化滞丸、沉香养胃丸、沉香化气丸、八味沉香片等，用于治疗包括消化、呼吸、风湿、肿瘤、心脑血管以及外、妇、儿、男、五官、皮肤等科的疾病。

在《辞典》《本草纲目》《本草经疏》《本草汇言》《本草从新》《本经逢源》《药品化义》《中华本草》《中国药典 2010》《雷公炮制药性解》等许多中华典籍中，都有海南沉香的相关药理介绍。

（二）古人对崖香药用价值的评价

黎峒沉香自古远近闻名，不仅适用于日常熏香，还有通关开窍、畅通气脉、养生治病等治疗疾病的功效，从来就是一味重要的中药材，堪称"杏林翘楚"。同味辛色黑、体大坚重的舶沉（东南亚传入的番沉香）相比，黎峒沉香不仅味甜清凉，而且药用下气见效神速。

《广东中药志》记载：广东省在几百年前就是土沉香的重要产地，尤以当时海南出产的"黎峒香"中的"东峒香"、东莞一带出产的"女儿香"品质最优，闻名遐迩。这时的海南岛还归属广东省。明代科学家方以智认为，黎峒沉香与奇楠是同类同品，只不过二者有阴阳之分：沉香味苦而香含藏，燃烧更芳烈，属阴；奇楠味辣而香速发，能闭二便，属阳。他认定黎峒沉香性辛、微温、无毒，具有行气镇痛、温中止呕、纳气平喘等功效，常用于治疗积痞、霍乱、胃寒呕吐、恶气恶疮、气逆胸满、喘急心绞痛等症。

至于中医典籍里相关的评价和记载则更多，药效和药理大体与沉香大类相同，只不过多了崖香自身特有的效用和优势。康熙年间医药学家汪昂撰写的古代中医药学著作《本草备要》谓之"能下气而坠痰涎，能降亦能升，气香入脾，故能理诸气而调中，其色黑。体阳，故入右肾命门，暖精助阳，行气不伤气，温中不助火"；明朝大医药家李时珍在《本草纲目》中明确认定："沉香，去恶气、清人神、理诸气……止喘化痰、暖胃温脾、通气定痛"，有"调中，补五脏，益精壮阳，暖腰膝，止转筋、吐泻、冷气"之功效，能治"上热下寒，气逆喘急，大肠虚闭，小便气淋，男子精冷"等症候，又称"沉香性辛，微温无毒，有降气、纳肾、调中、平肝之效，为香窜冲动药"。

第三节　崖香文化的形成与发展

在中国香文化的历史中，海南崖香在国人心中的地位数一不二，韵味又在其他产区之上，自古以来，备受皇亲国戚、文人墨客等上层社会所钟爱。至于沉香何时传入海南，至今未见相关考证。但可以肯定的是，海南自古就产沉香，1500多年前的古典文献中就有海南崖香的记载，当时"环岛皆有之"，但"此物是奇物，人所钟爱之"。因此，海南崖香文化历史悠久，底蕴深厚，而且独树一帜、别具一格，成为中国香文化大家族中极富地方特色的一员。

一、崖香文化的起源

有关海南产香的文字记录，最早见于晋朝任昉在《述异记》中的记载："香洲在朱崖郡，洲中出异香，往往不知名，千年松香闻十里，亦谓之十里香也。"海南崖香在晋武帝时便当作贡品使用。由此推断,海南崖香历史已超过 1500 年之久。

《舆地纪胜》给出的极高评价是"一两之值百金",可见其价值之高昂,直接可将沉香看作海南岛上的天然宝贝。这也足以证明,沉香为何高居"沉檀龙麝"四大名香之首。

海南崖香,又以黎峒沉香为最,产自海南黎峒地区。而黎峒地区的黎母山,自古就被誉为黎族的圣地,是黎人的始祖山。

黎人历来有"生黎"和"熟黎"之分。历史上,生黎有名无姓,不与汉人交往;熟黎则"慕化服役,稍同编氓",基本是符、王二姓。黎地有五母山,山中居住的都是黎族百姓,聚居成村的叫作"峒",峒各有主。酿酒时大多喜欢掺杂榴花。当地盛产水沉、翡翠、珠玑、犀象、龙涎等异物。清人屈大均评价说:"生黎兽居黎母山中,熟黎环之。"熟黎会说汉语,天亮到县城买卖东西,天黑则吹角鸣号、结队而归。但生黎从不进城,外人难得一见。古代黎人习惯把头发盘在额顶上,上面插有金银钯或牛骨簪。但生黎和熟黎的穿插方法有所不同,纵向穿插的是生黎,横向穿插的是熟黎,因此,可以通过观察发型穿插方式区别生黎和熟黎。

古代黎族人喜欢砍采沉香木回去建房、造桥、制饭甑、箍猪圈、做狗槽,更常用不容易被虫蛀蚁蚀的沉香木制作独木器具。此类独木器具用与不用时,久之均能发出阵阵清香。而沉香木制成的独木蒸饭器具用来蒸煮米饭,能散发一股淡香,更利于消化。

黎母山布满热带雨林,珍稀植物及重要经济植物超过 120 种。沉香就是上苍赐给黎人的最好礼物。在海南黎族居住的黎峒山区,自古生长有野生白木香树,而且"诸郡悉有,傍海处尤多,交干连枝,岗岭相接,千里不绝。叶如冬青,大者数抱",漫山遍野,十分壮观。黎母山是海南顶级沉香黑油格的盛产地,在文人笔记中,常被称作"香山"或"香洲"。《广州志》称"香洲"就是海南的黎山,此山产名香。

苏东坡曾写诗盛赞:"黎婺山头白玉簪,古来人物盛江南。"他在被贬海南时,曾说岛上食无肉、病无药、居无室、出无友、冬无火炭、夏无寒泉,几乎是要什么没什么,唯一幸运的就是没有瘴毒之气。沉香可除臭避秽,海南没有瘴毒之气可能与盛产沉香有关,也深刻地影响了黎人生活。

北宋大宰相丁谓曾贬居岭南 15 年,而在谪居海南黎峒期间,宦海失意的他一度寄情于黎峒沉香,写下了极负盛名的《天香传》,堪称海南崖香文化的经典作品。丁谓于宋太宗至道初年(995)首次接触到沉香,任福建转运使时常"以香入茶",制作贡茶。之后,久居禁中的丁谓逐渐熟知了宫中祭祀之礼以及其他各种文化用香制度。

到了乾兴元年,也就是 1022 年,真宗崩位,仁宗继位。因敢于直言,丁谓遭到排挤,被罢相贬为崖州司户参军,名副其实地到了天涯海角。初到崖州的丁谓极不适应,作诗慨叹:"今到崖州事可嗟,梦中常若在京华。程途何啻一万里,户口都无三百家。夜听猿啼孤树远,晓看潮上瘴烟斜。吏人不见中朝礼,麋鹿时时到县衙。"不过,丁谓天性乐观,甚至嘲笑道:朝廷宰相出任崖州司户,可见天下州郡,崖州当属最大。丁谓就凭借着如此豁达的心态,谪居当地水南村五年整,积极融入当地生活,教民众习字作文,还传授中原建筑技术,帮助民众修建房屋,深得黎民喜欢。

丁谓晚年流放崖州的这段生活,因为"沉香"而具有特殊的意义,少了纷繁复杂的红尘烦恼,漫长白昼阳光普照,乱云飞渡吉凶祸福,香炉熏香遍享人间清欢,正如他在《天香传》中所述:忧患之中,没有一丝一毫尘虑。"越唯永昼晴天,长霄垂象,炉香之趣,益增其勤。"在丁谓忧患失意的那段岁月,海南黎峒沉香以最高的礼仪、最高的境界,倾情伴他度过余生。史料记载,丁谓临终半月已不进食,只管焚香端坐,默诵诗书,小口呷吮沉香煎汤,嘱咐后事之际,神志清醒,整理衣冠悄然逝去。如此荣辱两忘处变不惊,实非寻常之人。如此一个襟怀宽阔、看淡红尘,而又机敏有加、洞察世事的人,晚年不再为世俗所烦恼,至死胡须鬓发不见翻白,可见度量之大。

《天香传》作为一部记述黎峒沉香的专著,从生产状况、氤氲香气、优雅品质、上贡佳品、商贸交流等诸多方面,全面开启了世人对黎峒沉香的科学认识。可以这样说,中国沉香文化在丁谓《天香传》中形成雏形,并为此后的兴盛壮大奠定了深厚的文化基础,从此,海南的沉香文化逐渐走向了成熟。这说明,海南崖香文化的起源就在黎母山一带,并由大黎母山区域迅速向岛内外发展,最终名扬华夏,饮誉世界。

二、崖香文化的发展

(一)宋代之前,空谷幽兰

在后人看来,位居"沉檀龙麝"四大名香之首的沉香,历来以产自海南的"冠绝天下",但事实并非自古就是如此。宋代之前,海南崖香一直寂寂无闻,就像那空谷幽兰一般,自开自败,极少有人问津。

香学典籍《香乘》记载:"晋武时外国亦贡异香,迨炀帝除夜火山烧沉香甲煎不计数,海南诸香毕至矣。"也就是说,那时的隋炀帝暴殄天物,肆意焚烧,根本就没认识到海南崖香等同稀世珍宝,需要倍加珍惜。同时也可以看出,海南出产沉香的历史至少有 1500 年,此期应该也是海南崖香文化萌芽之时。

唐玄宗天宝元年(742),鉴真法师应日本天皇朝廷等的邀请,东渡日本传法。748 年,鉴真所乘海船因台风漂到现今的海南三亚,留住一年,各界头面人物多有馈赠海南异香。据《唐大和上东征传》所载,鉴真自三亚到海口,但见"香树聚生成林,风至香闻五里之外"。鉴真东渡时携带有 600 多斤香料,包括沉香、甲香、栈香等。据传,现藏于日本正仓院东大寺的"天下第一香'兰奢待'",就是当年鉴真带去的一块黄熟香,说明鉴真法师此时才刚意识到海南崖香世所罕见,崖香从而开启了"享誉世界"之旅。

古典文献中最早提到沉香,是东汉的《异物志》和《交州异物志》。《交州异物志》有记载:先砍断蜜香树树根,经过很多年后,蜜香树树皮腐烂,剩下树心及树节坚硬黝黑的部分,放置于水中能下沉,这便是沉香。史籍对岭南沉香的明确记载也首见于《异物志》中。后陆续有其他文献跟进,如西晋嵇含《南方草木状》、三国吴万震《南州异物志》、南朝宋沈怀远《南越志》、唐刘恂《岭表录异》等,只是称谓相异,分别为"木蜜""蜜香"或"沉香"。尽管产地记述不是"南州"就是"交趾",甚至是产自"广管罗州",看上去均未具体提及海南崖香,但历史上,很长一段时间(如汉唐时期)的岭南,都包括了现今的广东、广西、海南、港澳,甚至还包括了现在越南的大部。这说明,历史上岭南沉香的大概念涵盖了海南崖香,使得海南崖香的光芒有所遮蔽。

不过,南朝梁任昉所撰的《述异记》则明确提到了朱崖异香:"香洲在朱崖郡,洲中出诸异香,往往不知名焉。"唐代后期的琼州都督、酷吏韦公干暴力盘剥敛财,将搜罗到的坚木重金运往广州,结果因船太重而翻沉,却不知更值钱的沉香就在眼皮底下。这都说明,宋代之前很长时间,海南崖香并不广为世人熟知,但越到后来,越像"钗于奁内""玉在匣中",稀世珍宝的光芒越来越光彩夺目。

(二)宋代初期,一鸣惊人

海南崖香"一举成名天下惊"的盛况,普遍认为是发生在北宋初年。北宋时期乐史编著的《太平寰宇记》有"琼州出剪沉、黄熟等香""儋州昌化郡……煎沉香出深峒"的记载。不久之后,被贬崖州的北宋宰相丁谓,在他撰写的《天香传》中,首次系统论述了海南的香料。"凡四名十二状,皆出一本",对香的质量、名色分析非常完备,描述也十分生动,书中先叙述道:"素闻海南出香至多。琼管之地,黎母山酋之,四部境域,皆枕山麓,香多出此山,甲于天下。"之后笔调一转,直接指出:"然取之有时,售之有主,盖黎人皆力耕治业,不以采香专利。"在详尽描述完海南崖香商贸境况之后,他又写道:(广东)雷州、化州、高州等地,也出产沉香,但同海南崖香相比,优劣不辩自明。因为这些地方的沉香天然品质差异明显,求购的人太多,前往山中取香,只能贪多求快。本来是上好的黄熟,则等不得其形成栈香,本来是上好的栈香,又等不得其形成水沉,都只是为了牟取暴利,像强盗一样。不像海南那边都是黎峒山区,黎人不到时候决不乱砍滥伐,因此,香树没有夭折之患,所得沉香必定都是极品好香。

宋真宗时,丁谓两度拜相,目睹过各国争相朝贡香药。丁谓天资过人,才高八斗,又见多识广,被贬至海南后,对香的见识自是一流,所撰《天香传》,分类香质驾轻就熟,被后世公认为权威。

由此可知,唐末宋初的几十年,海南崖香就已闻名于世,大约最迟在宋真宗朝(998—1023)就已一飞冲天,身价飙升,成为皇亲国戚、达官显贵竞相追猎的奇货异宝。

丁谓曾说的"黎人皆力耕治业,不以采香专利",说明宋初沿海低谷地带黎人农耕才是主业,采沉只是副业。而且是"每岁冬季,黎峒待此船至,方入山寻采,州人役而贾贩,尽归船商",说明此期销售链条已然固定,带有专卖性质。贾贩船到了之后,才进山开伐,蕴藏量还非常大,不好的或不足熟的香,人们根本不屑于动手。

(三)宋代中期,一派繁荣

海南崖香一举成名后,暴利滚滚,之后的整个北宋期间,海南香业方兴未艾、热闹非凡,沉香采集迅速成为黎峒民众的日常生活。岛内外商人只要把牛牵过去,便可换出沉香来,一派自由贸易、欣欣向荣的景象。然而,资源有限,欲壑难填,随着采伐加剧,蕴藏量减少,沉香成色逐渐下降,赝品开始出现,珍品越来越少。但海南崖香毕竟冠绝天下,远胜他方,对海南崖香的需求依然有增无减,无形中将海南崖香的贸易推到了畸形的高度。

正因为有着深不可测的市场需求,可恨的贪官污吏开始借香敛财,最终导致采香成为"海南大患"。元丰三年,也就是1080年,有官员愤然上奏买香弊端:"官吏并不据时估值,沉香每两只支钱一百三十文","官中催买既急,香价遂致踊贵。每两多者一贯,下者七八百",结果"民多破产,海南大患,无甚于此"。还强烈提议,此后买香必须据时估值。

因为海南崖香名声太大,到了南宋,记述海南崖香的文献已比比皆是,也五花八门。其中最著名的有范成大的《桂海虞衡志》与周去非的《岭外代答》,它们对海南崖香描述最多,但内容却大同小异。

周去非是这样描述沉水香之妙的:海南黎母山黎峒地区出产的土沉香很少有大块料,形状像茰栗角、附子、芝菌、茅竹叶的,都是非常好的沉香。而那些轻薄像纸的沉香,入水即沉。万安军(万宁)位处海南岛正东面,钟朝阳之气,所产之香尤其"酝藉清远"。像莲花、梅英之类的沉香,焚烧一小片,其芳香气氛能弥漫整个房间,翻过来再焚烧,四面都有香味,就算是煤灰烧烬,其香气也没有焦味,这就是海南崖香最可辨别的特征。此外,笺香、蓬莱香、鹧鸪斑香之上佳者,也都"出海南"。

范成大曾详细描述过海南崖香的交易现场:"省民以牛博之于黎,一牛博香一担,归自差择,得沉水十不一二","中州人士,但用广州舶上占城、真腊等香","近年又贵于流眉来者。余试之,乃不及海南中下品","其出海北者,生交趾","不复风味,唯可入药,南人贱之"。由此观之,个中细节及原委,与北宋丁谓所载的区别,已不只是一处两处了。

范成大和周去非任职广西之时,已是南宋淳熙年间,距离丁谓贬崖为官已过去150多年。说明就是在这一二百年间,海南崖香采伐更为普遍,早已成为黎峒群众非常重要的经济活动。

(四)晚宋至元,一片凋零

任何宝贵资源,终归都有限额,更经不起疯狂掠夺。据史料记载,到了南宋后期,经过上百年的疯狂采集,海南崖香已很难见到,更枉谈上等好香了。

嘉泰四年(1204),朝廷多次接到禁止采买沉香的奏折:"黎人得之甚艰,买者传以为珍",但官府罔顾民众死活,仍搜刮无度,"竟嘱四州收买或差人入峒强买",最终激起多起民变,丘陵浅山地带的沉香树因此大势远去,黎峒之宝竟演变成黎峒之祸,民不聊生、谈香色变。

尽管皇帝多次下旨禁止沉香采买,但欲望的惯性一时难阻,圣旨也形同废纸,加上海南崖香久负盛名,闻之起舞者摩拳擦掌,各方势力不断染指,砍伐不息,交易甚烈,到后来,连深山老林中的沉香都寥若晨星、难觅其踪。

尽管历史上不乏清醒者和仗义者,他们一再奔走呼号,批评这种竭泽而渔的坏风潮,但依然未能阻止海南崖香滑向"一片凋零"。其中的杰出代表,就是北宋后期被贬儋州的苏东坡,他在看到海南崖香乱砍滥伐愈演愈烈之时,不无忧虑地作诗慨叹:"本欲竭泽渔,奈此明年何?"试图竭力唤起全民的保护意识,但历史就是历史,终归是喜忧参半、善恶兼蓄。

苏东坡还在《书柳子厚〈牛赋〉后》中,对有病不求药、屠牛祭鬼求福的落后风俗大加讨伐;对汉人以牛换香拜神,导致大量耕牛无辜被杀的陈规陋习又痛心疾首:"地产沉水香,香必以牛易之黎;黎人得牛皆以祭鬼,无脱者",斥责"此皆烧牛肉也,何福之能得? 哀哉!"但影响巨大如同苏东坡,他的振臂高呼也并没有止息沉香树的砍伐声,没有换来大耕牛的"免死券"。

(五)明清以降,江河日下

明清以来,因为海南崖香芳踪难觅,大家便想起了海南另外的一种香料,这就是海南黄花梨,别名香梨。人们退而求其次,竞相追逐,黄花梨因此声名鹊起,尽管黄花梨比沉香成名要晚,但依然奇货可居,身价陡增。

宋末海南低丘地带的沉香被大量消耗之后,黄花梨即于明初高调登场,从而引发了世人几百年间的另一场惊艳。然而,到了清朝乾隆年间,就连黄花梨木材资源也迅速枯竭,最终又不得不下令一并停止采伐。但和晚宋、元朝一样,有令不行,行而不止,海南崖香和海南黄花梨双双遭遇寒流,统统在或缓或急的采伐声中,一棵棵应声倒下,跌跌撞撞,一直苟延残喘来到了20世纪末,这才被政府宣布作为珍稀植物加以严格保护。

三、崖香文化的历史反思

据编年体史书《明实录》记载：洪武三年，也就是 1370 年，琼州大海商在携带香货赶赴南京的路上意外溺水身亡，其时官方检点货物后，准备征缴税款，但朱元璋下令免征其税，并让同行的海商代为售卖死者的货物，还将货款如数交还给他的家人。这说明 500 多年前，海南崖香在京都拍卖时，竟然引起了明朝开国皇帝朱元璋的高度关注，足见其何等的非同寻常。

其实，明末至清朝，《广东新语》《岭南杂记》《粤中见闻》《黎岐见闻》等许多古籍文献，均对海南香树及沉香采购等情况做过详细的记述。甚至粤琼地方志都辟有专栏，专门记述海南崖香，多以褒扬宣传，用心地记述了当年势利者深入深山老林伐木采香的情形，故事读来令人历历在目又愤愤不平。

宋代苏东坡谪居海南，目睹海南崖香因名声所累，求者贪婪无度，曾写诗讽刺过这种"竭泽而渔"的愚举："贪人无饥饱，胡椒亦求多。"北宋天圣元年，位居宰相高位的丁谓被贬崖州时，还能"夜听孤猿啼远树"、见到"麇鹿时时到县衙"；同为北宋初期宰相的卢多逊居住在海边水南村，也常见"鹦鹉巢时椰结子，鹧鸪啼处竹生孙"。可知当年崖州城附近，不但香树漫山遍野、葱葱郁郁，而且自然环境好到飞禽走兽与周边居民相安无事，进出自如，一派和睦相处的天然景象。

明朝嘉靖年间，到过崖州的进士钱嵘，情不自禁地作诗感慨："海南无猛虎，而有麇与麖。"直指当年严重危害社会的索香顽疾"以兹重征索，奔顿令人疲。穷年务采猎，为官供馈仪"，愤然地"直欲诉真宰，铲此苏民脂"。就连 500 年前的有识之士都发出了"物理有固然，切恒令人思"的肺腑呐喊，呼吁人们要善待地球上所有的物种生灵。

从屈大均等名人的大量笔记可以做出这样的判定：一是明清时期，海南采香业的疯狂程度同宋元时期相比，有过之而无不及。受巨额利润的驱使，不但出现有组织有规模的几十甚至上百号人的采伐队伍，而且每次都是驻扎山岭、"经旬累月"。尽管山高林密、瘴毒病疾，甚至于黎人反目，但仍置若罔闻，大有赴汤蹈火之势，其力度可谓是空前绝后。二是居住山区的黎人不少"饮食是资"，完全仰赖采香业谋生，正如屈大均所说："计斋田所收火粳灰豆,不足以饱妇子,有香,而朝夕所需多赖之。天之所以养黎人也。"三是由于采香业的兴旺不得不毁林开路、砍树伐木,拖出深山,不但伤残香树枝干,甚至断根绝种,人为地破坏原始森林自然生态,危及山岭植物群落,造成水土流失,祸及田地家园,最终迫使海南崖香资源萎缩枯竭。

最后,就连海南花梨和紫檀这些热带雨林中的高档木材,也因商业利益的驱使和超越经济的掠夺而遭受到史无前例的采伐。各地官吏除了对平民百姓强行摊派钱粮外,"琼郡每年例外进贡花梨、沉香……查差入山采木"。吴震方在《岭南杂记》中记载:在琼山,地方"文武官属,役黎采香、藤、花梨、紫檀等物";在崖州,驻防官兵"每岁装运花梨勒要牛车二三十辆"。老百姓为了对付这种勒索,绞尽脑汁仍无可奈何,走投无路之下,为避免连累,只要看见花梨树就砍掉,导致几乎再也见不到成年大树了。史料常有记载,众多黎乱的"导火索",均由采伐香材、花梨的纠纷引发。可见千百年来,海南民族关系紧张,其重要原因均与官吏兵匪对山区特产贪求无度有关,恶劣的社会气候对自然生态糟蹋破坏,往往更为惨痛,这应该是最沉重的历史教训之一。

四、崖香文化的内涵

关于"文化"的概念,中外古今,见仁见智,莫衷一是。广义的文化是指人类创造的一切物质产品和精神产品的总和。说明广义的文化概念极其宽泛,既包括了物质产品,又包括了精神产品。

海南岛是我国唯一的热带海岛,千百年来,琼岛乡民一直生活在这块热土之上,通过长期的生产实践和观察思考,在采集、加工、利用沉香树的过程中,不但获得了沉香这样的珍稀瑰宝,也形成了与沉香相关的认知、技能、习俗与观念,这一切的总和便构成了海南崖香文化的内容。因为沉香树是典型的热带树种,有明显的地域局限性,因此它也反映出了海南本土元素的典型文化特质。

纵览历代文献资料可以得出这样的结论:作为我国沉香的重要产地,海南曾经有过十分兴盛的沉香文化历史。回溯历史,总是不堪回首。长期以来,封建朝廷惯于倚仗皇权,下令地方官员驱使百姓进山采香,然后作为贡品献给皇宫。这种一再无度的掠夺,导致了近代海南山林沉香几度濒危,使得海南崖香文化也随之陷入湮没绝境。

北宋文学泰斗苏东坡在《沉香山子赋》中,以旷古少有的文笔,盛赞海南崖香:"朅僭崖之异产,实超然而不群。既金坚而玉润,亦鹤骨而龙筋。惟膏液之内足,故把握而兼斤。"自古以来,借海南崖香直抒胸臆的诗文成千累万,但在笔落惊风雨的苏文面前都黯然失色,最强者也只能稍逊风骚。而苏东坡的这篇《沉香山子赋》,以思与境偕、物我两忘的意境,把海南崖香的内涵阐述得淋漓尽致,不愧为推介海南崖香的旷古美文。

明代伟大的医学家李时珍在《本草纲目》中,广引蔡京少子蔡涤佳句,为海南崖香的美誉度一锤定音:"黎峒又以万安黎母山东峒者,冠绝天下,谓之海南沉,一片万钱。"

北宋丁谓在《天香传》中则把海南沉喻为天香。个中含义,一是海南沉堪称天下第一香;二是海南沉是天上神仙可感知的仙香;三是海南沉是天子御用青睐的圣香。

海南崖香最动人之处,既在于它的"沉",蕴含沉静内敛的品质;更在于它香而不艳、浓而不俗。海南崖香之所以神奇,在于它的结香原理。香树历经伤痛之后,集天地之精华,香成而树枯,意外而难得。入水即沉,映射的便是海南崖香精华积结的厚重内涵。海南崖香,以香沐德,以德履行,行以致远。落花飞雨之下,香气清芬之中,令人沉静若水,既是它物华天宝的魅力一瞬,又是受尽伤痛之后的安之若素,更是凄风苦雨之后的晴雨初霁。"崖香当裕后,香岛当载道。"此之谓也。

第四节　崖香文化的衰落与复兴

明清以来,海南崖香一直被"穷追猛打"、搜刮无度,甚至遭遇釜底抽薪式的砍伐采挖,不仅承担了全程由盛而衰的颓废大势,还承受了从此一蹶不振的末路狂奔,导致清王朝终结之后,海南崖香一度沦为沧桑色彩极为沉重的美丽传说。

海南崖香、海南黄花梨这些珍贵的顶级资源,一直深受历史限制,未能形成良性的采集规则与良好的保养制度,更遑论坚持可持续发展,以造福岭南、振兴海南,反而任由乱砍滥伐,伤痕累累,甚至于祸国殃民、荼毒生灵。回顾历史,直到近代之前,黎峒沉香因为频遭疯狂采伐而几近灭绝,迫使兴盛千年之久的海南崖香突然中断了百年有余,海南崖香文化也随之戛然而止、黯然失色。

直到走进 21 世纪,经济社会持续向好,精神追求普遍提高之时,人们才渐次想起了黎峒沉香,想起了黎峒沉香的实用和价值,一时间,保护黎峒沉香资源、复兴海南崖香文化、延续中国沉香文化的呼声此起彼伏,大有刻不容缓的紧迫感。

一、历史上海南是我国的"香岛"

史料充分可考,中国是最早利用芳香植物的国家之一。早在 5000 年前,先民就以芳香植物敬天祭神、祛瘟治病,或用于食物调香、空气调味。凡遇重大祭祀活动,熏香必不可少。新中国成立之后,众多大型考古,如长沙马王堆汉墓、西安法门寺地宫等出土的文物中,均出现过香料、香品和香器,这都反映了当时香文化的形态已经发展到了较高阶段。

尽管我国地大物博、香料植物种类很多,但最为名贵的历来都莫过于沉香。到了汉代,沉香被赋予新的用途和新的内涵。在皇宫、寺庙、宅第中用烟炉燃点,以期与天际神仙交流;或制成辟邪物件,随身携带,既是身份的象征,也有健康的期盼,从而演绎出了浓郁的沉香文化。

宋代开始,当时的海南岛就频频被称作"香岛""香洲",可见其时海南崖香地位举足轻重,价值也非同一般。宋史典籍多有海南特产的记载,每每还会将海南崖香列为首要。但自海南崖香从朝廷贡品演化为商品、药品后,便声名鹊起,引得士大夫阶层普遍侧目追逐。明末清初,各类古籍如《广东新语》《粤中见闻》《黎岐纪闻》《岭南杂纪》等,均对海南崖香的采集与贸易有过详细的记述。特别是在这一时期,海南全岛采香规模远比宋元时期疯狂得多,波澜壮阔的采香场面时常可见,并充塞着血腥氛围。在"一片万钱""香价百金"巨大利益的驱使下,采伐队伍浩浩荡荡,少则几十人,多则上百人,每次还要驻扎山岭,长期劳作。尽管山高林密,多毒虫猛兽,遍布险恶,仍然无法吓退牟利者的脚步。因此,当年的海南岛既是名副其实的"香岛",又是名副其实的"饷岛",蔚为壮观。

资深沉香爱好者都知道《舆地纪胜》中记述有"沉香,出万宁军,一两之值与百金等",推断此等优质沉香最可能就是奇楠,而且是出自海南万宁。恰巧,在如今万宁市香水湾一带的河口,曾经出土过极为珍贵的阴沉木,被掩埋了千年仍香味依旧,这种材质极可能是沉香木,也可能是香樟木。香水湾正是因此得名,恰好说明了古代万宁的确出产香木,与历史文献的记述高度吻合。

从上述资料可以看出,古时的海南岛"香树聚生成林""环岛皆有之",是我国实实在在的"香岛",只是历经千百年无度采伐后,海南森林中的沉香树濒临绝迹,产香渐少乃至几乎绝产,沉香不得不悄然淡出了人们的视线。从这个凄惨的角度来看,曾经的海南岛不但是名副其实的"香岛",也曾是名实相符的"殇岛"。

二、崖香文化的衰落

唐朝以来,海南一直把沉香当作特产向朝廷进贡。但这种朝贡很快就变味了,像其他苛捐杂税一样,给海南黎族同胞带来深重灾难,而且也像其他的宝贵自然资源一样,在遭受人类无底线的采伐之后,海南的野生沉香资源终于走向了枯竭。

不但苏东坡对此感触极深,忧郁不绝地写诗诘问,嘉泰年间,更有臣僚斗胆进言说:海南四州黎洞地与南蕃相望,有一种叫作茅叶沉香的,黎人得之非常艰难。购买的人都在传说它是珍品,一路上士大夫官员竞相吩咐四州多多收买,甚至派人进入黎峒地区强行采买。这种恶劣的风气,从宋元,再到明清,换了几个朝代,都未能从根本上得到铲除。

到了清代,这种风气更是有过之而无不及。时不时就有官员直言进谏,申明四州军悬于海外,官吏不估实值,欺压百姓,每两沉香收购价给得极低,岛民不堪重负,多因此破产,流离失所。康熙元年(1662),两广总督亦曾上书皇帝,请求不要遣人进驻黎峒采伐香木,以免滋扰百姓;前文说过,康熙七年(1668),崖州知州张擢士,针对赋贡征收引发的流弊,上书朝廷请求免除沉香进贡。谏言直陈崖州黎峒地区荒凉瘠苦,沉香乃千百年一结之珍物,可所到之处,官员均以获取沉香的快慢为考核指标,结果狡猾的官役、奸诈的商人、刁钻的小民,纷纷涌入黎区,搜刮沉香,强迫黎人疯狂采伐,致使生灵涂炭。眼看崖州黎峒民众疾苦万分,张擢士痛心疾呼:"籍曰产香,岂又产银乎?倘由此年复一年,将虑上缺御供,下累残黎,区区征末,吏又不足惜矣。"谏之殷殷,情之切切,最终打动了皇帝。皇帝采纳了他的建议,准许海南从此不再进贡沉香,稍许缓解了官黎矛盾。

清朝雍正年间,政府迫于现实,不得不将其改为"编入正赋折征,每年汇同地丁起运项银报解",沉香由督抚"岁拨价银交郡守采买解省,虽有土贡之名,而实非同前代取之于民也"。然而,尽管沉香不再是朝贡之物,但惯于追逐暴利的香商和惯有占有欲的官吏并未停止采香、贩香、猎香的活动,掠夺式的采伐依然大行其道。由于山中天然结香本来就少,加上唯利是图的采香者,往往"采其沉香十分之一二,毁其资源十之八九",导致黎峒沉香进一步惨遭弥天大祸,加之白木香树种子不易萌发,天然更新极其缓慢,野生香树终于濒临灭亡。

到了清代中期,黎峒"香山皆废",满目疮痍,一些"香林""香山"已徒有虚名,只能"人力补之"。光绪年间,胡适之父胡传受两广总督之托,用一个多月时间,深入黎峒考察,他在《游历琼州黎峒行程日记》中做了详细记述,大意是:从南丰到凡阳,共计305里,都是生黎居住的地方,山至深林至密,其中并没有平坦广阔的荒地,也没有大点的树林,偶尔看见森林茂密的地方,也都浅露在大山之外。其材木以油楠、绿楠、鸡子木、胭脂木最好,但每次都找不到更多,因为那些容易运出大山的早已砍伐殆尽。现今只有在崇山峻岭之中偶尔能看到一两棵,或者是几棵。最后,失望至极的胡传不由得大声感叹:凡是说黎峒地区土地肥沃、多材木的,都已是茶余饭后的传言了。抗日战争时期,侵华日军再一次对海南岛的沉香资源进行了疯狂的掠夺,使得海南崖香的发展更是雪上加霜、走上末路。

三、崖香产业的复苏

多年来,尽管身为海南人或人在海南,但很多人甚至不知海南曾经盛产过沉香,也不知沉香为何物,又为何如此贵重。如今,天然上好海南崖香早已可遇不可求了。沉香的形成本就是自然界"无意"和时间共同作用的耦合结果,结香慢、产出低,加上近年市场火热追捧,使得海南崖香的开采量大幅增加,野生资源越发稀少,上品好香越来越难找。近些年,基于日渐火热的沉香收藏市场,沉香文化迅速复苏,沉香行业因而得到了快速发展,沉香市场年交易额在突破千亿元的规模后,仍然处在急速上升的阶段。海南崖香文化正待喷薄而发。

黄花梨需要漫长的生长期,与黄花梨不同,野生沉香树生长6—8年后就可结香,而且结香时间最短只要 8—10 年,这便为大规模开展沉香种植、发展沉香产业提供了时间上的便利。为能尽量保护好野生沉香资源,减少对野生沉香的依赖,海南省在很多年前就已大规模铺开过白木香种植,并经过了多轮连续多年的大力推广。与此同时,还集中科研力量,着力探索沉香产业化结香技术。有报道称,目前我国白木香"通体结香技术"已领先世界,重点是有能力促使整个沉香植株从内部产香,而且所结之香具有高质、稳定的特点,为沉香产业的规模化发展奠定了核心基础。

令人喜出望外的是,海南崖香产业持续得到政府的高度重视。近年来,仅在海口市,就重点打造有沉香文化产业园区,汇聚了海南、广东、广西、云南、福建以及东南亚各大优秀沉香产品,吸引了来自全国各地的沉香爱好者和旅游人士前来参观,园区活动辅以线香制作互动体验、香疗养生体验、香道表演体验等丰富多彩的沉香文化复古内容,形成了一条健康、养生、休闲和体验的沉香文化艺术街。

在政府和从业者的共同努力下,海南在沉香深加工方面也成效显著,围绕种植、加工、药用、收藏、流通等各大环节,衍生出了沉香精油、沉香香皂、沉香养生香、沉香中药材饮片、沉香香烟插条、沉香藏品珠串以及沉香面膜、沉香香烟、沉香口腔清新剂等多元化沉香文化产品,着力为海南崖香产业蓬勃发展营造良好的环境。

为了沉香产业更加有序健康可持续发展,海南省还及时出台了沉香标准。《沉香鉴定》和《沉香质量等级》等两项海南省地方标准,先后通过了专家组的审定并已发布,这也是全国首个由政府组织制定并发布的有关沉香鉴定、沉香质量等级的地方标准,这无疑将对规范海南崖香市场、促进海南崖香产业健康发展,起到积极而良好的促进作用。

尤其值得关注的是,目前海南已将沉香列为重点发展的"第四棵树",仅次于橡胶、槟榔、椰子,并发布了《海南省沉香产业发展规划(2018—2025 年)》《海南省推进沉香产业创新发展工作方案》,千亿元沉香产业发展就此拉开了序幕。

这几年,海南自贸港的建设,再次为海南文化产业的发展提供了广阔的空间,而作为海南最具代表性的本土文化之一,沉香文化无论是在文化内涵、文化层次上,还是生态前景、经济规模上,都将为海南的发展增添新的不竭动力。未来的海南,不仅生态优美,还将在碧水青山之间,袅袅升起一缕缕雅致的香气,时时萦绕在海岛居民的日常生活之中。

因此,当下正是重振海南崖香产业的最好时机,要通过大力发展科技化、规模化、商业化沉香种植,实现沉香产业化运作,提供批量优质产品,挖掘沉香文化,融入海南本土元素,构成海南本土特色,复兴、丰富和发展海南崖香文化。海南崖香文化产业初显规模,但前路漫漫,尚待多方努力。

进入21世纪,得益于人工种植沉香技术的突破,沉香产业取得了长足的进步,并已逐步推广到了市场,在一定程度上缓解了海南崖香的供求关系。虽然与古代海南崖香的规模和名气无法相比,但有理由相信,随着沉香种植技术的不断突破、人们精神追求的不断提高,上品海南崖香重新回归普通民众日常生活的日子并不遥远,中华沉香文化中最富特色的海南崖香文化也必将重新绽开、大放异彩。

四、崖香文化复兴的根本

人类登岛之初,海南森林资源十分丰富、生物种类异常繁多、生态环境非常优越。然而,数千年来,海南经济社会的发展却一直在以牺牲热带雨林为代价。近代以来,随着人口的迁移和增长、土地的开发和利用、资本的逐利和扩张,海南森林资源空间受到了进一步的挤压和侵蚀,海南生态环境恶化现象有增无减。人们急功近利、贪求无度,处心积虑地向森林索取,导致海南本岛最为富饶而又神秘的原始森林,再也难觅立身之地。

毋庸置疑,人类的生产和生活必然会消耗自然资源,不可避免会给自然界的生态平衡造成各种危害,当这些危害积累到了一定程度,导致产生的破坏性压力无法有效消解之时,便会在某个时空范围内引发灾变。千百年来,海南岛森林遭受破坏的严重后果,曾无数次给岛上的居民敲响过警钟。

热带雨林是海南岛陆地生态系统结构最复杂、功能最稳定、面积最广袤的生态系统。它既能很好地适应并调节生物繁殖的多样性,又能很好地抵御台风袭击、减缓暴雨危害,在气候调节、水土保持、水源涵养、农作物庇护,甚至于在满足岛内居民物质和精神的各种需求方面,都发挥着无可替代的作用。海南全岛的热带雨林,既是维护全岛自然生态平衡的晴雨表和调节器,更是岛上祖祖辈辈居民赖以生存的家园。为此,只有努力学会与大自然和睦相处,并保护好赖以生存的大自然,保护好热带雨林,海南才有可能实现可持续的高质量发展。

海南崖香资源在历史上所遭遇的种种浩劫,就是一个极为惨痛的明证。想要恢复海南崖香资源,复兴海南崖香文化,就必须竭力保护好全省的野生沉香资源,要竭力恢复好全岛的原始热带雨林,要竭力提升好全部的生态环境系统。

反观海南历史不难发现,岛内所发生的历次大规模、毁灭性的砍伐香材的事件,留给了全岛居民极其沉痛的教训,对于它们所造成的巨大创伤人们至今仍然在奋力抚平。我们既要深刻地认识到人类相对于自然界的主体地位,又要深刻地意识到自然界对人类的客观制约性和依存性,更要警醒的是,我们对自然界的任何开发和利用,都不能超越大自然所能承受的最大限度。

1961年,周恩来总理在视察我国云南西双版纳时,曾语重心长地指出:"西双版纳号称美丽富饶之乡,如果破坏了森林,将来也会变成沙漠,我们共产党就成了历史的罪人,后代会责骂我们的。"[1]虽然周总理所发告诫是在"彩云之南"的云南,但在"大海之南"的海南,更应该好好地反省。毕竟历史给予的沉痛教训太多、太大、太深刻了。今天重温周总理的谆谆告诫,对于重新认识环境保护与人类发展的辩证关系,重新定位海南经济社会的发展模式,并深刻理解生态文明建设对于海南可持续绿色发展、实现高品质自贸港建设,无疑具有十分重要的意义。而且可喜可贺的是,国家已把海南岛部分地区划为了国家森林公园进行保护。

五、崖香文化复兴的优势

早在2010年,海南省就将"香岛"建设纳入《国家中药现代化科技产业(海南)基地建设规划》,提出依托海南特色的中药资源建设和发展"一地二岛三药"的战略目标,其中就包括了"香岛"建设,这就是要树立以药香两用为特征的海南中药"香岛"品牌,沉香正是这"香岛"建设的龙头品牌。同时,海南省还把沉香产业列为"十三五"重点发展产业之一,其全产

---

① 转引自陈兴良、杨云云:《从明清黎族〈采香图〉解读海南采香业的兴衰》,《农业考古》2010年第4期。

业链条关联有热带高效农业、生物制药产业、旅游文化产业和医疗康养产业等整个沉香文化产业。就在 2018 年，海南省还出台了《海南省沉香产业发展规划（2018—2025）》，预计到 2025 年，海南全省沉香产业收入突破 200 亿元。权威资料显示，海南继续发展沉香产业潜力巨大、优势明显、前景喜人。近几年来，不少企业都在海南投资布局沉香产业，并与其他大型企业建立了良好的合作关系。

因此，海南崖香文化复兴，具有无可比拟的优势，既可以发挥自然资源优势，又可以发挥历史资源优势，还可以发挥人文资源优势，综合推动沉香从种植、加工、制药，到贸易、文旅、康养等多种业态融合发展，共同为推动海南崖香文化全面复兴汇聚强大的合力。

（一）历史文化优势

在海南，沉香作为本土特色的道地药材和特色香料，自古就享有盛誉。宋代《本草衍义》说过，沉香木在岭南各地都有，靠近大海的地方更多，漫山遍野，千里不绝。明代李时珍在《本草纲目》中肯定"海南沉香，一片万钱"，一举为海南崖香的美誉奠定乾坤。宋代丁谓对海南崖香进行过专门研究，还在《天香传》中把海南崖香喻为天香，一举打造了海南香文化的雏形。而苏东坡对海南崖香文化所起的推动作用，位居历史之最，他在《沉香山子赋》中评定海南崖香"金坚玉润，鹤骨龙筋"。宋代以来，大量古籍如《广东新语》《粤中见闻》《黎岐见闻》《岭南杂记》等都对海南沉香树的生产和崖香的采购贸易做过详细的记述，用翔实的文字证明了海南崖香文化历史悠久、积淀深厚。早在宋代，黎族土著居民就经常用沉香与岛外汉民展开物质交换，使得沉香既是古代丝路上的主要交易商品远播世界，又是中国古代文化的重要传播媒介影响古今。

（二）地理资源优势

沉香作为一种非常珍贵的药材，素有"药中黄金"之称。沉香树主要分布在北回归线以南的热带地区，包括我国南部和东南亚各个国家。我国沉香树主要为白木香树种，为《中国药典》法定沉香入药来源物种。海南地处热带，是沉香树原生分布区和沉香主产地，自古盛产沉香，种植技术熟稔，除沿海滩涂外，全岛各地皆可种植。近年来，海南省在沉香选种、育苗、种植、生产、加工、科研等领域日渐发展，产业发展基础进一步夯实。

中国热带农业科学院热带生物技术研究所通过品种审定的沉香新品种共有热科1号、2号、3号、5号、6号。热科1号、2号、3号等三个品种都具有易产香、产量高、质量优的特点,热科2号含油量高,热科3号符合药用沉香标准,热科5号沉水且具黏手感,热科6号结香面积大,易结大块沉香。热科1号、2号、3号、5号都适合生产高品质手串、摆件、工艺品、精油、线香等,3号可以开发成药品,有效推动、解决了沉香生产中良种缺乏的问题。

远在唐宋时期,海上香药贸易繁盛,以沉香等进出口为主,南海诸港运送香药的船只络绎不绝,因而形成了一条连接西域的海上"香药之路"。海南岛作为"香药之路"的重要节点,具有重要的地理优势。如今,在海南自贸港建设的大背景下,海南作为21世纪海上丝绸之路核心区域,发展沉香产业显然具有无可比拟的地理优势。

(三)科学技术优势

目前,海南全省拥有2家国家级科研院所和4所省级科研院校,分类开展沉香产业研究,拥有科技部国家重点领域沉香创新团队1个,设立沉香科技创新平台2个和第三方沉香质量检测平台3个,并组建了海南省沉香产业技术创新战略联盟,在育种、种植、结香、加工、检测等领域具有较强的技术优势。已实现了采种、育苗、移栽、定植等技术标准化和规模化,创新发明了领先世界的沉香"通体结香技术",并在国内外主要沉香产区试验成功,初步破解了沉香产业可持续发展的核心瓶颈。

(四)市场潜力优势

沉香在香道文化中具有极高的价值,因其燃烧时发出的清香沉静而高雅,容易令人心平气和,进入安详状态。香炉、手炉、香斗、香筒、香夹、香箸、香铲、香匙、香盘、香盒、香囊、卧炉、熏球等香具,造型优美,形态丰富,成为香文化中一道极为亮丽的风景。尤其是天然海南崖香,从历史上到现在,一直都是香中之魁,其味道更是香甜醇美、浑厚深沉,历经百年光阴而不改,反而更加醇厚,极富收藏价值。

当前,我国大众消费已经达到了较高水准,较多富余的钱会流向精神文化和财富管理两大需求,导致进入收藏界的人越来越多,使得国内外收藏市场愈加火热。从消费市场来看,沉香收藏主要转向城市青壮年人群,这个群体受教育程度普遍较高,对生活品位的追求超过中老年人,对沉香文化制品有着较大的需求,消费观念超前时尚。巨大的需求与匮乏的供应导致了行业产品的价格不断飙升。

真正的海南崖香极为珍贵,一般认为已经绝迹,因此市面有"一片万金"的说法。海南崖香目前在沉香文玩市场上的价格位列顶级。目前海南天然熟香已基本绝迹。出于市场供求关系的规律,在海南崖香不能满足大众需求的情况下,市场自然会自动选择其他产区沉香作为替代,致使东南亚沉香在我国变成首选热门。如今海南省政府把沉香列入"第四棵树"作为重点产业发展,大量社会资本进入海南中部地区投资沉香产业,其发展前景自然可想而知。

第五节　海南采香风俗与贸香文化

海南在历史上曾经是沉香主产大区,采香十分活跃,而且采香场景也屡屡出现在各大古典文献中。明代曾任职海南儋州的顾岕在《海槎余录》中就记述了黎人采香的过程,而且还描述得非常细致:"当七八月晴霁,遍山寻视,见大小木千百皆凋悴,其中必有香凝结,乘更月扬辉探视之,则香透林而起,用草系记,取之。大率林木凋悴,以香气触之故耳。"清代文学家张长庆在《黎岐纪闻》中也记载有:"能采香者,谓之香仔,外客以银米安其家,雇入山中,犯雾露,触恶兽,辄经旬累月于其中,而偶一得之,不幸者虽历久无获也。"这都说明,至少在明清之前,海南就已形成了浓郁的采香风俗。

与采香风俗相伴而生的,必定是高度活跃的沉香贸易,只有潜藏着长期且巨大的沉香市场,采香活动才可能形成一种特定的风俗。同时,大规模采伐沉香,必定是有利可图,甚至大有可为,这反过来便促进了贸香活动的扩张。北宋宰相丁谓在《天香传》中记述:"琼管之地,黎母山酋之,四部境域,皆枕山麓,香多出此山,甲于天下。""然取之有时,售之有主,盖黎人皆力耕治业,不以采香专利。"还特意描写了当年崖香交易的盛况:"闽越海贾,唯以余杭船为市香,每岁冬季,黎峒待此船至,方入山寻采,州人役而贾贩,尽归船商,故非时不有也。"由此可见,有宋一代的海南,沉香贸易极度发达,更是早期浙江、福建一带与海南贸易的主要商品。同时不难推测,至少从宋朝开始,采香风俗与贸香文化就已大范围兴起于大海之南,而且相辅相成,互相依存,共同见证了海南在千百年来的历史中经济社会发展的真实景况。

一、海南采香风俗

(一)女子采香

海南黎族女子采香的风俗,源自黎族母系氏族的社会生活模式。海南黎族妇女在氏族生活中居于主导地位,即使出嫁了,仍然和娘家保持着密切的关系,不多久就会回到娘家,居住在娘家"寮房"里,和其他没有血缘关系的男性来往,直到怀孕才返回夫家。若不幸遭遇丈夫死了,她们就会回到娘家,和父母或兄弟一起生活。在黎族人看来,亲兄弟照顾没了丈夫的姊妹是天经地义的,女子死后还得由亲兄弟亲自抬棺埋进娘家墓地。不过,黎族妇女的地位既取决于氏族的母系血统,也取决于在社会经济生活中所起到的作用。清人张庆长在《黎岐纪闻》中说:"黎妇多在外耕作,男夫看婴儿、养牲畜而已。遇有事,妇人主之,男不敢预也。"这反映了海南黎族女性在母系氏族社会中享有不一样的特权。

海南早期的黎族人都拥有极强的生态保护意识,不到采香的时期决不进山采伐,因此白木香树极少会在未结香时被采伐,这样,真到了采香的时候,就很容易采到上等异香。海南崖香几乎都产自黎峒地区,该地常有虎狼毒蛇出没。按照黎族风俗规定,进山采香的只能是女子。

清人吴震方在《岭南杂记》中提到"黎峒其俗皆女子采香""腰配利刀,什佰为群,遇窃香者,即擒杀矣"。黎族女子向来勤劳勇敢,常常是头缠锦帕、耳戴金环、腰佩利刀,组织好几十或上百人的队伍进山采香,若碰到偷盗沉香的,就协同擒杀。她们带足干粮进山采香,往往一待就是很多天,运气好时一两天就能采到,运气差的半个月后不得不空手而归。

(二)采香场景

黎人采香,自古就有规矩,须选在冬季,并摸索出一整套采香的规律:春天潮湿,所采之香湿气大;夏季炎热,所采之香燥热重;黎人上山采香多在闲时,秋收农时及雨季都不进山;冬季少雨,气候温和,蛇蛰蛰伏,香木精华内敛幽静,采到的香香气更纯。

因此,沉香采收通常选在秋冬季节。此时,各地香商云集到黎峒地区。商贩先是祭拜山神,再是贿赂头目,敬请熟黎充当向导,带上生黎喜爱的绒线、针布、纸花、箭镞、锄头等常用器物来到生黎峒,用牛或酒高价雇佣黎人进山采香。经验告诉黎人,结香的香树枝叶萎黄,一看便知,可以伐取。倘若运气较差,进山半个月仍一无所获,香商也不可索回所给的"好处"(牛或酒)。但生黎慷慨好客,常摆酒席招待客人,敬请客人喝美味椒酒,但喝就要喝完,不能浅尝辄止,否则会引发黎人动怒,虽然也给出沉香,放走客人,但过后常在半路上设伏拦杀。

海南的采香传统古已有之。当时有专业采香之人,被唤作"香仔",一般至少几十个"香仔"一同进山,在山岭上构筑茅棚,长期驻扎,以此谋生。采香之前,须遵照先人定下的规矩和做法,祈祷山神,分行采购。他们识香采香有着丰富的技巧和经验,再凭借自身灵敏的耳朵,用斧头敲击树根听声音,便可找出结香。

古人常说:"闻香惬意采香难","香之为用,其利最薄"。自古好香出自琼州,但寻香采香之苦,非常人可以想象。山路崎岖,猛兽出没,黎人须结伴而行,负重越百里,到人迹罕至处,风餐露宿,只能用酒御寒,以鼠虫果腹充饥,经常是在山中辗转很多天,都看不到香的影子。一般都是通过树叶找香,一旦找到香木,便仔细观察其状况,如有蚁虫蛀食伤口,或朽木倒伏土埋,都有可能找到好香。正因为找香采香极其辛苦,外来商贾深入黎区买香,就必须先祭拜山神,求得族中头领许可,才能随同进山采香。原因是黎民历来敬香、爱香,将沉香奉为神物。

(三)采香陋习

黎人冒险采香和卖香都是为了生活,所谓"无利不起早"。作为黎峒地区的特产,沉香对黎人最主要的价值在于沉香是黎人的重要经济来源。古代人们所用的沉香,要么是产自海南黎峒的土沉香,要么是从域外传入的番沉香。但以黎峒沉香品质最佳,往来香商大多可从中牟取暴利。米是黎族人充饥生存的必需食物,牛是黎族人生产生活的必需工具,也是黎族人祭天拜神的必需祭物,均不可或缺。古代黎族人没有医生,交由术士看病。术士治病唯一的办法就是去庙中祷告,杀牛祭神。结果,每年由大陆运上岛的牛大多被用来供神祭祀。

屈大均在《广东新语》中说过黎人田地劳作所得不足以养家糊口,只能转而依靠采买沉香过日子,"有香,而朝夕所需多赖之"。那时的香商往往用牛或米来换取黎人的沉香,价钱是一头牛换一担香,但从中能挑选出沉水之类的佳品,还不到十分之一。

苏东坡谪居海南时曾专门提到,当时的海南居民伐木采香,以沉香换取粮食等生活所需。苏东坡曾设法改变此等陋习,撰文大声痛斥:岭南以外都有杀牛的风俗,而以海南更为严重。客商从广东沿海地区载牛过海前往海南,每船载运 100 头。因风急浪高,渡海不顺,饥渴而死的牛不计其数,牛一到登船时,便辗转挣扎、哀鸣流涕不止。运到海南后,牛或用来耕地,或用于屠杀。海南黎人的习俗是,生病从不吃药,只管杀牛祷告,富贵人家动辄屠杀十几头,场面骇人。人若生病身亡则无话可说,人若有幸免于一死,则归功于巫术的高明。把巫师当医生,把牛当成药。偶尔有生病吃药的,巫师则大动肝火,怒骂病人再不可能治好了。结果,亲戚家人纷纷胁迫病人不得私自吃药,不能再看医生,更不能回到村中进入家门,直至人和牛都死了才算了事。但黎人生活的地方盛产沉水香,外人要想得到这种沉香,就必须用牛、米之类指定的货品前往交换。黎人换得牛后,都杀来祭拜神鬼,不作别的用途,内地中原人燃用沉水香以求福寿,这其实都是在杀牛烧牛肉,哪里能得到什么好的福报寿命呢?这真是悲哀啊。

尽管苏东坡言辞恳切,痛陈时弊,力图消除这一陋习,但在千年之前的旧时代,移风易俗谈何容易?之后的千年岁月,杀牛祭神依旧不曾间断,与千年海南沉香一样,不断上演着血雨腥风和愚昧落后。

二、海南采香风俗的实证资料

古典文献中留有不少海南采香风俗的实物资料。其中,最著名、最宝贵的文物资料,当属《琼黎风俗图》,该画册以图文并茂的形式反映了古时海南黎族社会的风俗民情,形象地展现了古代海南黎族的原生态生活图景,尤其是较为详细地展现了黎族香仔古法采香的热闹场景。

(一)《采香图》的发现

2007 年,一部汇集了海南黎族传统民俗生活图景的画册《清代黎族风俗图》正式向全社会发行。该画册由时任海南省副省长的符桂花主编,汇集了《琼黎风俗图》《琼黎一览图》《琼州海黎图》等三册,共 49 幅彩色图画。所有图画虽然是由不同画家绘制,但题材和内容却极为相近,从许多个角度,分别描绘了清代海南黎族社会的居住、择偶、婚娶、交易等风土人情,是现存最早反映黎族传统生产和生活的画册,图文并茂,形象生动,是研究古代海南黎族社会历史和经济文化极为珍贵的资料。

相关资料显示:清代中期的乾隆年间,朝廷曾发起绘制《皇清职贡图》,继而引发了绘制民族图画之风,此三册图集正是在这样的大背景下诞生的。根据《琼黎风俗图》的跋文及落款来推断绘画者及年代,基本可以断定:这三册图集所呈现的生活场景,都是明清时期海南黎族典型的风俗民情。

《琼黎风俗图》共计有 15 开页,内容依次是:居处、对歌择偶、纳聘迎娶、聚会饮食、渔猎、耕、采香、运木、采藤、纺织、交易、渡、割鸡跳鬼、传箭、战;《琼州海黎图》共计有 15 开页,内容依次有:海南古地图、居处、对歌择偶、婚聘、迎娶、聚会饮食、猎、渔、耕、获、采香、运木、织、斗、战;《琼黎一览图》则共计有 19 开页,内容依次包括:居处、纳聘、迎娶、对歌择偶、聚会饮食、猎、渔、耕、获、采香、运木、采藤、织、交易、渡、跳鬼割鸡、传箭、斗、战。仔细阅读便可以看出,这三册图集的内容其实大同小异。但最为重要的是,这三册图集都明确记有"采香"的文字和图画。

(二)明代的《琼黎风俗图》

明代绘制的《琼黎风俗图》较为形象生动,画面所配文字也较为翔实:"沉水香,孕结古树腹中,生深山之内,或隐或现,其灵异不可测,似不欲为人知者。识香者名为香仔,数十为群,构巢于山谷间,相率祈祷山神,分行采购,犯虎豹,触蛇虺,殆所不免。及获香树,其在根在干在枝,外不能见,香仔以斧敲其根而听之,即知其结于何处,破树而取焉。其诀不可得而传,又若天生此种,不使香之终于埋没也。然树必百年而始结,又百年而始成,虽天地不爱其宝,而取之无尽,亦生之易穷。香之难得有由然也。百岁深岩老树根,敲根谛听水沉存;太平神岳怀怀久,敬出名香贡九阊。"

(三)清代的《琼州海黎图》

清代绘制的《琼州海黎图》更为壮观,但画面所配文字相对简短:"沉香多孕结古树腹中,其灵异不轻认识,采者数十为群,先构巢于山谷间,相率祈祷山神,始分行采觅,虽犯虎豹,触蛇虫,弗顾也。香类有飞沉各种不同,其质坚而色漆,文润而香永者,俗呼为牛角沉,尤为难得。"从图 4-2 画

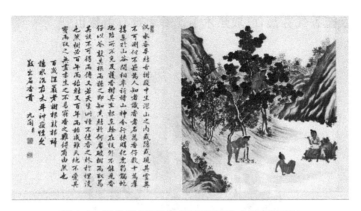

图 4-1　明代的《琼黎风俗图》(图片来源于网络)

面上可见,山上有 10 个人正忙着采伐沉香。从岭上有茅棚可知,采伐者不是临时上山,而是驻扎下来,以此为业。

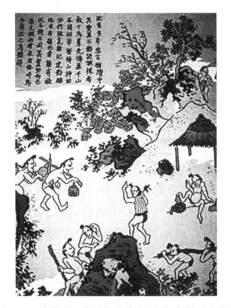

图 4-2　清代的《琼州海黎图》(图片来源于网络)

(四)清代的《琼黎一览图》

清代绘制的《琼黎一览图》则绘制了 4 个人正在深山采香,其中有两个人携带有背篓,篓中装有采获的沉香材,所题文字前面部分与《采香图》所题一样,后面部分题道:"且黎之智者,每畏其累而不前,其愚者又误取以供翼,及至香气芬馥,已成焦木矣。香之难有由然也。"

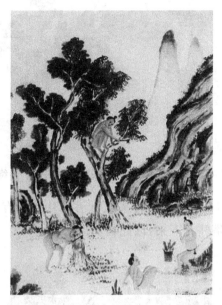

图4-3　清代的《琼黎一览图》(图片来源于网络)

三、海南贸香历史文化

历史上,海南沉香风靡神州,冠绝天下,成为早期海南与内陆贸易的重要货物,在海南的贸易史上发挥了极其重要的作用,也为海南的开化汇聚了强大的推动合力。据古籍记载,宋、元、明、清四个朝代,海南沉香通过各种途径源源不断运往内地。宋代之前,历代王朝并不重视海南,到了宋代,海南岛才得到了积极的开发。宋崇宁年间,经略安抚使王祖道抚定黎民907峒,共计人口6.4万,开通道路600多公里,大大促进了黎汉和睦相处,为海南经济的发展创造了良好的政治环境。从那时起,海南岛与杭州、明州、泉州等重要港口城市都有贸易往来。宋代赵汝适《诸蕃志》记载,泉州商船载运酒、米、面等货物,正月间从泉州航向海南,五六月返航,主要购回沉香、生香、蓬莱香等香料,可见当时海南沉香贸易多么发达。

古代中国通过海上丝绸之路加强与世界各国的经济文化交流。随着海上丝绸之路的开辟,福建海外贸易尤其兴盛。泉州成为当时海上贸易的最大起点和重要港口,由泉州港向日本输出的商品主要是沉香、丝绸、茶叶等。日本人引西川如在《华夷通商考》中就记载了清代福建省"唐船"运往日本的货物品种中,都有降真香。

最有价值的信息是,南宋任职福建泉州市舶司提举的赵汝适,在《诸蕃志》"海南"条目中有专项记载,大体是说:海南那个地方地多田荒,所种稻谷完全不够本地居民吃,便用薯、芋、杂米做粥糜,用于充饥取饱。因此,该地风俗中才有以贸香为业的。土产有沉香、蓬莱香、鹧鸪斑香、笺香、生香、丁香、槟榔、椰子……青桂木、花梨木、海梅脂、琼枝菜……鱼鳔、黄蜡、石蟹之类,且大多出自黎峒地区。当地群众以盐、铁、鱼、米前往换取,再与商人展开贸易。而福建泉州等地的商船通常载有酒、米、面粉、纱绢、漆器、瓷器等,于年末或正月发船,到五六月间再载货返航。并详细评价道:"海南土产,诸番皆有之;顾有优劣耳。笺、沉等香味清且长,复出诸番之右;虽占城、真腊亦居其次。黄蜡则迥不及三佛齐,较之三屿,抑又劣焉。其余物货,多与诸番同;唯槟榔、吉贝独盛。泉商兴贩,大率仰此。"由此可见当时海南贸易之活跃、交易商品之繁多、人员往来之密切,堪称盛况空前、热闹非凡。

古代采香及贸香活动都选冬季,另一个重要的原因是,贸易港口大多地处我国东南沿海,这些地方的气候多受季候风支配:每年4月到10月盛行东南风或南风,每年11月到翌年3月盛行东北风或北风。这种季候风对古代帆船航行影响极大。夏季5月到10月,亚洲东部气候暖和,风从赤道吹来,形成西南季候风。西亚、东非的商船便可趁着风势向南方港口航行。由此形成在冬天东北季风期间出发、在西南季风期间归航的习惯。

关于海南的商贸港口,古典文献也多有记载。如《正德琼台志》记载有"海口港,在县北十里海口都。水自南渡大江,至此会潮成港。今官渡自此达海北","铺前港,在县西一百五十里迈犊都。源自琼山县官隆、符离二都,与三江水合流,会潮成港,为海商舟航集处","陵水双女屿,在县东一百里,黎庵港门外大洋中,去岸半日程。周围数十里,对石峙立如人。上有淡水,商舟往来汲之"。再如《崖州志》记载有"三亚港,城东一百二十里,受三亚、大坡、临川水入海,为商船麇集处","榆林港,城东一百三十里,西南与安南之陀林湾对望,约三百里许,为印度洋所必由之路"。到了夏季,商船由南洋返回,都必须入港报验查检。又如《琼州府志》卷三分别记载有："新地港,州西三里,通海船","大蛋港,州西南三里,客商泊船处","望楼港,州西南八十里,番国贡船泊此","罗马港,州西八十里,通船运载","田尾港,川东一百二十里,通船运载","毕潭港,州东一百里,占城贡船泊此"。各地往来的商人趁有利的冬季风,将船只航行至崖州。慕名前来的商人和当地的熟黎,经常汇聚到古城崖州赶集,延绵上百里,以香易货,以物易物,或纯粹卖香料挣钱营生。

四、海南贸香文化之延伸

翻阅史料很容易查到,中国古代对外贸易由来已久,从最初的物物交换,逐渐发展到后来统一用货币进行交易。封建社会的商品经济一直在向前进步。

两汉时期,中国封建经济迎来了第一次大繁荣。汉武帝时期,张骞出使西域,开辟了陆上通道"丝绸之路",也开启了中西交通新纪元;汉武帝平定南越之后,又打通了南方的"海上丝绸之路"。中国从此开始走向世界,对外贸易随之提上日程。而张骞选择两次出使西域,将中国精美的手工艺品带出了国门,也将西域的土产、文化带回了国内,让国人大开眼界、大为震动。

到了东汉时期,中国开始了与西域、南海等地较为全面深入的贸易往来。此时的中国商船已经可以远到缅甸西部沿海、马来半岛各地和印度南部东海岸等地。这些地方在历史上都是著名的沉香产区,香料贸易应声登上了历史舞台,各类名香贵料陆续涌入中国,包括乳香、沉香、檀香、苏合香等。汉时设置的朱崖郡、日南郡,就是现今我国的海南等地和如今的越南大部,而且这些地方在当时就已出现了繁华的香市与千亩香林。

隋唐以来,特别是大唐建立后,我国封建经济趋近鼎盛,对外贸易日益兴旺。目前有据可考的七条贸易通道都与国外贸易市场密切相通,但其中的陆路时常会遭遇到各种阻碍。不过,同期南方的沿海经济迅猛发展,航海与造船技术也得到了极大的提高。结果,对外贸易逐渐转向以海路为主,陆路次之。随后,伴随着著名的"贞观之治"和"开元盛世"的到来,前来唐王朝朝贡的外国使节络绎不绝,越发频繁。在当时"借贡行贾"的大气候下,香药一跃成为其中最受重视的贡品和商品,而沉香则是其中的重中之重,人人争相据有。

大唐盛世的繁华世人尽知，当时生活奢侈的程度甚至超出人的想象。因沉香极为实用，价格又远高于其他香药，深受官宦富商的喜爱，皆以沉香造亭、做假山、装饰宅邸为豪，更有甚者，常以沉香涂墙、筑槛、铺地，奢靡至极。在这样的风气下，贵族之间玩香花招迭出，最典型的就是斗香。贵族各自携带名香，比试优劣，每斗一场还要定下一个主题，参与者必须现场合香，选出切题最佳者。诸如此类的玩香方式，很快就东渡传到了日本，极大影响了时年日本的贵族生活，后来熏香竟然深化成日本贵族日常生活不可或缺的一部分，进一步大大地推动了大唐贸香文化的兴盛与繁荣。

但大唐奢侈到近似病态的沉香消耗付出的代价也十分高昂。唐朝因沉香消费花掉的钱，大约直到宋朝才被挣了回来。宋元时期的海外贸易照例空前发达，统治者对海外奇珍异宝的兴趣有增无减，大力鼓励对外贸易。各种激励措施的频频出台，使其保持大量进口的同时，出口商品的份额也大幅提升，专业市舶司应运而生，朝廷凭此获取外贸税收充盈国库。

海运的高度发达使得香料供应极大充足，宋朝的香事活动也便迎来了古代用香的鼎盛时期。此期出现了一种类似饮料的"熟水"，类似于今天的花草茶。而沉香熟水、紫苏熟水和麦冬熟水便是当时精选的上等宫廷饮料。由此不难看出，宋朝的沉香使用已经普及到平民百姓之中，深受王公贵族和文人墨客喜爱，使得沉香的需求量陡增。正是在这个时期，海南的沉香产量日益减少，海南的贸香文化急速滑坡，沉香的主要来源需要通过海运进口。宋朝版图周边的占城、真腊、渤泥等地的沉香，源源不断通过海上丝绸之路涌进中国。大家耳熟能详的惠安沉香、芽庄沉香等名字，实际并非沉香的真正原产地，而是交易集散地、转运港口之名，其附近地区的沉香都经由此地装船出港，因此才有了后世流芳的各类沉香。

除了海运进口沉香之外，还有一部分域外沉香通过茶马古道不远千里辗转而来。茶马古道兴盛于唐宋，是一条贯通南亚与中国西南的财富之道，除了运输茶、盐、药材等生活必需品外，还有大量沉香等贵重的奢侈品。茶马古道中的云南，不仅占据着至关重要的地位，一直还有"香路"的美称，因为域外的大量沉香等各种香料不断经此传入中国。而这条位于高原上的茶马古道，不仅使沉香在当时的中原地区备受青睐，还获得了先机在藏族文化中大放异彩,不仅成为藏香中不可或缺的香料,也成为藏药中非常重要的组分。同时,也使海南崖香文化有机会经由贸香活动和茶马古道扩散到世界更为广阔的区域,发挥着不可小觑的作用。

及至明清,郑和七下西洋,先后带回大量的动植物,其中自然包括大量的沉香。然而,明朝海运虽然发达,但制定了严厉的海禁政策,使得海上贸易逐渐衰弱,尤其是清政府奉行闭关锁国政策,极大限制了对外贸易的发展,加上海南沉香经过上千年的掠夺采伐,海南崖香文化由此大规模萎缩,最终成为大多数人的历史记忆。就这样,经过上百年的沉寂之后,伴随着社会经济的飞速发展,沉香在 21 世纪再次在商贸活动中崭露头角,引来无数大小资本的热捧。到现在,海南沉香这一冠绝天下的自然瑰宝再次唤醒了人们的记忆,迅速激发了市场的活力,投资客竞相涌来,海南贸香文化大有爆发出新一轮高峰的态势。

第六节　苏东坡与崖香文化

在中国,谈起苏东坡,几乎无人不知、无人不晓。他不仅在中国传统文化中完美地继承与超越了历代的陶渊明和白居易,成为最具典型文人品质的杰出代表,更在中国文化史上成长为一位罕见的全才,他在中国香文化史上所占有的举足轻重的地位,注定无法被后世所绕开。因为,论及香文化,一定离不开沉香;评点沉香,一定漏不掉海南崖香;同样,谈起苏东坡,一定绕不开海南;讲述海之南,一定少不了海南崖香。海南的沉香文化,与苏东坡有着千年割裂不开的因缘。

苏东坡不仅用香品香,还亲自制香合香,留下了诸如"雪中春信""二苏旧局"等著名的合香典故,成为香界少有的通才。如同对待诗词书画一样,苏东坡将香道视为滋养性灵的桥梁,不只享受沉香的芬芳,更以沉香正心养神、修炼品格。苏东坡不仅将香道提升到立身修性、明德悟道的高度,还将禅风引入品香和香席活动之中,以咏香参禅论道,表达自己至为高洁的精神追求。特别是在谪居海南期间,苏东坡更是养成了沉香般高贵的品格,历尽艰难而不屈,并借由脍炙人口的咏香诗文,与海南结下了常人无法企及的香缘,将海南崖香推向了特有的文化高度。

一、苏东坡品香作赋：金坚玉润鹤骨龙筋

1098 年，也就是绍圣五年，为庆祝弟弟苏辙六十大寿，时年 64 岁的苏东坡以沉香山子作为寿礼寄给弟弟，并写下了史上非常著名的《沉香山子赋》，原文是：

> 古者以芸为香，以兰为芬，以郁鬯为祼，以脂萧为焚，以椒为涂，以蕙为熏。杜衡带屈，菖蒲荐文。麝多忌而本羶，苏合若芗而实荤。嗟吾知之几何，为六入之所分。方根尘之起灭，常颠倒其天君。每求似于仿佛，或鼻劳而妄闻。独沉水为近正，可以配蘐蕈而并云。矧儋崖之异产，实超然而不群。既金坚而玉润，亦鹤骨而龙筋。惟膏液之内足，故把握而兼斤。顾占城之枯朽，宜爨釜而燎蚊。宛彼小山，巉然可欣。如太华之倚天，象小孤之插云。往寿子之生朝，以写我之老勤。子方面壁以终日，岂亦归田而自耘。幸置此于几席，养幽芳于帨帉。无一往之发烈，有无穷之氤氲。盖非独以饮东坡之寿，亦所以食黎人之芹也。

苏东坡作这篇赋时，正值元祐党争事件发生。不意卷入逆流的兄弟二人，一个被贬往儋州，一个被贬至雷州，隔海相望，终年难得一见。当年迈的苏东坡被流放到蛮荒绝域之时，其心情之差可想而知。而身处蛮荒之地的苏东坡，适逢弟弟大寿，没有贵重之物送作贺礼，便就地取材，相送以儋崖特色的奇异沉香。

苏东坡在《和陶拟古九首》其六中，还写过用沉香木和甲煎粉相和制作照明用的大灯烛。在这首诗中，苏东坡不无忧虑地批判沉香消耗愈演愈烈的竭泽而渔之风，大加讽刺朱刘两狂子"改置和买，抑勒多取，其害转甚"。

之后，苏东坡又继续在《次韵滕大夫三首·沉香石》中写道："山下曾逢化松石，玉中还有辟邪香。"这里写的辟邪香，指的则是安息香。

那当时所说的安息香又指的是什么呢？在唐代的志怪小说《酉阳杂俎》中有过明确的描述，大意是：安息香产自波斯国，安息香树被称为"辟邪"，约高三丈，叶有四个角，冬季不凋落。每年二月开花，花黄色，花心稍显绿色，但不结实。树皮颜色黄黑，刻伤后会流出胶汁，酷似饴糖，这便是安息香。文中所说的"百和"，指的是用众香粉末和合而成的一种香。

其时苏东坡的弟弟苏辙深陷逆境之中,险象环生,活得提心吊胆。苏东坡便借用沉香山子(由沉香块原料直接雕刻而成的山形工艺品)为喻,隐喻坚贞超然的世外士君子,以此激励弟弟,望其保持高洁豁达的操守品格,可谓大有深意。整篇"寿赋"构思奇巧,立意高远,层层推进,最为绝妙的是,全文笔笔不离沉香,处处颂扬卓尔不群的高洁品格。全赋高屋建瓴、开合自如,开篇就列举出一系列古人引以为奇的香草和香料,之后笔锋立马一转,提出这些香都太过浓烈,常乱于心而不可取,直接点出"独沉水为近正",点明沉香的与众不同,给出非同寻常的评价,"实超然而不群。既金坚而玉润,亦鹤骨而龙筋",道尽其淡香无尽且不平凡的形象。这无疑给人以深刻的启示:沉香天性坚硬似金,却能温润如玉;看着纤细似鹤,却能筋壮如龙;形状小巧却气象豪迈,大有太华之倚天、小孤之插云的雄姿伟岸,尤其是它的香味,香而不浓,经久不衰,远非其他香木可以比拟。即使是盛产香木的占城所产之香,在海南崖香面前,也不过只配用来烧烧饭菜、熏熏蚊子罢了。如此种种可贵的物性表现,竟与人的内在操节与天生品性大为相似。

在这篇"寿赋"中,苏东坡看似在盛赞儋耳山崖所产之香,实则是批判中原某些官僚格调低下、为人不耻的行径,通过沉香,越过大海,表达着自己强烈的不满。"寿赋"前半部分大量铺陈的各种香料和香草,实则是暗喻众多品质低劣的官僚和贵族,而讴歌蛮荒之沉香,实则是对自身及同类人格价值的高度肯定。通过这种强烈的正反对比,一是明确展示自我激励的积极心态,二是坚定地向弟弟表明,自己在荒蛮海岛决不放弃寻找本真自我和精神象征。

紧接着,苏轼在"寿赋"中真挚地说,要把这个沉香山子送给弟弟,以便弟弟在面壁沉思之时,可以将其放在几案之上。香的芬芳和人的品德正好对应,交相辉映,互为映照,能用这么高贵熨帖的礼物作为寿品,实在是再好不过了。很显然,面对同样身处逆境中的弟弟,苏东坡在努力地输送着一种昂扬向上的精神力量,激励苏辙要以沉香山子为鉴,超然达观,保持晚节,做一个立场坚定的士君子。如此的手足情深,这般的心心相印,以至于彼此能在险象逆流中,相互牵挂,互相激励,与普通人祝寿流行的逢场作戏、善祝善颂相比,真是大异其趣,大放光彩,大有所益。

这篇"寿赋"还有一个绝妙之处,就是它以风趣调侃的笔调,阐述严肃清高的思想。在"往寿子之生朝"过后,即以诙谐的口吻拿弟弟开玩笑:不要像个书呆子似的,整天只知道闭门读书;要多闻闻这座沉香山子散发的幽香,它会时刻提醒你,不可忘却同样身在黎民之间的哥哥。而同样已然两鬓星霜的苏辙,读到这里必定会若有所思、欣然开怀。的确,在那严酷的人世间,在那险恶的生境中,再没什么比这手足之情更加让人深感慰藉、万分踏实的了。通篇"寿赋"虽历尽千年岁月,但历久弥香、淡雅氤氲,实不愧为"文字海南沉"。

苏辙读完哥哥的这篇"寿赋",心潮澎湃,感慨万分,旋即答以《和子瞻沉香山子赋》,还特意作下小序云:"仲春中休,子由于是始生。东坡老人居于海南,以沉水香山遗之,示之以赋,曰:'以为子寿。'乃和而复之。"

苏辙在接下来的"答赋"中,则充分表达了自己对哥哥"寿赋"精神实质的心领神会以及对哥哥百般关爱的感激不尽。"答赋"不仅唱和得深情饱满,而且洋洋洒洒,既是骨肉亲情的天性使然,又是手足情深的由衷依恋,更是同一文化层次上知己的心照和知音的默契。

此篇"答赋"最大的特点是,只和其意,不和其体,这在北宋文坛并不多见,只求以最好的形式和最真的情怀回应哥哥追求金坚玉润的精神寓意;在浊世凡尘中,只求鹤骨龙筋,不求同流合污。但通篇体物铺张扬厉工整,完美地体现了赋的本真特色。

苏辙在"答赋"中,既写到了沉香的产地,也写到了沉香的性状;既有叙事,也有议论,更有抒情和铺排。回首往事,想起自己英年"纷然驰走,不守其宅"的意气风发,到大半生的宦海浮沉身不由己,再到如今的耳顺之年伶仃漂泊,深感生命的起伏无常。"少壮一往,齿摇发脱。失足陨坠,南海之北。苦极而悟,弹指太息",说起自己年迈体衰,对人生又多有失望,明显流露出作者晚年被贬雷州后产生了深度的悲观情绪,大有"人生如梦""一切归空"的苍凉之感,继而顿悟"万法本空,何为有得失?"但"妄真虽二,本实同出",只要豁达超然,淡化得失,持此沉香山子,法其精神,必与兄长共励共勉,"俱证道术"。

二、苏东坡咏香填词:惜香更把宝钗频翻

再来观摩苏轼咏香填词。苏东坡一生嗜香制香,流传至今的有关香的故事不能尽数。同时,苏东坡不仅品香咏香,还要以香悟道、以香参禅,

不可取代地成为香界顶级的实践家和理论家。但苏东坡更是一代文豪，他把香的灵魂融入自我的灵魂，并激情澎湃地用一首首灿若披锦的诗词表达出来。其结果，还有一首和香有关的词牌，得名居然直接与苏东坡咏香有关，这就是《翻香令》：

金炉犹暖麝煤残。惜香更把宝钗翻。重闻处，余熏在，这一番、气味胜从前。

背人偷盖小蓬山。更将沉水暗同然。且图得，氤氲久，为情深、嫌怕断头烟。

这首《翻香令》是苏轼倾心撰写的怀旧词，以香炉焚香、今昔对比之景，深深怀念早前去世的结发之妻王弗。

清康熙年间《御定词谱》卷十二解释道："《翻香令》这一词牌，最先出自苏东坡，取该词中第二句'惜香更把宝钗翻'作为词牌名。"而且《词式》卷二明确写道："全调只有苏东坡这一词，无别的可堪比较。"

在这篇《翻香令》上片中，苏东坡描写在灵柩前烧香回忆旧事的情景，陷入了无尽的怀念之中。先是忆旧，回忆当年每天烧香时，金炉暖气还在，但伴读的麝煤已所剩无几。这里的"金炉"，指的是金属所铸香炉；"麝煤"，指的是香燃烧过后剩下的香灰，因为香气浓烈，所以称"麝"，但并非指平常所说的麝香。紧接着用递进句，同样还是忆旧，忆当时"君惜香"的情景，希望香气能长期留在彼此身边。最为可贵和动人的场景是用"宝钗"不断翻动那残余未尽的香尾，以便让它燃尽，所有这些细节至今历历在目，让人感怀。结果，从此之后，翻香便逐渐演变成为宋词常见的意象之一。南宋范成大在《桂海虞衡志·志香》中还曾以"翻之四面悉香，至煤烬气不焦"来评价海南崖香的优劣，说明"焚香之要实在于此"。最后四句则用叙述的方式细写现实，说明"重闻"的那个地方，余留的香味依然还在。"这一番气味"比从前还要和美。整个上片饱含着浓烈的香气，也饱含着浓烈的情感，既再现了也象征着苏东坡与王弗昔日幸福绵绵的感情。

下片描叙烧香现场精心添加熏香的细节，以及忠贞诚恳的心态。开头两句叙写感情上的隐私。"小蓬山"本来代指仙人居住地，而在该词中则指代香炉。"沉水"即沉香。晋嵇含《南方草木状·密香沉香》中有"木心与节坚黑，沉水者为沉香"之说，之后世人便以沉水借指"沉香"。在本词中，苏东坡描写道，趁人不注意时，他曾偷偷盖上小蓬山式的香炉，再把沉香添加进去，与正燃烧着的香料一同暗暗燃烧。正是这一细微的举动，细腻地刻画出了苏东坡对爱情的虔诚和专一。

最后转合的一句所表达的意思，一是"且图得，氤氲久"，只希望浓烈香气，经久不散；二是"为情深、嫌怕断头烟"，只希望情深香久，永不断结。"断头烟"意即断头香，指的是未燃尽就熄灭的香。民间常以断头香为不吉之兆，生怕来生会与亲人离散。尽管这是过去的迷信习俗，但在千年前的封建时代，却明确无误地反映了苏东坡对王弗坚贞不渝的真挚爱情。

苏轼的《翻香令》影响深远。南宋临川的邹虑存有《翻香令》一首："醉和春恨拍阑干。宝香半爇情谁翻。丁宁告、东风道，小楼空，斜月杏花寒。梦魂无夜不关山。江南千里霎时间。且留得、鸾光在，等归时，双照泪痕干。"

到了清代，不少文人都用此调填过词，屈大均就有《翻香令》："香魂煎出怕多烟。为焦翻取气还鲜。玻璃片，轻轻隔，要氤氲、香在有无间。莞中黄熟胜沉栈。忍教持向博山燃。且藏取，箱奁内，待荀郎，熏透玉婵娟。"而李雯也有《翻香令·本意》，钱芳标也作过《翻香令·烧香曲感旧》等等。所有这些《翻香令》，虽各有各的胜境，都紧扣着翻香词意，与苏东坡的原作一脉相承，却无有出其右者，都以苏东坡的《翻香令》为历史最高水平。

三、苏东坡西园雅集：无香无雅无以为聚

自古文人多风流，特别喜欢聚会，并将其高度美化，称之为"雅集"。由此，在中国历史上，曾经发生过两次极为著名的雅集。一是在东晋永和九年（353）发生在绍兴的"兰亭集"，在这次风雅集会上，一大群军政名流和逸士高人轮流赋诗，各抒怀抱，而德高望重的王羲之则为大家的诗集写序文，记录这次旷古雅集，结果成就了闻名千古的《兰亭集序》；二是在北宋元祐年间，发生在汴京的"西园雅集"，在这次名流云集的风雅聚会中，苏东坡作为文坛盟主，毫无争议地成为历史主角之一。

这里说的西园，是指北宋驸马都尉王诜的私家宅第花园。宋神宗元丰初年，王诜一时兴起，邀请苏轼、苏辙、米芾、秦观、黄庭坚、李公麟、李之仪、晁补之，以及日本渡宋高僧圆通大师等十几位雅士文人到此聚会，一时间高朋满座，被传为文坛不朽盛事。之后，李公麟作的《西园雅集图》、

米芾写的《西园雅集图记》，成为此后千年，后世名家竞相摹写赏玩的典范之作。

《西园雅集图》用写实的方式描绘了宋代各大名人如苏东坡那样的文人雅士相约聚会的热闹场景，他们或吟诗作赋、挥毫泼墨，或抚琴唱和、参禅打坐，场面异常热闹。一旁的案头总也少不了淡淡的炉香萦绕其间，里面燃着高级沉香，形成了当时中国社会特有的高端文化现象。但其实，这样的用香习俗在中国最早可追溯到春秋之前，只是到了盛唐时期，调香、熏香、评香业已发展成为一门高雅的文化艺术，香文化已俨然成型且盛行。

前面提到，到了宋代，香文化已全面融入了人们的日常生活，因而迅速发展到鼎盛阶段。苏东坡等一大批文人雅士相聚品香读书、饮茶作画，一边读经谈画和诗论道，一边尽情享受神秘的氤氲香气，甚至发展到了文人感叹"无香何以为聚"的程度。在苏东坡等文人雅士眼里，香炉里焚点名香，是昼夜不可间断的常规习俗，氤氲的香火象征着勃勃生机，没人愿意看到它熄灭。同时，也类似于当今的某些高档场所或咖啡厅的背景音乐，是生命意义上的静水流深，也是人生开挂的理想姿态，仿佛没有了它，生命便失去了流动的色彩，生活便失去了正常的韵味，身份便失去了应有的标配。

宋人吴自牧在《梦粱录》中记载"烧香点茶，挂画插花，四般闲事，不宜累家"，明确点出了宋代文人雅致生活中的"四艺"。这"四艺"共同的特点是，统统透过嗅觉、味觉、触觉与视觉品味点滴中的日常生活，进而提升到艺术境界，并不断将这些思想和行为内化到诗词、随笔、散文、札记，甚至于小说、戏曲、歌赋等各种文学作品中，最终发展成为文化群体共同推崇的生活情趣与文化品位，其中，苏东坡究竟起到了多大作用，相信海南崖香一定是最虔诚的见证嘉宾。

尚香，是宋代文人高洁形象的一大象征，也是一大特征，是出于对群体身份的认同而形成的共同雅趣和文化品位。苏东坡在其中所起的重大推动作用，就是将传统香道提升到明德悟道乃至立身修性的高度，通过尚香正心慎独、濡养德性，其精神实质就是对儒家"修身养性"理想人格的躬行实践，从而一举成为中国文化史上的一道独特风景，亮丽无比，悠悠千载。

四、苏东坡沉香哲学：烧香参悟唱和小诗

中国香文化在宋代处于鼎盛时期。此期涌现了大量咏香诗文和爱好熏香的士大夫，苏东坡和黄庭坚就是其中的佼佼者。作为中国香文化史上不得不时常被提起的人物，苏东坡爱香举世闻名。香是他思考的媒介，也是他灵魂的象征，更是他思想的源泉。通过袅袅青烟，他领悟人生奥秘，开解自我，其心境之豁达由此可见一斑。黄庭坚，作为中国香文化史上另一个香道的狂热爱好者，曾对自己有过这样的评价："天资喜文事，如我有香癖。"历史上，如此这般直呼自己有"香癖"的，也就只有黄庭坚一个人了。这师徒二人，一老一少，一唱一和，舞文弄墨，牵动大家，在中国香道历史上留下了不少著名的唱和诗作。在特定的历史环境下，他们常常凭借香道，架通精神世界的桥梁，共同阐释高端的沉香哲学。尤其是善于禅宗文化，始终贯穿在二人的香事对话之中，也存在于彼此的人生禅悟之间，逐渐促成了苏黄二人特有的处世哲学。这两个同时代的香道爱好者，思想不出意外地碰撞在了一起，便成就了一段特有的香道历史。黄庭坚身为"苏门四学士"之一，与苏轼是良师益友的关系。两人以香会友，以诗唱和，既写就了文化史上的一段历史，亦成就了香道史上的一段佳话。

唱和作诗在宋元祐年间十分风行。诗人在相互应答酬谢的过程中，都要作诗作词。士大夫在斗诗斗文时，以香中雅趣题诗互答，极为普遍。那时的苏东坡和黄庭坚，常常以黄庭坚酬答别人送的香品为引子，即兴吟写唱和诗，诗中不单是写香，而且会用香来激赏对方的文辞和智慧，进而发展成为宋人香事中的一股翩翩风流。

黄庭坚在《惠江南帐中香者戏赠二首》中写就的"百炼香螺沉水，宝熏近出江南"这句诗，历来饱受称赞。苏轼读罢此诗，当即就和作《和黄鲁直韵》，称"四句烧香偈子，随香遍满东南"。苏轼在这首诗中所提到的香，并非指具体的什么香品，而是指黄庭坚在酬答别人送的香礼而作的诗，也就是指黄庭坚那四句"偈子"，就像幽幽的妙香一样，四处飘散，经久不散，要想更好地体会黄庭坚诗中的智慧，须得用心参悟，就像品香那般，最好要用鼻子细"观"。不过，后人读来，这话多少带有恭维的味道，因为太过夸张。

苏东坡在《答黄鲁直书》中，还写出了第一次读到黄庭坚诗文的感觉：

顿时觉得高深奇异,以为绝不是当代人所作。苏东坡对黄庭坚欣赏有加,而黄庭坚更是感恩老师,恭恭敬敬执行弟子之礼。两人一生交往莫逆情笃,常常戏谑"互怼":苏东坡调侃黄庭坚的字像是"树梢挂蛇",黄庭坚则揶揄苏轼的字有似"石压蛤蟆",令人击节喷饭,好不快哉。但他们都是爱香之人,因"香"留下的趣事更多,也流传更广。

宋人陈敬所撰的《陈氏香谱》记载:有一次,向来以画梅著称的花光长老派人恭敬地送给黄庭坚两幅新作,黄庭坚急切地邀来好友惠洪一同在灯下细细欣赏。黄庭坚凝视着绢素上寒姿凌敧的梅影,半天后不禁赞叹道:画面如此生动传神,让人仿佛真的置身于春寒料峭的梅林间,可唯一的遗憾就是没有花香。惠洪心领神会,也很会来事,当即笑着就从随身囊中取出一粒小香丸,焚于炉内。顿时,黄庭坚所栖宿的舟内暗香浮动,花气袭人,好一种唯美的意境。

这种特别的香韵体验对于黄庭坚来说实属首次,绝妙的效果令他赞不绝口。惠洪见状,大喜过望,便饶有兴致地道出了此款"韩魏公浓梅香"的前世今生。原来,它的配方和工艺竟是从北宋名臣韩琦府中创制出来的,又由苏东坡掌握后传给了惠洪。黄庭坚闻言不禁假意嗔怪道:老师明明知道我有"香癖",竟然不曾和我提过,真是不够朋友。于是,黄庭坚顺便就将此香更名为"返魂梅"。

"烧香禅宗和小诗。"看看这苏黄二人,在哲学的精神世界里,和在俗世的现实生活中,你来我往,如鱼得水,恣意徜徉,海南崖香究竟占据了多大空间,除了他们自己,兴许只有历史老人方能知晓。

五、苏东坡海南香事:一叶扁舟乐而忘返

宋绍圣四年(1097),一叶扁舟将已逾六旬的苏东坡带到了海南儋州。那个年代,被流放到海南,其罪行直逼满门抄斩。不料在苏轼心里海南却成了他的第二个故乡,过得优哉游哉。海南因其独特的自然环境,成为珍贵沉香的天然产地。漫步在这里的苏东坡,竟然相继写下了《沉香山子赋》《子由生日以檀香观音像》等多篇千古咏香诗文。在别人眼里的地狱,变成了苏东坡心里的天堂,正好说明了苏东坡拥有不一样的达观心态。

上文说到的《翻香令》,为苏东坡所创的词牌名。从词中可知,宋人极少舍得直接焚烤沉香片或檀香片,多是使用精心调制好的合香。

在宋代众多合香工艺中,最常见的方法就是把多种加工处理过的香料捣成粉末混在一起,用蜂蜜、白芨、蔷薇露等加以调和后,密封在特制的容器里,再埋入地下静置一段时间。最终将香料取出,做成小饼、小丸、小片,乃至捣成粉末,所得成品,用途多种多样,或熏衣熏被,或接人待客,或户外避蚊虫,或夜间熏寝帐,乃至于解酒、安神、养生、参禅,似乎无处不用。

苏东坡玩香玩到了极致,到了无我忘我的境界。据传,古代最美的三款香为返魂梅、雪中春信、黄太史四香。其中的雪中春信,便是苏东坡亲自调制的一款好香,他用心专门收集梅花雪水进行合香,汇聚周身通感品咂,竟能在雪天闻到梅开的意境,雪落无声,梅香盈室,好不妙哉。

苏东坡对海南崖香的特殊喜爱,在前面的《沉香山子赋》中表达得淋漓尽致,其精髓是"既金坚而玉润,亦鹤骨而龙筋。惟膏液之内足,故把握而兼斤"。寥寥数语,竟把海南崖香的特征写得形神毕现,若非对海南崖香有着特别深刻的认识和特别深厚的感情,是断断写不出如此传神的诗词文采的。沉香的生成过程充满着变故、偶然、磨难和艰辛,充满着审美意趣和哲理意味,容易让人联想到命运多舛、官场险恶、世情寡薄,一如苏东坡起伏沉浮、多磨多难的人生过程。不但自己的人生如此,弟弟的命运也逆流不断、险滩重重,结果便有了苏东坡为贺弟弟六十大寿作下的此篇名赋。赋中,苏东坡以沉香山子隐喻品格坚贞,激励同陷逆境的弟弟积极向上。弟弟对此则心领神会,旋即还唱和以《和子瞻沉香山子赋》回应,使得彼此在精神上达到了高度的默契,以至于"既来之则安之",从最初一叶扁舟的跌落凄凉,到后来乐而忘返的悠然南山,过出了诗一般的欢乐人生。

六、苏东坡九死南荒:兹游奇绝冠平生

苏东坡出生在四川,却结缘海南崖香,缘起于他晚年被贬到当时荒蛮的海南岛。由此,中国历史上就经久不息地流传着一段文化名人与沉香文化的故事。

海南古时曾被称作"香岛""香洲"。海南崖香从宋代开始就是朝廷的贡品,后又成为商品不断流入内地。正是在这个时期,苏轼被贬到海南岛,开始了真正的情系沉香生涯。

成为商品的海南崖香有着巨大的销售市场,紧俏到价格一路蹿高,在

巨额利润的驱使下,砍伐沉香图谋暴利的人蜂拥而至,有的甚至重金贿赂黎人为其滥伐。而沉香作为自然馈赠的瑰宝,盛产之地也非常有限,若不节制乱砍滥伐,结果不可想象。眼看各路人马不择手段,竭泽而渔,大肆踩踏,苏东坡再也坐不住了,愤然作诗抨击流弊,为保护生态、革除陋习竭力奔走,鼓而再呼。彼时的苏东坡尽管被贬流放,但他爱国爱民的品德却从未有过半点消减。

海南崖香幽深清凉,甜香杂有花香,其复杂多变的美妙,非亲自品闻不能得其要领。遭逢人生重大变故之后的苏东坡,能在瘴疫横行的海南竟然找寻到了不二的精神寄托,这便是金坚玉润的海南崖香。靠着鹤骨龙筋般的品格,苏东坡在海南度过了整整三年"一炷烟消火冷,半生身老心闲"的悠然岁月。

反过来假设,苏东坡要是没来海南,历史一定会有另一番叙事。但既然遭遇暗流,被贬流放,来到海南,能与沉香作伴,那就注定了他对海南的情有独钟和难舍难分。像苏东坡这样千载难得的大文豪,善良的人们原本都希望他能被周围的人小心地珍惜、虔诚地仰望,至少不会有人去找他的麻烦。但事实恰恰相反,越是像苏东坡这样超越时代的文化名人,越可能难以为他所处的时代所容纳。当时的苏东坡因政见不同,正被一撮文化小群体极力地排挤、肆意地糟践、疯狂地打击,令其不由分说地卷入了纷争四起的"乌台诗案"。就这样,"小人牵着大师,大师牵着历史",九死一生的苏东坡一路狂奔、突出重围,最后落脚在海南,安身于儋耳,与海南崖香结下了千年文化之缘。

对于苏东坡的遭遇,大学者余秋雨曾痛心疾首地抨击过,大意是:苏东坡谪居海南三年后,遇赦北归,归途中感慨万千,不免吟诗道:"九死南荒吾不恨,兹游奇绝冠平生。"意思是被贬南荒,虽九死一生也不遗憾,因为这次远游是他一生中最奇绝的经历。由此虽然可见此时的苏东坡达观淡泊,看开一切,一身轻松,但他竟把九死一生的海南境遇看成是一生中最为奇特、最有意趣的一段遭遇。这样说来,当年蛮荒的海南岛,也算是对得起中国的文化史了,更对得住中国的沉香文化史。海南成就了另一个高度的苏东坡,苏东坡也成就了另一个高度的海南。试想,没有苏东坡的海南,又会成为怎么样的一个海南?没有苏东坡把玩过海南崖香,海南崖香文化又会成为什么样子?

第五章　沉香文化的传承与创新

　　沉香的历史源远流长,早在新石器时代晚期就已被发掘,历经春秋战国时期的萌动后,正式起于秦汉,兴于唐宋,盛于明清,先后跨越了6000多年,贯穿了整个华夏文明史。沉香这一物质因为太过珍稀,又以其卓越的实用价值和独特的文化底蕴,位重而价高,在历史上一直都是帝王将相和文人墨客的挚爱之物。

　　众所周知,香道起源于中华文化,品香、斗茶、侍花和挂画等相互结合、相互渗透,逐渐演变成怡情养性与内外兼修的文化生活方式,成为古时最为时尚的"四般雅事",曾经深刻地影响着东方世界的文明进程。在中国2000多年用香、品香的历史中,皇亲国戚、文人墨客、高僧大德始终以香为伴,对香推崇备至,无不喜爱。然而到了清末,传承了几千年的香道文化及古人传承下来的沉香艺术每况愈下,声息渐止,甚至销声匿迹,以至于当今很多人,对香文化的理解还停留在浅表层面,简单地认为香只是用来供奉在寺庙里,或是最多用来熏蚊驱虫,对于香的深层内涵并无太多了解。

　　近年来,得益于国家良好的政策导向,中国香文化和酒文化、茶文化一样,复兴势头强劲,吸引了海内外许多沉香收藏家的目光,他们纷纷慕名而来,重金求购。在当下的沉香市场,缘于香文化的发展力量正在持续壮大,料想未来将有更多资本涌入沉香领域;沉香市场明显出现的供不应求,预示着香文化还将持续行驶在复兴与发展的加速轨道上。

　　深入研究历史不难发现,每当香文化大盛行时,都会伴随着经济的大发展。当下中国经济再次大繁荣,而且正迈向高品质方向发展,进而促进着各种文化再次大融合,也更为广泛地激发了人们对精神体验的大追求,结果香道文化再次受到广大群众的大追捧。越来越多的社会人士、文玩爱好者、文化从业人员、科学研究专家,积极通过各种渠道接触沉香、了解香道文化,特别是在国内一、二线城市,沉香文化正在悄然变成一种与时尚相结合、以雅致为标志的新生活方式和新生活理念。

这一现象的发生,固然与人们生活水平的提高和生活品质的提升密不可分,但同时也说明了中国传统文化在当今正广受人民群众的喜爱和反思,本质上是内在品质的必然和时代精神的使然。在物质生活日益丰富的今天,人们不断承受着来自各方的压力和快节奏生活引起的不适,因而在生活品质、精神追求、情感需求上,更加注重精致有品位、独特有韵味的文化消遣,更加渴望体验与感受轻松惬意的心境、闲适雅致的生活、健康养生的方式和悠然人生的意境。

正是在这样的大背景下,有着千年历史的香文化正在快速地回归和复兴,恰好满足了现代人对高品质生活和高品位生存的深度追求。香文化,这一承载着中华文明千年神奇魅力的文化形式和文化载体,正以加速度的势头,在当代中国社会大放光彩、焕发新生。而沉香文化则更像是"瞌睡碰到了枕头",瞬间迎合了国人内心的期许,短时间即蓬勃发展,引来举世瞩目。

无论是神秘莫测、典雅独特的沉香线香产品,还是线条流畅、形神兼备的沉香雕刻精品;无论是巧夺天工、再现远古技艺的陈巧生铜香炉,还是玲珑剔透、闪耀先民智慧的精致熏香器具,以及那些充满美学、触及心灵的香道仪规展示,处处都展现着中华千年香道文化所具有的古今一致、难以抗拒的神奇魅力。

新时代的追香人,正在努力将自己定位为"新香学和新美学的践行者",竭力为现代人群打造更时尚、更雅致的品质生活,除了力求满足不同人士多样化、具有独特性的生活需求外,更加注重满足不同阶层、不同人群个性化的精神需求,力求在给人们带来从未有过的新香学、新美学生活体验的同时,还能为千年香道文化的复兴、传承和弘扬做出不懈的努力。

第一节　优秀传统文化传承和创新的意义

中华文化最核心的价值要点之一,就是传统美德,它承担着对一代又一代国民的教化功能。中华传统美德是中华优秀传统文化精华中的精髓。当代中国,对于全社会而言,明礼知耻、崇德向善是培育个人品德、家庭美德、职业道德和社会公德的核心基础,也是确保全社会良好有序运行的根本前提。

中华传统价值观内涵丰富,包容开放,又自成体系,浑然一体,集中体现在中国传统社会的价值取向、思维模式和行为规范上,对促进各民族和谐相处、共同发展历来发挥着重大的凝聚作用。中国传统文化不仅承担着发展经济、塑造品格、提振精神的重任,也承担着推动中华文化走出国门、面向未来、经天纬地的重任。

中国传统文化要想在新时代赢得振兴,并以独特的魅力回馈世界,就必须活在当下,活在现实中,活在群众心里,让群众成为优秀传统文化的自觉践行者,实现与时代高度适应的创新与发展。弘扬优秀传统文化,既不是一成不变的复古与仿旧,也不是抱残守缺的坚持与固守,而是将当下的需求和时代的精神,与古典的趣味和古代的精华深度融合起来,是在活态地创新与传承。优秀传统文化既是民族存在的根和魂,又是民族振兴的基石和基本。传承和创新优秀传统文化,是提高文化自信、保持民族特色最需要解决的内在核心问题,也是最为关键、有效的一环。

近年来,经由政府引导,通过方方面面卓有成效的努力,我国优秀传统文化得到了大力弘扬和全面提升。我国优秀传统文化在活态传承过程中,不断被挖掘,不断被创新,不断与时代相结合,从而不断焕发出新的生机,被赋予了新的内涵,逐渐与当代艺术创作、社会生活日常融为一体,走进了都市,也走近了大众,更走入全民的内心,迅速形成了百花齐放、百家争鸣的良好发展格局。仔细分析,优秀传统文化传承与创新至少具有以下三重意义。

一是挖掘沉睡素材,繁荣民族艺术。优秀传统文化的传承与创新,能给当代艺术发展提供源源不断的创作素材,成为繁荣当代民族艺术的重要支撑,使得民族艺术的发展永远有可以扎根的沃土、生存的水源和萌发的动力。世代传承的传统文化,必定与群众的生活息息相关,大多是通过传统形式、民间艺术、口耳相传等方式和方法进行表达和再现。但因为农耕社会在中国延续了几千年,传统文化大多深藏在偏远乡村,向来极少被主流社会群体所关注,有的还被当作封建落后、既可笑又可憎的东西而遭嫌弃,有些甚至都已悄无声息的彻底消亡。因此,当代中国社会城镇化和现代化的急剧发展,使得紧急打捞中国传统文化成为当前中国在相当长时期内的一项意义深远的大事。

随着国家强力支持的政策相继出台,传统文化保护正在不断深入,成效也十分突出,越来越多的民间艺术、传统工艺走出山区、走近大众,获得了鲜活的新生,惊艳了四海八方。与此同时,当代中国艺术与传统文化的交融也日益密切,不断从传统文化中获得灵感、汲取养分、收纳精华,融入了更多创作技巧、中国韵味、古典元素,因而不断在涌流而入的舶来品面前,既有似曾相识的熟悉惊艳,又有鹤立鸡群的别出心裁,既让人耳目一新,又令人惊喜连连,好不令人惊叹。

二是催生新兴产业,扩大优质就业。传统文化本质上蕴含着无尽的生机和希望。之所以能成为传统文化,就因为它曾经拥有强大的生命力,既满足了人类日常的生活需求,也迎合了人类普遍的精神理想。而优秀的传统文化,其内含的精神理念和功能效用,往往能在一定程度上超越时代、跨越时空,成为后世很多人共享共情的文化盛宴。当今,优秀传统文化的传承与创新,促进了众多传统手工艺行业及相关文化产业的协同发展,开拓了许多新型的创业路径和就业机会。近些年来,国内很多城市先后涌现出一股股强劲的手工艺复兴潮流,如火如荼,生机益然。

譬如,在江西的景德镇就随处可见陶艺工作室,里面摆满了各种茶具、香具、花器,琳琅满目,既古朴又新潮,既有传承也有创新。而最为绚丽的,也许是苏州的镇湖,其聚集了成千上万心灵手巧的绣娘,每天都勤于绣桌布、绣衣服、绣手提袋等,热热闹闹,忙而不乱。此外,东莞的沉香、宜兴的紫砂壶、莆田的红木家具等也都闻名遐迩、饮誉四方。而在香文化创作领域里,一位名为"沉香创客"的工艺家,将古法红木活动微型榫卯工艺大胆地与U盘相结合,高度地融合了"古、今、中、外"四大元素,集"掌中便携、弹响好玩、科技存储、广泛适用"四大创新于一身,被海内外业界誉为"当代沉香文化划时代的里程碑"。该产品一经推出,就风靡了沉香界、艺术界、收藏界、礼品界和养生领域,"不销而销",激活了很多行业,迎来了"百舸争流"般的大好局面。

三是改善生活品质,提升国际影响。优秀传统文化能在历史上长久流传,除了有强大的生命力外,还因为这些文化先后都有过许多文化精英的加入。这些文化精英的到来,或者是因为能提高身份,或许是因为能提高品位,又或许是因为被文化所普遍具有的艺术感染力而吸引,但无论出于什么原因,他们都在推动文化形式艺术化、规范化,提升文化内容品质化、精神化等方面,起到了十分关键的作用。其实,古往今来的人性大体都是相通的,只是发展阶段不同,其表现形式有所差别而已。因此,古代多数精英都能喜欢的文化,放在今天,没有理由不会引起现代人的共鸣。正因为如此,当今在优秀传统文化的传承与创新方面,已然激发出了百花齐放般的新潮与时尚,不仅改变着国内群众的生活方式,也赢得国外友人的歆羡和热捧。

随着生活水平不断提高,人们对精神生活的追求也越来越注重。焚香、饮茶、养花等逐渐成为民众的日常雅好;香道、茶道、花道等传统艺术生活也逐渐回归大众生活,并因越来越受欢迎而流行。近年来,沉香市场的繁荣,复兴的不仅是一种产业,而且是传承着一种修身养性的典雅生活。这样的传承与复兴,不仅可以繁荣一条完整的产业链,还能在潜移默化中推动全民族践行优秀传统礼仪文化。而优秀传统文化的传承和创新所带来的新潮流、新时尚,一次次塑造着一批批有文化品位的中国人,让更有诗意、更富雅趣、更为高尚的生活理念变成社会的自觉行为。

历史和现实反复证明,中华民族从来就有强大的文化传承和文化创新能力。每当社会即将发生重大转型之际,文化都能预感国运之变化、勇立时代之潮头、大发时代之先声。此时,优秀传统文化的传承与创新不仅非常关键,而且无可替代,必须继续加强。

第二节　沉香文化是我国的优秀文化

优秀传统文化是中华民族的精神命脉,是当代中国底蕴最为深厚的文化软实力。沉香文化历经了千百年的发展,得到了不断的丰富和发展,不仅成为中华传统文化中的一块珍宝,更是人类文明史上的一颗奇异瑰宝。在品玩沉香的过程中,人们得到的不仅仅是一种简单的乐趣,更是沉浸其中用心感受文化的魅力、体验精神的升华。近些年来,香道文化在国内的快速回归和全面复兴,正深刻地影响着各界人士。在品类众多的香文化之中,沉香向来最受重视,广被追逐,由此引发的沉香收藏也迅速从小众珍品走向了普罗大众。而且，人们对沉香的追求也远远不只是对美好香气的追求，而是更加注重沉香在思想、礼仪、文化等方面的表达和寓意。

气味，久经岁月的积淀，润养了美好时光。文化，汇集了日月的精华，惊艳了万事诸物。沉香，作为气味与文化的深度融合体，汇集了天地之灵气，铸就了世间之珍品。沉香文化不只是一种文化的印记和符号，更不只是一种文化的形式和现象，它是中华文明在5000年的激荡和积淀的过程中，一代又一代的爱香人群对精神追求、艺术修养、文化品位、生活方式、品质内涵等内在需求的高度凝练和反复升华。它使人类从所思、所想、所感、所悟，进一步提升到对意境、禅修、哲学等综合感悟的理解和体验。

一、我国沉香文化积淀深厚

翻阅古代历史不难发现，中国香文化不仅博大精深，而且积厚流光，在整个中国历史进程中，遍布在每个时期、每个阶段人类生活的所有领域。反观当今的中国，经济的高度发展，社会的全面进步，精神的不懈追求，直接推动着传统文化的复兴与传承迈上了新的历史进程。品香作为人类的一种高级情感活动，固然离不开其内在文化，而优秀的文化天然具有强大的生命力，吸引着人类本能地一代又一代地往下传承。

中华独特的香道文化源远流长。最早可以上推到春秋时期之前，孔子所作的《猗兰操》就是明证，内中颂咏的虽然不是沉香，但他以物言志，表情达意，从而确立了品香与儒家人格的内在联系，体现了香道的基本精神，可以视为中华"香道文化"的发端鼻祖。较早提到沉香最确切的文献，应是东汉时期岭南大学者杨孚所撰的《交州异物志》，其中就记录有："密香，欲取先断其根，经年，外皮烂，中心及节坚黑者，置水中则沉，是谓沉香。"明确指出了沉香能沉于水，中心节段坚硬色黑。唐末五代思想家罗隐在绝句《香》中也有"沈水良材食柏珍，博山烟暖玉楼春"的诗句，不但直接提到了沉水香，也说明了早在2000多年前的西汉就已经开始使用博山炉焚熏沉香。而隋唐史料中关于沉香的记载更为丰富，晚唐及五代还有过关于沉香更高的提升与发展。到了宋代，中国香文化已然发展到了顶峰，"品香"已经融入社会各阶层的日常生活中；明清之际，整个社会的用香风气早已盛行到奢侈糜烂的地步。

翻遍整个中国历史,沉香作为"天下第一香",因其香味浓郁清正、高雅独特、绵密细长,不但有怡情养性养生之功效,还有更为奇特的医用价值,因此历来为帝王贵族、文人雅士、医药医家乃至市民百姓钟爱,也理所当然地成为收藏家热衷之珍宝。然而,曾几何时,辉煌至极的沉香文化于某个时间段突然匆匆退场,远离了人们的生活,在人们的记忆中黯淡。当年身为稀世珍品的沉香也随之逐渐被遗忘在历史的角落里。作为贵重的药材,它的药用价值也只是在中医专业人士中有所流传,而它所兼具的其他重要作用却已十分陌生。直到改革开放之后,人们的生活水平得到了极大的提高,久违的沉香才再次回到人们的视野,沉香所拥有的多重功效才得以再次引发世人的惊奇。

沉香文化作为具有中华文化特色的宝贵资源,作为中华民族千年文化传统中被短暂遗忘的一块瑰宝,始终拥有极为深厚的文化积淀,是历史留给我们的一大文化品牌,也是祖辈留给后人的一大宝贵遗产。在大中华文化圈内,向来都流传有"传续香火"的观念,这不但说明"香"文化在中华文化中占有着极为重要的地位,而且还承载着国人渴求繁衍生息不竭、子子孙孙无穷的图腾精神,并特意把添男丁看作是"香火不断"、子孙兴旺的标志,虽然这在现代人看来有点唯心,但历史终归是历史,历史无法超越,过往的人们,其认知虽然深受时代限制,但表达的思想和愿望却是积极的、乐观的、昂扬向上的。不过,从古代人们这种原始朴素的观念中也可以看出,香文化在中华文化中还曾长期承担着繁衍生息、延续生命的重任,可见其身负的文化使命亦非同寻常。沉香,作为香文化中顶级、最精彩、最深厚的篇章中至为重要的载体,则持续扮演着更为重要的角色;而沉香文化,在中华香文化中所承担的重任,不但永远是身先士卒,而且非常的神秘且高贵。

二、沉香文化是优秀传统文化

中国优秀传统文化潜藏着巨大的美学意蕴,蕴含有中华民族一脉相承的精神追求,只有通过深入挖掘,重新塑形本土审美观念,才能激发出社会群体的共情和共鸣,唤起本民族的文化记忆,增强本民族的文化认同,更加豪迈地彰显中华民族的文化自信。沉香文化,作为中国优秀传统文化中一颗璀璨的明珠,作为人类文明发展史上一朵耀眼的奇葩,早已内化成为中华民族的优秀基因,深深地植根在中国人的心中。品香,玩的是一种乐趣,体验的是文化的魅力,感受的是灵魂的升华,接受的是高洁的教育,这就是对优秀传统文化的深度传承。面对博大精深的传统文化,我们最应该秉持的态度,就是弃其糟粕,取其精华,辩证地看待,理智地选择,包容地吸纳,应时地创新,尽最大可能加以保留继承并发扬光大。

(一)沉香文化被看作是一种优雅的大众文化

在历史上,沉香先是被少数上层人物所垄断,形成了精英阶层独享的文化门类,后又普及到市井民间,形成了全民共享的文化流派。说沉香文化优雅,是因为沉香自古以来就拥有比较珍贵的属性,而且玩香是一件精致悠闲的雅事,香道中各个步骤都需要用心学习才能有所领会,需要轻拢慢捻才会妙不可言。说沉香文化是一种大众文化,主要是因为玩香的人越来越普遍,既可以跨越任何群体,又不受时代限制,也不受地理阻隔,同时沉香在生活中发挥的作用也越来越多,如清新空气、帮助睡眠、作为饰件、养生保健,甚至在各种日常的小事中都能见到沉香的身影。

(二)沉香文化是一种艺术文化

沉香天然就是大自然艺术化的珍贵产物,沉香文化则是人类在千百年的用香过程中不断赋予艺术化追求所形成的艺术精华。显然,这里所说的艺术包括沉香产生过程中经典传奇般的艺术化再现、沉香各种品类的艺术性展现、沉香与生俱来的自然美感艺术化阐释,以及后期工匠们对沉香赋予的艺术性表达等。往大处讲,与沉香有关的所有活动都是一种美好的享受,也是一种艺术的感知和追求。因此,说到底,沉香文化本质就是一门艺术性很强的文化。

(三)沉香文化是一种养生文化

沉香最初的价值大体在于其天然的药用功效,因为它能驱疫治病。后来慢慢地,沉香又因其药用价值在人类的健康养生中发挥了巨大的作用。沉香虽不能减缓现实中人们为生活奔波快速行进的脚步,却可以让人的心灵得到有效休憩、减轻人的焦虑。在每个翻来覆去睡不着的深夜,也许点上一支简单的沉香线香就能让人心情放松、深深入眠。每天一杯沉香茶也能成为养生的必修课，令人精神愉悦。走进 21 世纪，沉香重回大众视野后，养生就多了一种优雅的方式，由此人们不能不提及沉香，也少不了沉香，因为养生文化本身就内含有宝贵的沉香文化。

（四）沉香文化是一种优秀的香道文化

也可以说沉香文化就是重要的香道文化。香道文化起源于古代中国，鉴真东渡时才将香道文化带到日本，并在日本得到充实和发扬。而说沉香文化就是重要的香道文化，主要是因为其所用香料中的沉香，即为香道的精髓所在。

第三节　沉香文化保护与传承势在必行

中国香文化历史久远、形式独特，几乎与华夏文明同步起源，可以追溯到殷商甚至更为遥远的先夏时期。从最早有确切的文字记载开始，中国香文化就作为中华文化的精髓之一登上了历史舞台，由简入繁，由微向宏，因应历史前进，伴随岁月积淀，从来不曾间断，因而形成了一部极为丰富的香学文化遗产。

沉香因其特有的香味和气质，自古就为上流阶层所青睐，虽然兴衰起伏、几度风雨，但一直传承至今、绵延不绝且历久弥新。然而，多少有点遗憾的是，沉香文化发展到了当代，却被悄然简单异化成"经济价值"，这种功利性十足的逐利思维，急速催生出了畸形的市场价格和收藏价值，令沉香所蕴含的巨大文化价值深浅蒙尘。而沉香留给世人最宝贵的财富，恰恰就是这自古至今融入中国人精神血脉中的文化价值，其内涵丰富而厚重，值得传统文化爱好者关注和探索，也需要全社会的保护和传承，而且，其核心价值的保护与传承也已势在必行。

一、沉香本身所具有的多重属性，使其可以惊艳群芳，世代流传

物品有无价值，应由其本身所具有的属性来判断。任何一件物品，本身首先要有使用价值，这是必要的前提。有了使用价值，才有可能进行交换，进入买卖。沉香作为一种物质，不但具有药用价值，又具有香料价值，甚至还具有天然的艺术美学价值。更为关键的是，沉香本身又具有高雅、

高贵的独特气质,它的香味冠居"众香之首",香气迷人,对人体有提神醒脑、静心宁志等多重功效。正因为沉香本身具有如此丰富的价值,人们才会频繁地使用它;用过之后称心如意,乃至珍若拱璧,因之又会刻意地把它存留下来,时而还会欣喜地推荐给亲人、知己、好友,以及自己最倾慕的对象。如此这般,全面传播开来之后,便形成了一种特殊的文化现象,再后来,上层贵族介入,文化群体参与,有意无意间,经由集体智慧总结提升,最终推动实现了这一文化的代际传承。沉香能流传到今天,万千宠爱,惊艳群芳,完全是由其本身自古而今所具有的内在价值所决定的,而且沉香的自然属性本质上亘古未曾变过。因此,作为沉香文化唯一且珍贵的载体,只有沉香(树)得到很好的保护,才可能使沉香文化得到完好的传承,并获得更好的创新性发展。

二、沉香文化所具有的永久性的生命力,是品香论道的精髓所在

外国人经常会惊羡于中国的历史之长,问及原因,国人经常会骄傲地告诉他们:中国历史之所以能延续 5000 年,就因为拥有深厚的历史文化并获得了不断的传承与发扬。世界各地很多古代文明都不期然被中断了,甚至于湮没在历史烟云中,有些连风干的记忆都难得一见,唯独中华文化绵延不绝,灿若星河,可见其生命力何等惊人。其中就包括了中国的香文化。香在中国,不仅被用来祭拜祖先、祷告自然,而且自古就备受文人推崇,他们弹琴画画、看书写字、宴请宾客,甚至日常生活都要焚香。最精彩的故事,莫过于三国时期的诸葛亮巧设"空城计",边焚香边弹琴,安心定神,从容不迫,以琴声迷惑敌军,令敌人畏惧胆怯,不敢前战而自我退却。依此而论,无论是藏香、品香、玩香,还是祭祖用香、生活用香,都必须与文化的生命力结合起来综合考量。没有文化的沉香就没有灵魂,没有灵魂的文化就缺乏生命力。保护沉香不求其文化价值,就像"眼里全是金钱的沙漠"一样,没有深度,毫无内涵,缺乏灵魂。真正的沉香爱好行家,一定懂得欣赏沉香文化,会奋力保护沉香文化,并会自觉去挖掘沉香所蕴含的深厚文化价值,将其发扬光大,而不是一味地想着"能发多大的横财"。也就是说,真正的资深沉香玩家,不但会重视沉香的文化价值,更会不惜代价去呵护沉香文化的生命力,让沉香文化的精髓得到最好的保护和最精彩的传承。

三、沉香文化具有不沉沦、不自弃、不言败的精神品格

伟人毛泽东说过："人是要有一点精神的。"[①]同样，任何一种文化，都要承载一定的哲学精神。任何一种没有精神的文化，都不能称其为文化，至少，这样的文化肯定不具备强大的生命力。只有那些引人积极向上、帮助人类健康成长和发展的文化，才能经久不衰、永世长存。这便是中华文化5000年不断演变的基因密码。而中国沉香文化之所以具有如此强大的魅力，则在于中国人自古就能把天地间无情之物用得有情有义、有品有格、有神有韵，寄托着高贵的精神信仰、高洁的理想信念、高雅的家国情怀。我们通过品香鉴香，可以倾情感受自然的魅力、香烟的精魂、精神的升华，实际上这是人与自然一次次的精彩对话，是沉香精神永恒与人类探索执念的完美交融与碰撞。我们感悟沉香文化，继承传统文化，实际就是彰显中华民族最为正统的价值观、道德观和哲学观。沉香只有有了灵魂，沉香文化才能发扬光大，沉香市场才能更加繁荣，沉香世界才能更富灵趣。

因此可以这么说，沉香文化是中华传统文化的重要内容之一，沉香文化中所具备的不沉沦、不自弃、不言败的精神品格，最需要继承，最需要创新，最需要发展，也最需要与时俱进，不断赋予新的时代内涵。唯其如此，中国沉香文化这朵文化奇葩，才能香飘华夏、赓续万年、世代永传。因此，传承与创新发展沉香文化，不仅是摆在广大爱香人士面前的一个重大课题，而且更需要广大有识之士共同参与、勠力同心，一起致力于中华优秀传统文化的伟大复兴。

第四节　沉香文化如何保护与传承

中国香文化是一种特殊形式的文化传承，是悠久华夏文明的典型代表，充分体现了中国传统文化的思想，也是中国传统思想在香这一领域的

---

①　张东明：《人是要有一点精神的》，《光明日报》，2019年9月11日，https://epaper.gmw.cn/gmrb/html/2019-09/11/nw.D110000gmrb_20190911_1-16.htm。

体现。中国香文化与世界其他地区香文化最大的差异,就是中国香文化超越了娱乐感官的追求、超越了生理快感的享受、超越了知识探索的范畴,而是在更高层次上不懈追求高尚的情操、培育优良的品德、启迪深邃的思想,有极为丰富的哲学意义。

但现实情况却多少有点令人沮丧,原因是作为祭拜活动的中国香文化脉流,因为"实用"而得到了长久的延续,因而不断被发扬光大,但作为象征日常生活品位的中国香文化脉流,却因为各种"麻烦"而迅速凋零,甚至芳迹难觅。迄今为止,中国传统香文化并没有得到应有的重视和开发,在相当长的时间里,还一度隐匿在寺院高墙之内和市井深巷之中。甚至21世纪到来之际,日本香道传人相继前来寻根问源、品香斗香,结果走遍中华大地很多地方,都没找到中国传统香道的影子,而后才知道,中华之香居然在其发源地上失传了150多年。回眸再望,恍若隔世,像是早已忘却祖先来时之路,有点怅然,有点失落,也有点不知所措。

最近几十年,社会在进步,经济在发展,国家实力在提升,人们对精神生活的需求也在提高,越来越多的人接触到了名香,习惯上了用香,喜欢上了品香,并对香的品质有了更高的要求;同时也有更多爱香人士、懂香行家开始致力于传统香道文化的继承与弘扬,引得越来越多普通群体对复兴香道文化产生兴趣、达成共识,并共同致力于这项伟大的工程。

一、沉香文化保护与传承的根本原则

当前,国内各界对保护和传承中国传统文化的呼声很大,势头正好,成效显著,使得整个社会文化氛围日趋浓厚,唐装汉服流行,秦风晋韵惊现,人们在备感欣慰之余,经过冷静思考,不难得出这样的结论:我们对传统文化的继承,不应是简单地沿袭其表现形式,更不应是呆板地模仿其"音容笑貌",而是要灵活地继承个中的精神内涵及其永恒的创新精神;我们对传统文化的保护,不应仅仅是大量机械地种植承载沉香文化的香树,而是要努力保护好传统文化中凤凰涅槃的不朽精神和永不言弃的生活哲学。

遥望远去的历史容易发现,中国沉香文化的演变,实质就是中国传统文化演变史中的一个微缩符号。千百年来,沉香的天然属性不曾有过实质性改变,最多不过是因为人类的智慧出现了外形的变化,但承载沉香文化的器物和形式却在不断流变,一如既往地将沉香文化演绎得高潮迭起、绚丽多姿。

譬如,香炉一开始只由青铜所铸,汉唐以前沉香基本以大块料的方式焚烧,那时的香炉器形硕大笨重,又因技术原因纹饰简单朴拙,甚至很不美观;但从唐代开始,国力强盛,科技发展,工艺发达,金属熏球相继问世,镂空雕刻,精益求精,繁复奢华,贵族权高者多用银制熏球;到了宋代,崇文重雅,追求极简,继而逐渐盛行使用陶瓷香炉;明代的铸铜技术日臻成熟,出现了融宋代极简和汉代古朴于一身的宣德大炉,从此,香炉界完成了一次伟大华丽的转身,隆重地成为我国香界划时代的一个标志;最后到了清代,香炉器形光芒各异,尽显风流,不仅材质丰富,还彩绘有各种精美的图案,可谓是异彩纷呈、蔚为大观。

从香炉的变迁可以看出,香炉不仅体现了每个时代的品香习惯,还代表着每个时代的精神面貌、文化风格、工艺技术、社会生产力水平,甚至能再现出当时社会阶层的心理活动。香炉的使用,本质上既是对沉香文化高规格的继承,也是对沉香文化不经意的保护。但无论香炉形式如何变迁,人们继承的都少不了沉香文化的精神内涵,而且不拘于形,只在乎神,高度注重的则是人类的精神感观和情感体验,这便是沉香文化保护与传承的根本原则。

二、传承创新沉香文化需关注的要点

中华优秀传统文化积淀着中华民族最为深厚的精神追求,代表着中华民族最为独特的哲学史观和精神标识,既是中华民族生生不息、从过去走到现在,又是中华民族发展壮大、从现在奔向未来的深厚沃土,更是中华民族在5000年风雨激荡中依然屹立于世界东方最为可靠的根本保证。传承中华优秀传统文化,建设文化强国,最为关键的就是要坚持守正创新,要高度重视推进中华优秀传统文化创新性发展和创造性转化,推动中华优秀传统文化同新时代、新社会高度适应,充分继承中华民族独特的哲学史观,充分运用中华民族优秀的精神标识,深入挖掘其所蕴含的价值内涵,进一步释放中华优秀传统文化潜藏的生机,激发中华优秀传统文化潜在的活力,为中华民族伟大复兴,更为深厚地筑牢文化根基,更为强大地提供精神力量。

沉香文化作为中华传统文化的一个重要组成部分,曾经在历史上长久地辉煌过,又曾在近代长期地中断过,一度还消失在世人的记忆中,甚至身为稀世珍品的沉香也珠玉蒙尘、黯然失色,历经了上百年的伶仃惶恐。幸运的是,时代变化了,经济发展了,社会呈现出欣欣向荣的大好局面,在物质生活与精神追求普遍提高的当下,越来越多爱香人士、识懂里手、名人行家纷纷开始致力于传统沉香文化的继承与弘扬。

沉香文化要保护、要传承,同样要坚持守正创新这一根本原则,重点在于创新。如果说,千百年来,沉香文化的保护和传承是在不断满足需求中被动创新的话,那到了 21 世纪的今天,沉香文化的保护和传承就只有主动谋求创新,才可能得到更好的发展。

就现阶段而言,从广义上来看,沉香文化至少可以分为三种:一是自然文化;二是历史文化;三是祭祀文化。抛开祭祀文化不谈,沉香文化的保护和传承,在新的历史时期,至少需要先从以下这两个方面加以关注。

(一)沉香的自然文化

沉香既生于自然,又高于自然。沉香的一生,既是自然无比神奇的机缘,又似生命凤凰涅槃的幻化,更像是各界生物的群英荟萃,是"浴火重生"的化身,更是"脱胎换骨"的代名词,最终不仅仅化作了一缕缕青烟,还悠悠扬扬地绝尘而去,来到世间也奇特,离开尘凡也神秘,就这样来来去去,留给了世间多少往事,千古传颂。沉香的脱胎换骨,一是心灵上的脱胎换骨,二是躯体上的脱胎换骨。沉香的自然文化既有社会科学的一面,又有自然科学的一面,还代表着社会科学与自然科学的交叉文化。古往今来,沉香的自然文化都深深蕴含有百折不挠、永不言弃之意,更多的则是一代又一代人的精神寄托。这一点,既是沉香文化保护和传承的重点,也是沉香文化保护和传承必须依托的坚实基础。

(二)沉香的历史文化

诚然,历史文化都是建立在自然文化基础之上的,古人是先发现了沉香的形成和内在的精神,才开始关注沉香、研究沉香、使用沉香和升华沉香,这是一个漫长的历史,也是沉香文化逐渐演变的历史。中国现存最早的史书《尚书》中就谈到过"香的精神层面",所谓"至治馨香,感于神明",又说"黍稷非馨,明德惟馨"。由此可知,至少在春秋时期之前,古人对香气的阐释就已不只是停留在物质和官能层面了。这就是沉香历史文化的一部分，且是沉香最为精彩的一部分。之后，随着人们对沉香认识的不断深入以及沉香文化的不断发展，香道文化得以顺利诞生，并从诞生之日起，就升级为情操教育的高雅环节，这是一次质的飞跃，也正是这次飞跃性的发展，使得沉香文化直接由人类的嗅觉官能享受，跃升到对精神层面修身养性的渴求，并由此而产生了一门特殊的生活美学。在这门生活美学中，沉香起到了无可替代的作用。而且，每个朝代的权贵阶层都对沉香情有独钟，都有一段沉香使用历史，都接续了一段沉香文化，而每一段沉香历史文化都有各自的形式和内容，都有自身的思想与高度，从而形成了各自不同的时代特征和文化特点。这一点，既是沉香文化传承的主要素材来源，也是最有可能实现创新的关键突破点。

第五节　广东莞香文化的传承与创新

最近几十年，得益于国家的大好政策，东莞经济迅速驶入了高速发展的快车道，全社会呈现出欣欣向荣的良好发展态势，但在本土文化产业发展方面却相对滞后。忙着挣钱、希图把日子过得更好的东莞人，回过头时忽然发现，大家似乎都缺乏足够的文化认同度和精神依存感。尽管莞香文化历史悠久、底蕴深厚，曾经长时间风靡万里神州，但如今在发展莞香产业时，东莞太过于偏重经济效益最大化，未能很好地将莞香精神融进当今的东莞文化，塑造应有的民族精神。当前，国家高度重视中华优秀传统文化的历史传承和创新发展，莞香文化作为中华传统文化的重要分支，恰好给东莞构建东莞民族文化精神提供了至为宝贵的机遇。莞香文化传承几千年，最能体现东莞人的奋进哲学和务实精神，也最能代表东莞人实干精明的基因特质。因此，在物质文明不断丰富发展的今天，东莞必须不失时机地传承和创新好优秀的莞香文化，并与时俱进地将传统宝贵的莞香文化精神加以时代化、大众化和品牌化，全面推进东莞精神文明建设不断深化。

一、莞香文化传承创新的途径

在我国岭南的历史上，莞香作为一种产生过极为深远影响的特有之物，不仅蕴藏有极为丰富的文化信息，而且还凝聚有极为独特的文化精神。而作为一种原生态的历史遗存，莞香文化价值的传承和创新必须历经一系列有效的转换和转化，全面适应新时代的社会消费心理和市场发展预期，才有可能再现其博大精深的精神内涵。也就是说，要坚持在将历史本真与艺术写真完美结合的原则下，努力将静态的莞香文化资源再现成鲜活的、符合当代莞人审美情趣的时代内容，使莞香文化精神自然而然地深入人心，不断内化成当代莞人价值体系的必然而且是有机的组成部分。

毫无疑问，东莞创新性传承莞香艺术文化的意义已经远远超越了东莞城市精神文化建设本身的意义。它所具备的传承性和发展性覆盖了整个广东乃至岭南文化，辐射到全国甚至整个世界，成为中国传统文化不可分割的有机组分。经过千百年的蕴积和创新，莞香已经成为东莞最为悠久厚重的传统文化的重要载体之一，一直以顽强不息且高贵坚毅的生命力，激发着一代又一代创新者的创作灵感，并以同样高贵坚毅的内生动力，不断提升着莞香文化发展的精神品位和艺术生命。在当前社会条件下，综合梳理莞香文化传承和创新的途径，大致可以归纳成以下几种。

（一）发掘整理

这一环节非常重要。作为一种民族传统，莞香文化毕竟中断了100多年，虽然隐约在民间尚能找到些许存留，但大部分都早已湮没在群体模糊的记忆之外，倘若不及时发掘，不深入整理，很多极富时代精神和深远意义的宝贵内涵和表现形式，就真的再也无法抢救了。而且，社会发展和存在的规律本身就注定了历史文化资源越是中断久远，越是容易以碎片化的形式留存于世，必须有心人耐心用心地广泛搜集和发掘，必须有爱好者深入细致地考证和整理，使之更容易为当代人喜闻乐见并争相传播，最为理想的效果是既能脍炙人口，又能雅俗共赏，这样才更容易令其再现辉煌。而最直接、效果最好的再现途径，就是认真地从文献发掘和民间收集两大渠道入手，持之以恒，不懈追求，努力汇聚形成新的史料作为支撑，为莞香文化的传承与创新，提供源源不断且时代感较强的基础素材。事实上,时至今日,莞香文化仍然犹如一处尚待挖掘的巨大宝藏,许多价值斐然的宝贵素材仍然隐藏在古籍和民间,深深沉睡,亟待发掘,亟须赋予当代化的内容与形式,以便服务社会、滋养大众、推进社会全面发展。而且,随着时间的推移,莞香文化必将需要更多新的阐释和新的发展,更需要持续的创新性发展和创造性转化,以期被赋予更多新时代内涵,争取更大发展空间,再次创造时代辉煌。

(二)整合创新

从大处来看,"独木不成林",分散开来的个体十分脆弱,总也比不上聚合起来有力量;从小处着眼,个别风景即使再绚丽,也很渺小,既不容易形成气势,也不容易引起关注,却更容易悄然消失在市民的记忆中。文化更是如此,如果不成体系,则极容易漫漶在市井巷陌之中。特别是在当下,群众的生活水平普遍提高,见过的世面越来越大,享用过的文化大餐不在少数,胃口因而也越来越大,如果没有形式更新、规模更大的文化形式,是很难掀起群众性消费高潮的。因此,文化产业的发展,尤其是优秀传统文化产业的复兴与繁荣,整合创新是再现活态传承的必然手段。而莞香文化的丰富特质,又天然决定了它的内在价值全面实现当代化成为可能。莞香文化的重要特质之一,就是题材的重大和影响的广泛。莞香自古作为岭南影响重大的本土特产之一,一度成为古代外贸史上的重要商品,曾经名噪一时、声誉极佳,几乎成为永久性的稀世之物。莞香文化的重要特质之二,就是具有永恒的神秘感。莞香用在传统文化和日常生活中,天然带有种种挥之不去的神秘感,在千年传承的历史过程中,累积了大量的传说和故事,偏偏又在近百年来的变迁中散落遗失,踪迹难寻,因而更显神秘。因此,莞香文化在当代的传承都或多或少带有解密或探秘的色彩,极容易激发普通大众的好奇心和急切想使用的美好憧憬。莞香文化的重要特质之三,就是永不过时的当代性。莞香贸易所具有的全球性历史、莞香文化所具备的全球化记忆,以及莞香种植所体现的"以人力补之"的主观能动精神,在精神气质、人文关怀、修心养性上,既能奇迹般与每个时代、每个地方的人群相通相融,又能同等有效地激发出当代人的情感共鸣与价值认同。

(三)政府主导跟进

经济的发展,文化的复兴,以及社会的进步,一定离不开政府的有效作为。特别是传统文化的发展带有明显的公益性,一定需要政府积极出面、正确引导。面对即将失传的传统文化,若是政府不出手,注定只能眼睁睁地看着其消失在历史长河里,特别是在社会急剧转型的当下,现代化和城镇化的浪潮来势汹汹,极容易导致"连根铲除"式的后果。此时政府出面跟进,主导发展,效果最为凸显。一是只有政府才有强大的组织能力,调动各方力量协同抢救;二是只有政府才有巨大的财政支撑,统筹谋划全面布局;三是只有政府才有足够的公信力,号召全面营造良好的社会氛围。尤其是在市场经济的新时代,传统文化的传承与复兴,历史文化资源的挖掘与创新,无法单靠松散的个人自由行事,只有依靠政府多方联动、共同发力、合理规范,才能形成良性发展的大好局面。具体体现在宏观决策和外围运作上,政府应该始终处于主导地位,科学决策指挥,高效运筹帷幄,整合各方力量,协同一致地推进这项意义重大的文化工程。莞香文化的传承与创新,无疑是一项系统性的大工程,牵涉面广,参与的人多,事情纷乱复杂,更重要的是,它关乎大众的精神信仰和价值观形成,绝非一朝一夕之功,因而愈加离不开政府的跟进和主导。在莞香文化产业化规划实施的过程中,政府的主导作用还应体现在如何更加合理又不失前瞻性地制定整体规划,并在搭建基础性公共服务与传播平台上,全面提供人力、物力、财力,甚至精神动力和智力支持。

(四)重点路径培育

推动任何工作,落实任何事情,都应"有所为有所不为",决不能"眉毛胡子一把抓",甚至是"东一榔头西一棒槌",这样只能添乱,只能一事无成,甚至干成一个个烂尾工程,特别是文化工程,一旦烂尾,极容易破坏信心,失去人心,瓦解凝聚力。也就是说,无论做什么大事情,都要系统谋划,整体布局,重点推进,突出优势,抓大放小,而无须面面俱到。同理,莞香文化的传承与创新,不但需要在品牌定位上强化前行路径,还要从长远发展的角度重点培育最优路径,抛开追求表面肤浅的文化形式,尽量保存内涵深刻的根脉元素,努力建成更多优秀的莞香文化复兴基地,让优秀的莞香文化在新时代更能焕发昂扬向上的精神力量。要尽量从历史和文化两个方面,着力寻求莞香文化复兴的突破点和支撑点。在加大莞香文化复兴宣传力度的同时,更要持续深挖莞香文化的历史内涵,给予足够强劲的内容支撑,将莞香文化的传承与创新当作一个系统性、整体化的规划项目来推动实施,令其达到产业化大发展的规模。通过重点项目建设形式,系统性再现古代莞香文化的独特魅力和深刻内涵,打造出莞香文化现代化品牌。同时,还要善于利用深厚的历史文化积淀,提升地区文化软实力,促进沉香产业结构快速升级和转型,为莞香文化的良性发展找准前进的方向。最后必须一提的是,莞香文化的传承与创新,还要注重走艺术化的发展道路,这也是一条常走常新之路,只有与时俱进才能保持永恒的生命力。而在莞香文化艺术化的路径中,必须广泛寻访并发动当地较为出名或富有经验的民间艺术家,激励他们集体参与到莞香文化传承与创新的行列中来,形成较为强大的名家合力。

二、莞香文化传承与创新的建议

(一)加强政府保障措施

莞香文化作为一种地方文化,极富地域特色,因此,它的发展必须立足于地方,继续朝特色化方向发展。具体来说,就是要从实际出发,依托地方特色的资源环境、特定的地理生态和特有的人才状况,遵循历史事实和现实状况,站在全局的高度着力谋划可发展的产业。然而,推动一项如此庞大的系统工程,单靠民间行为和社会力量是无济于事的,本质上都离不开各级政府对文化产业的大力扶持,离不开政府对人才素质、公共事业和文化产业等各个方面的全面投入和大力提升,并要求能及时高效地将政府职能向企业转移,放手发动社会全面有序参与。当前,莞香产业虽然有了一定的起色,莞香文化也有了一定的发展,但依然仅仅处于起步阶段,甚至过多地停留在商业炒作的阶段,只是一味地追逐最大的商业利润,其中或多或少所涉及的莞香文化,大多不幸沦为攫取超额经济利益的手段,少则面目全非,多则面目可憎。正因为发生过太多这样的偏差,莞香文化产业的传承和发展依然必须依靠政府作为主要力量来完成,不过,又不能完全依靠政府,否则容易迷失发展方向、失去发展活力,必须适时地交给市场,通过市场的定向引导,以适当的经济利益为驱动,灵活高效地开发莞香文化资源,以科学的政府决策为保障,从大众公益的角度和民族精神的高度,不断促进莞香文化价值具象化,进而将莞香文化产业推向良性循环发展的新高度。

（二）坚持以人为本理念

任何文化形式的存续都有两个必要的前提：一是具体的地域环境，二是演绎文化的主体，也就是生活在这个环境中的人类。没有相应的环境，就催生不出相应的文化；在相应的环境中，如果没有人这个因素，文化也就无从谈起。因此，任何文化的传承和创新，都离不开具体环境里生活着的人类。以人为本是优秀传统文化传承和创新的根本。重点要从普通大众的心理需求出发，站在群众实用的角度定位莞香文化产业的发展方向。这就要求既要考虑沉香及沉香文化的经济前景，更要考虑沉香文化的心灵适应性和现实再现的可能。莞香文化明显不同于其他物质的需求与消费，因而更需要创新莞香文化产品，生产出更为出色的莞香制品，以便更好地满足人民群众日益增长的生活需求和精神追求。因此，传承和复兴莞香文化，首要的是尽力迎合群众的心理需求，还要以群众容易接受的表现形式，以潜移默化的自然方式，慢慢把莞香文化渗透进群众生活的方方面面，这样才有可能更多地开发出群众喜闻乐见的精神产品。且不说是发展莞香文化产业，就是发展任何产业，如果得不到公众的喜爱，那花再多的钱、费再多的力，都只会徒劳无功、白费周折。

（三）优化用好特色资源

很多地方不是没有资源，而是缺乏发现资源的慧眼。同样，很多地方拥有很多特色资源，却苦于缺乏优化用好特色资源的智慧。有的资源在一些人眼里毫无价值，而在另一些人眼里却浑身是宝。因此，只有优化用好现有资源，珍惜发掘特色资源，才能让"平淡无奇"的文化资源产生聚合效应。否则，要么是不能开花，要么是遍地开花，其结果不过都逃不脱遍地凋落的衰败。优化用好特色资源，必须谋定而后动，免得造成资源破坏，涣散宝贵的人气。谋定之前，要挖掘竞争优势，发挥比较优势，凝聚综合发展优势。莞香最大、最突出的优势，在于它拥有1000多年的厚重历史，在于它独生于莞而优的地域特点，在于它影响深远的客观事实。只有充分利用好这些优势，汇聚莞香文化各种资源，优化莞香文化各方实力，兼顾不同特色的莞香文化产业，才能在统一大局的基础上，发展出不同特色的莞香文化小系列、大品牌，为莞香文化的传承与创新绵绵不绝地注入创新动力和发展新机，全方位助推莞香文化在新时代的传承与创新畅通前行。

（四）创新生产制作工艺

生产工艺水平有时能决定文化产品的生命力和认可度。而生产工艺技法是否新颖别致、丰富多样，往往能决定文化产品在市场上的俏销程度，以及文化产品能否在最大范围内实现大众化。事实上，任何产品，其制作工艺越精湛，不但质量可能会更高，性能可能会更好，实用性也可能会更强，而且还可能更方便使用，给产品带来的附加值通常也不可估量，甚至还可能给文化产品带来炙手可热的珍藏价值，或者还可能成为一件价值不菲的艺术作品。时至今日，莞香的生产工艺和熏香用品的制作方法几乎没有多大的改变，更未有过变革性的创新，基本上一直都在沿用千年不变的古法。古法虽好，经久不衰，但花样不多，一成不变，不容易满足大众口味多样化的需求。而且，生产制作工艺技术的改变或改进，从来都无止境，尤其是在科技日益发达的今天，要想在最大限度上传承和发展好莞香文化，不能不结合现代科技，不能不创新莞香生产及其产品的制作工艺。只有全力将莞香文化和科学技术紧密结合，使科技创新与传统工艺并肩而行、相互渗透，才可能生产制作出更多符合时代特点的莞香文化产品来，也才能充分激发莞香文化发展的内生动力。

（五）营造绿色莞香人居

环境越美越好越受人喜欢，谁都希望自己能生活在一个如诗如画的环境里，人人都会在有意无意间美化绿化自己的周遭环境。莞香树作为绿色植物，优点非常多，不但树形优美，四季常绿，而且花型典雅，花蕊幽香，是一种非常优良的环保绿化树木，并已被认定为立牌保护的名木。而且在东莞地区，即使是恶劣的地理环境和土壤质地，莞香树都能生长得郁郁葱葱，因为它不争光不抢水，也不挑肥拣瘦。因此，自东莞市大举复兴莞香文化以来，东莞各界越来越喜欢莞香树、越来越爱惜莞香树，因为莞香树既是一种经济树木，也是一种文化树木，更像是一种文化的化身，象征着东莞文化精神。莞香树既是东莞的骄傲，也是文化的骄傲。人们竞相种植，自觉保护，大量培育，广泛移植，盛传美名。与此同时，莞香树作为一种漂亮的行道树和绿化树，已在东莞各大街道和公园纷纷亮相，雨后春笋般露出了倩丽的芳影，无论是本地人、外来人，还是暂住人口、匆匆过客，都对莞香树有着一种特殊情感，十分喜欢，精心爱护，使得莞香树逐渐成为东莞地区最为主要的绿色环保、标志性城市景观,甚至被认为是当地人的"宠物树"和"发财树"。

第六节　海南崖香文化的传承与创新

中华五千年文明传承绵延不息,沉香文化在其中一直起着非常重要的作用。自古以来,沉香一直都在香道文化中饰演着第一主角,赫赫扬扬千年有余。然而进入近代之后,鲜花着锦一般的中国香道文化一度隐迹于市,仿佛忽然间就被国人彻底遗忘,但百年之后,国人又惊讶地发现,中国香道文化在日本、韩国、东南亚等国家和地区,却得到了很好的传承、普及和发展,成为全民喜闻乐见的修身养性的生活哲学。这些宝贵的生活艺术原本都源自古代中国,但遗憾的是,当今中国很多人对此并不熟悉,甚至还很陌生,只有极少部分地区的人隐约有些了解。有鉴于此,如何传承中国香文化,如何创新中国沉香文化,将中国传统香道这类纯粹高雅的艺术形式发扬光大,令其再次展现千年神韵,值得国内香界各阶层人士深入思考。

随着经济社会的不断发展,人们的精神需求不断提升,沉香文化和香道养生越来越受到大众的喜爱和重视,与古老的茶道文化一样,香道文化普遍成为人们生活休闲、调神养生的首选方式。但中国香文化的复兴与发展,道路依然漫漫,需要在中国传统香文化的基础上,不断进行反思,不断加以适时的创新和改良,以丰富现代人的审美标准,培育出适合现代、简洁无华、大众时尚的雅致生活情趣和生活方式。其中,海南崖香文化的传承与创新便是不可缺位的重要一环。

一、崖香文化传承创新的优势

历史上,海南曾因地处边陲而被视为"化外之地"。但事实上,海南自古就是中华文化的一片沃土。海南先民同样创造了高度繁荣的特色文化:一块块芬芳奇异的黎峒沉香、一张张简约精致的花梨家具、一条条精彩华贵的黎族龙被、一根根珍贵神秘的降真香木、一件件珍稀润泽的深海砗磲,以及那一个个精美绝伦的海捞瓷、一块块天南贡品的椰雕品、一段段厚重沧桑的阴沉木等等,其中有些还成了贡品,沾染了皇家之气,成为宝物中的华丽贵族。其功用不仅在于物质,更在于其深层的文化积淀和创造精神。这么多的文化瑰宝,既折射出海南博厚悠远的文化历史,又彰显着海南人民永不泯灭的生存智慧,更是千秋万代的海南先民历尽千辛万苦后的文化结晶。

沉香文化自古就是海南的一张文化名片,不仅仅是因为海南生产世上最好的沉香,更是因为那一个个关于沉香文化的传奇故事以及沉香文化背后所蕴含的坚忍达观的精神。自汉代以来,沉香就是文人墨客、才子佳人竞相咏叹的钟灵毓珍。在古典小说和诗词歌赋中,盛赞海南崖香的比比皆是。典型的代表有《红楼梦》《西厢记》,最难能可贵的是,北宋文学泰斗苏轼的《沉香山子赋》和宋朝诗人范成大的《桂海虞衡志》都对海南崖香有过极高的评价。北宋宰相丁谓还把海南崖香尊为"天香",并写下了崖香千古名篇《天香传》。晋代嵇含的《南方草木状》、宋代蔡涤的《铁围山丛谈》、明代周嘉胄的《香乘》和李时珍的《本草纲目·沉香·集解》,以及清代张嶲、邢定纶、赵谦纂修的海南岛地方志《崖州志·舆地·沉香》等,先后都对海南崖香的生成、形态、品质等做出过精彩绝伦的论述。除此之外,还有丁谓、苏东坡等历史名人在崖州与沉香、与海南文化、与海岛百姓的情缘故事。所有这一切,共同为海南崖香奠定了极为深厚的文化积淀。可以毫不夸张地说,海南最有资格、最有资源、最有条件、最有优势传承和创新中国沉香文化。

二、崖香文化传承与创新的策略

俗话说:"世界沉香看中国,中国沉香看海南。"历史上,海南万宁沉香一直有"一片万钱,冠绝天下"的美誉。传承海南崖香文化,复兴海南崖香文化,日渐成为国内外所有爱香之士的强烈心愿,更是海南岛内居民的迫切诉求。中国沉香文化是中国传统文化的重要组成部分,而海南崖香文化则一直作为中国沉香文化中非常重要的一员,高度活跃在古今中外上流社会的生活圈内。在漫长的中国历史上,海南崖香文化曾经长久地耀眼过、辉煌过,甚至于不可替代,却不幸被迫中断了上百年,今后若想再创辉煌、引领风骚,就必须大胆创新,适应时代。只有在不断创新发展的基础上,海南崖香才有可能做到真正意义上的发扬光大,继而助推海南全面实现绿色崛起。创新和发展海南崖香文化,需要重视以下四个方面。

(一)坚持保护与开发并重

保护和开发是辩证的关系,保护是根本,开发是目的。保护是为了更好地开发,但没有保护的开发,最终也会失去开发的可能。保护用好沉香老资源,创新开发沉香新资源,最大可能恢复野生沉香树自然生态规模,这是海南沉香文化创新发展的基础条件。虽然沉香树已是国家二级保护植物,人们的保护意识普遍有所提高,但因其异常珍贵稀有,依然无法杜绝极少数人铤而走险,伺机牟利。因此,在实际操作中,必须严格处理好保护与开发的关系。但开发的前提始终是保护,对于海南来说,一定要全力保护好五指山、霸王岭、尖峰岭、吊罗山、黎母山等五大原始森林体系里的野生沉香树,坚决做到不伐树、不采香、不破坏,这是底线。同时,还要大力提倡人工种植沉香树,推行人工科学技术结香,满足人们对沉香日益增长的正常需求。鼓励全岛居民主动种植,绿化种植,大面积种植,争取现在的主动种植变成往后的天然结香。谋长远、顾大局,遏制过度追逐,防止资源空耗,力求在稳定的发展中,逐步丰富充实供求失衡的巨大市场。

(二)沉香文化产品大众化

这是沉香文化创新发展的必由之路。历史上,沉香一直被特权和贵族阶层所控制和垄断,一直被限制在小范围内流传,后又经常遭受外来入侵和内部频繁动乱,最终被迫淡出了人们的生活,沉香文化也随之跌入了低谷,甚至出现了很长时间的断层。究其原因,就是沉香文化一直未能广泛地扎根于民间,一旦时局不利、社会动荡,贵族阶层受到冲击,特权生活被迫中断,高雅的沉香文化便后继无人。因此,传承和复兴沉香文化,必须走大众化之路,要让更多的爱香人士能参与其中,尤其在文化产品开发上,一定要多挖掘多创新,标准是看民众需不需要、喜不喜欢、买不买得起、值不值得收藏。要重点围绕群众的衣、食、住、行等日常需求、文化生活和精神追求,在最大限度保留群众喜爱的原有产品的基础上,研发新产品,解决新急需,填补消费空白,既要考虑高端产品的开发,更要考虑大众需求的满足,使其消费品类更加丰富多样。

（三）沉香文化适当产业化

追求经济效益和社会效益,是沉香文化创新发展的根本动力所在。但沉香文化产业化应该是有节制、有底线的,不可泛滥,不能成灾,更不允许不良商家借沉香产业化而伤害沉香文化。维护沉香市场健康,就是保护沉香文化产业,因此要严厉打击假冒伪劣产品,杜绝扰乱市场秩序行为,以免消费者频繁上当受害。同时,文化产业并不像其他产业,出售的并非一般商品,而是蕴含在商品形式之下的思维、情感、观念和记忆。海南崖香文化产业的发展,不仅市场潜力巨大,而且历史跨度宏大,其核心原因在于沉香可以超越任何时代被任何人群喜欢。从沉香树育苗、种植、结香和以沉香为原料加工制造香水、精油、香片、中药、艺术品、衍生品以及围绕生活和祭祀用香所开展的文化教育、文化宣传、文化交流等系列活动,足以建起一条很长的以开发沉香为基础的全产业链条。而古人留下的诸如香品、香具、香艺、香道、香席等大量遗产,都是海南沉香文化的宝贵财富,只有充分盘活好、利用好这些优质资源,才能全方位展现海南沉香文化的深厚底蕴和历史底色。

（四）沉香文化再向国际化

海南的天然优势自古凸显。从区位上看,海南是海上丝绸之路的重要节点,扼守着古代海上丝绸之路的前哨要冲,是古代海上丝绸之路的重要开拓者和参与者,海上交通四通八达,五大洲七大洋,没有到达不了的地方。古时的海南岛,作为对外贸易的重要商业口岸。东南亚、印度、波斯等国家和地区的商船,每年往返都要到此避风、补给和逗留,海南岛盛产的热带土特产自然而然引起了外面世界的普遍关注,尤其是沉香、花梨、水晶等重要商品,被广泛传播到世界各地。同时,海南又是华侨之乡,大部分华侨虽然旅居在印尼、马来西亚、泰国、新加坡、菲律宾等东南亚国家,但他们的根脉在中国,他们对海南沉香文化并不陌生,甚至还有很深的感情。沉香作为一种能顺利超越国界、超越信仰、超越种群的物品,成为世界许多人所共同推崇的信物。正因为如此,作为重要的信使和纽带,海南崖香文化历来就是一张畅通无阻的文化名片。因此,海南沉香文化需要再次走出国门,放眼国际,加强与东南亚及世界各国的文化交流,进一步推进海南崖香国际化,拓宽影响面,扩大知名度,共同推动自贸港建设下新海南的大发展与大繁荣。

三、崖香文化传承与创新的建议

(一)以市场为驱动

有消费就有市场,有市场就要规范,通过规范,促进形成消费与市场的良性互动和良性循环。新时期崖香文化的传承,既不能不管不顾、任其发展,又不能听风是雨、一哄而上,必须有所为有所不为。这就要求以市场为原始驱动力,再通过政府理性的政策引导、适当的资金补贴、有效的金融扶持等方式,加强对沉香种植资源的有效培育,鼓励群众积极种植,广泛利用房前屋后的闲置土地栽种沉香树,同时有针对性地促进沉香树结香技术更加深入地应用于已有的沉香林区,争取用人工培育的沉香资源大量替代现有的野生资源,以期大规模降低沉香作为原材料使用的高额成本,促使种植林结产的优质沉香价格回归合理区间,更大限度地满足普通群体的日常需求。重点以人工结香且品质优良、性状稳定、安全性好的沉香作为主要开发利用对象,广泛开发医药、旅游、休闲、养生、交际、日用等大众化沉香产品,全面支撑沉香产业可持续发展和沉香文化全面快速复兴。

(二)以规划促保护

保护分纯天然保护和人工干预保护。纯天然保护就是任其自生自灭,不允许有任何人类的活动,但这在现代社会很难做到,意义也不是最大,甚至有时候还会造成浪费;人工干预保护,就是人为地有计划、有规划、有限度的必要性利用。人工干预保护最突出的特点就是有科学规划,这样不但能高效地利用可能造成浪费的沉香资源,还可以大力促进野生资源的规模生长,更大更快速地恢复天然沉香应有的连片成林状态。这就要求按照因地制宜、突出重点、集中连片的原则统筹规划,全面结合各地小流域自然资源条件、种植规模效应、产业化基础、产业比较优势等基本条件,综合考虑与其他生物的生长规律、生态群落特征等有机结合,科学制订沉香树种植规划,合理布局沉香树种植区域,引导分散种植、零星生长向区域化、规模化聚集,积极依托海南国家自然保护区建设、国家热带雨林公园规划,强化沉香野生资源就地保护,推动沉香野生资源外延拓展,逐步扩大野生资源生长范围,协同推进海南生态文明建设,助力自贸港建设下的海南早日实现绿色崛起。

(三)以特色出产品

黎峒沉香的出名,就在于它具备独一无二的特色,几乎无可替代。有道是"一香出而百香沉",海南沉香被世人发现后,从古至今都"冠绝天下"而雄踞霸主地位。多年以来,因为海南沉香越来越少,导致市场罕见,消费者不得不以优质的海外沉香聊表慰藉,这是其一。其二,一直以来,新开发的海南崖香市场定位窄小,产品业态同质化日益严重,没能形成自身明显的特色,逐渐失去了地方元素,亦步亦趋地跟风学样,未能有效地依据海南沉香的药品、香料和文化等属性开发出适合多种市场、满足多种人群需求的多元化产品,有特色且吸引大众的沉香制品寥寥无几。随着海南自贸港建设的深入,可借着海南自贸港建设的契机,积极先行先试,尽早通过立法,开发一些富有地域特色的沉香药食类产品,争取早日推出系列符合海南国际旅游消费中心的特色沉香产品,特别是在香水香料等方面,要有比肩或超越法国香水品牌的雄心和壮志。

(四)以质量创品牌

质量就是品牌,质量更是生命。没有过硬的质量,再好的东西都会丧失生机。少数不良商家为了一时小利,往往控制不住自身的短视行为,甚至抱着骗一次算一次、坑一次赚一次的心态,这不仅是品牌的死敌,也是产业的祸根,更是全行业的害群之马,必须清除。在沉香文化全面复兴发展的新时期,务必全面深化沉香质量保障,打造全民放心的消费品牌。必须严厉打击沉香市场欺骗假冒、愚弄顾客的不法行为,全面净化沉香市场,扫除胁迫消费和恶性欺诈,回归公开透明的市场环境,买卖自由,公平消费,可买可退,充分释放市场消费活力。为此,必须扎实做好三方面的工作:一是组织权威专家全面建立沉香产业标准体系,严厉打击假冒伪劣产品;二是邀请行业专家全面建立沉香产品全过程质量追溯体系,切实落实沉香产品来源可查、去向可追、责任可究;三是高度重视做好"崖香"的地理标志商标认定,有力保护海南崖香产业名片,全面培育消费市场,塑造一批海南知名"崖香"产品品牌。

(五)以科技促创新

科技在任何社会形态中都普遍存在,也正是不断依靠科技,社会才能全面进步。只是在不同的社会发展阶段,科技的概念有所不同,叫法也五花八门,但其核心要义则不离其宗。在海南古代沉香种植、采集、加工等各项活动中,所有积累的经验和方法都充满了古人对科技的执着追求和精心应用,这才使得崖香源源不断地传入中原、进贡皇室,形成了冠绝古今的崖香品牌。到了科技如此发达的今天,更应该加大沉香产业的科技投入,推动沉香制品科技创新,促进科技与产业有机结合,全方位以科技带动沉香文化复兴;不但要重视沉香科技原始创新研究,加大新技术新产品研发力度,更要着力引导沉香科技成果高效转化,造福于民,振兴沉香文化;要全面依靠科技,更多选育优质品种,大幅提升结香技术,持续向深处阐明沉香药用、香用、食用的物质原理和传统功效的深层机制;推动确保有条件潜心研制沉香重大新药、保健新品,鼓励开发创意新颖的养身、养心沉香产品;及时完善沉香产业、沉香产品、沉香文化等相关的一系列标准规范,有效构建研发市场导向,畅通将科技成果快速转化为产业的各种渠道,支撑海南崖香康养产业不断升级和智慧改造。

参考文献

[1] 白芳.莞香对岭南社会经济的影响[J].深圳大学学报(人文社会科学版),2008,35(4):132-135.

[2] 沉香雅集.哪些沉香更具收藏价值[EB/OL].https://zhuanlan.zhi-hu.com/p/143373766,2020-05-25.

[3] 陈才智.苏东坡与香文化述论[J].中国苏轼研究,2017,14(1):51-64.

[4] 陈光良,杨云云.从明清黎族《采香图》解读海南采香业的兴衰[J].农业考古,2010,30(4):213-218.

[5] 陈伟.沉香的医用及文化[C]//第九次全国中医外治学术年会暨"耳穴诊疗技术防治疾病应用"学习班论文汇编中华中医药学会会议论文集,2013.

[6] 陈肖婷.莞香及其文化概述[D].武汉:华中师范大学,2012.

[7] 戴好富,梅文莉.世界沉香产业[M].北京:中国农业出版社,2017.

[8] 邓乔华,范会云,陈卫明.沉浸在文化中的香[J].生命世界,2021,48(6):8-11.

[9] 邓乔华,范会云,吴江祝.高贵而灵动的结晶:沉香[J].生命世界,2021(6):1.

[10] 丁玲.隐趣味与文化身份认同,当代中国品香生活的兴起[J].民间文化论坛,2018,37(4):30-36.

[11] 东南网.沉香文化保护与传承势在必行[DB/OL].http://xyjj.chi-na.com.cn/2016-12/26/content_9248277.htm,2016-12-26.

[12] 蕅雅沉香.沉香在日本的使用与贸易[EB/OL].https://zhuanlan.zhihu.com/p/140537669,2021-06-07.

[13] 冯霜晴.沉香文化的复兴与保护[N/OL].人民日报海外版.http://

ErrorError

www. xinhuanet. com//politics/2012-12-21/c_114103894_3. htm,
2012-12-21.

[14] 冯颖男.莞香文化及其产业复兴探究[J].美与时代(上),2018,17
(6):33-35.

[15] 凤冶荟.沉香文化的诠释与传承[EB/OL]. https://www. sohu.
com/a/360938779_450233,2019-12-17.

[16] 傅刚,林鸿民.重振海南特色文化:沉香文化及其产业[C]//当代海
南论坛'2011秋季峰会:文化体制改革与海南文化发展论文集海南
社会科学界联合会会议论文集,2011.

[17] 郜小平.传统与现代交融共谋沉香文化复兴[N].南方日报,2014-
06-25.

[18] 海南降真香.古代降真香贸易活动[EB/OL]. https://zhuanlan.
zhihu. com/p/330495506,2020-12-04.

[19] 何以端.宋代海南沉香故事:从籍籍无名到一片凋零[N].海南日
报,2022-04-11.

[20] 胡建军,王鸿定.一寸沉香一寸金[J].检察风云,2012,20(11):
87-89.

[21] 胡雄健.沉香漫话[J].温州人,2011,18(1):82-85.

[22] 黄海涛.香文化述略[N].光明日报,2013-11-07.

[23] 黄旺旺.宗教文化视域下的沉香木雕[J].雕塑,2014,20(1):72-73.

[24] 姜蔚.熏香·沉香·莞香[J].南方文物,2008,10(3):146-149.

[25] 讲堂塔青.沉香的九大药理作用[EB/OL]. https://zhuanlan. zhi-
hu. com/p/52467193,2018-12-15.

[26] 孔含鑫,吴丹妮.香满丝绸之路与古代中国社会发展[J].西北民族
大学学报(哲学社会科学版),2015,38(4):46-57.

[27] 李姝昱.传统文化复兴的三重意义[DB/OL].光明网. https://share.
gmw. cn/wenyi/2017-03/06/content_23898660. htm,2017-03-06.

[28] 林更甚.沉香木雕的文化内涵和雕刻技法分析[J].天工,2017,4
(2):54-55.

[29] 刘安鲁.闻香怀古:品味中国沉香文化[J].走向世界,2014,21(15):
66-69.

［30］刘建中,刘丽莎.简论香道的起源与发展[J].佛山科学技术学院学报(社会科学版),2016,34(2):1-6.

［31］刘建中.探秘"莞香"[J].文化月刊(下旬刊),2012(7):86-91.

［32］陆栢茗,孙洁.浅谈沉香及其价值[J].收藏与投资,2014,5(6):88-91.

［33］陆栢茗.沉香收藏中常见的一些问题[J].收藏与投资,2014,5(7):114-117.

［34］陆栢茗.沉香与中国香文化[J].收藏与投资,2014,5(10):116-118.

［35］陆栢茗.关于沉香收藏与投资的问与答[J].收藏与投资,2014,5(9):110-113.

［36］罗蓓.沉香文化的形成与发展[J].西南林业大学学报(社会科学版),2019,3(4):43-46.

［37］梦蝶.寻找消失中的沉香文化[J].文化月刊,2015,33(9):36-37.

［38］聂玮庭.唐代与中东的香药交流概况[J].中国集体经济,2016,32(17):34-37.

［39］任立华.莞香文化的价值哲学研究[J].理论观察,2020(12):67-69.

［40］任立华.莞香文化及其产业复兴探究[J].中外企业文化,2020,26(11):88-89.

［41］晟煊.品味沉香三大主流之一:海南沉香[EB/OL].https://zhuan-lan.zhihu.com/p/378399645,2021-06-07.

［42］宋先生是沉香雕刻.海南沉香的坎坷命运[EB/OL].https://zhuanlan.zhihu.com/p/478549590,2022-03-10.

［43］宋鑫,蒋力生,丁之旺,等.传统香道文化与中医养生思想初探[J].光明中医,2020,35(23):3687-3690.

［44］孙亮,张多.中国香文化的学术论域与当代复兴[J].民间文化论坛,2018,37(4):5-19.

［45］万静.屈大均与莞香文化[J].五邑大学学报(社会科学版),2017,19(1):32-35.

［46］万秀锋.《红楼梦》中的用香文化探析[J].红楼梦学刊,2018,40(5):111-121.

［47］万秀锋.清代宫廷沉香述论[J].明清论丛,2016,16(1):506-522.

[48] 王治福.东南亚国家沉香资源状况[J].全球商业经典,2016,13(3):
142-147.

[49] 王治福.与时俱进创新发展中国沉香文化[J].全球商业经典,2016,
13(1):144-149.

[50] 邢甲志.浅论东莞莞香商贸文化[J].江苏商论,2011,28(11):
47-48.

[51] 徐晗溪.苏东坡与海南沉香[DB/OL].https://www.rmzxb.com.
cn/c/2020-01-20/2510441.shtml,2020-01-20.

[52] 许锋.沉香:走入寻常百姓家[N].光明日报,2022-02-18.

[53] 严小青.黎峒沉香文化、价值与生态的历史考察[J].海南大学学报
(人文社会科学版),2014,32(1):124-130.

[54] 严小青.隋唐中西方丝路香料交易与佛教文化传播[J].五台山研
究,2021,32(4):11-18.

[55] 姚江波.沉香,一缕清香,洗尽铅华[J].中国拍卖,2021,16(6):80-85.

[56] 佚名.沉香是一种中华精神文化的结晶[EB/OL].https://www.
chen-xiang.com/wenhua/133.html,2017-01-12.

[57] 尹英希.海南沉香:香文化下的"新动力"[J].现代青年,2018,27
(8):16-21.

[58] 雨葭,半木.香道,一门微醺的生活美学[J].收藏·拍卖,2018,15
(11):38-39.

[59] 庾敬钦.试论莞香文化复兴[D].武汉:华中师范大学,2013.

[60] 袁敦卫,刘建中.千年莞香及其文化血脉的传承[J].文化遗产,
2010,5(4):151-156.

[61] 张承良.论莞香的文化价值及其当代实现[J].岭南文史,2010(2):
52-56.

[62] 张梵.闻香怀古:中国沉香文化与历史[J].中国林业产业,2019,16
(10):73-76.

[63] 张海明.不得不知,沉香的各种分类及其特点[EB/OL].https://
www.sohu.com/a/128211651_226732,2017-03-08.

[64] 朱建山.沉香木雕文化内涵与雕刻技法探究[J].雕塑,2016,22(3):
52-53.